在中国中医科学院研究生院讲授《金匮要略》课程实录
为其硕士、博士系统讲授《金匮要略》课程原音再现

金匮"辨病－方证－主证"传讲录

何庆勇　著

全国百佳图书出版单位
中国中医药出版社
·北京·

图书在版编目（CIP）数据

金匮"辨病－方证－主证"传讲录 / 何庆勇著 .—北京：
中国中医药出版社，2021.4（2024.10 重印）

ISBN 978-7-5132-6562-1

Ⅰ . ①金… Ⅱ . ①何… Ⅲ . ①《金匮要略方论》—辨
证论治—研究 Ⅳ . ① R222.39

中国版本图书馆 CIP 数据核字（2020）第 243357 号

中国中医药出版社出版

北京经济技术开发区科创十三街 31 号院二区 8 号楼
邮政编码 100176
传真 010-64405721
廊坊市祥丰印刷有限公司印刷
各地新华书店经销

开本 710×1000 1/16 印张 23 字数 307 千字
2021 年 4 月第 1 版 2024 年 10 月第 4 次印刷
书号 ISBN 978 - 7 - 5132 - 6562 - 1

定价 88.00 元
网址 www.cptcm.com

服 务 热 线 010-64405510
购 书 热 线 010-89535836
维 权 打 假 010-64405753

微信服务号 zgzyycbs
微商城网址 https://kdt.im/LIdUGr
官 方 微 博 http://e.weibo.com/cptcm
天猫旗舰店网址 https://zgzyycbs.tmall.com

如有印装质量问题请与本社出版部联系（010-64405510）
版权专有 侵权必究

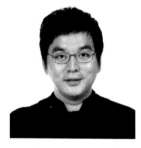

何庆勇，字鹏伟，湖北黄冈罗田人。博士，主任医师，博士研究生导师，仲景国医导师，全国中医药创新骨干人才，中华中医药学会中青年创新人才，中国青年科技工作者协会理事，国家健康科普专家，北京市科技新星，中华中医药学会内科分会青年委员会常委。师从王阶教授（系其硕士、博士）、张允岭教授（系其博士）。现工作于中国中医科学院广安门医院心内科。

长年着迷于仲景伤寒学说，笃尊汉唐古方，临证处方药味严格遵守《黄帝内经》"多则九之，少则二之"。对运用《伤寒论》《金匮要略》《备急千金要方》等书的古方治疗疑难病证有较深的体会，多次获得年度患者满意奖。兼任中国中医科学院研究生院《金匮要略》课程、《伤寒论》课程授课老师，针对《金匮要略》提出了"辨病-方证-主证"辨证新体系，针对《伤寒论》较系统地提出了"类方-方证-主证"辨证新体系。

先后主持或参加国家自然科学基金项目、国家"十一五"科技支撑计划、国家"973"项目等国家级课题13项，申请或授权国家发明专利9项，培养硕士、博士研究生20名，获得包括国家科学技术进步二等奖等在内的国家及省部级奖 12 项。在国家级核心期刊发表论文 100 余篇（SCI 文章 24 篇），独著或主编《白天临证，夜间读书——经方治疗疑难病实录》等学术著作 15 部。近年来受邀在国内外讲课或直播，累计听众十万余人次。

本书是何庆勇先生在中国中医科学院研究生院讲授《金匮要略》课程的录音实录，也是其为自己的硕士、博士研究生系统讲授《金匮要略》课程的原音再现。本书从临床实践和对古籍考证的角度解析每一章的条文和方剂，广泛参阅《神农本草经》《伤寒论》《备急千金要方》《千金翼方》等书，较为系统地讲解了《金匮要略》条文和方剂的临床应用。本书内容包括导言、总论——《金匮要略》"辨病－方证－主证"的辨证体系概述和分论——二十三章的病脉证治内容，每一章均由原文部分、词汇的注释、何庆勇先生的注解及临床体会，以及历代医家的选注构成。本书具有两大特点：一，以"辨病－方证－主证"的辨证新体系为主线，何庆勇先生认为，辨病为方证和主证的前提，是对疾病的整体把握。方证辨证为汉唐时期的主要辨证方法。主证为方证的核心，辨主证是辨证的尖端。以求临床上执简驭繁，便于掌握。二，书中包括何庆勇先生自己大量的临床心得体会。

本书可供《金匮要略》学习、研究者参考，对学习《金匮要略》和领悟《金匮要略》的精髓颇有裨益，对各级临床医师开拓中医临床思路，提高经方运用能力，亦具有一定的启迪作用。

前　言

　　《金匮要略》系东汉末年张仲景博采东汉之前众书，并结合自己的临床实践编纂而成的《伤寒杂病论》一书中的"杂病部分"。因古时战乱频繁，此书散佚于各地，后经多方考证搜集，西晋王叔和编著《伤寒论》十卷，杂病部分于北宋年间，被翰林学士王洙在馆阁中发现并命名为《金匮玉函要略方》，林亿校定时将此书题名为《金匮要略方论》，即今之《金匮要略》。后世医家清代徐灵胎在《医学源流论·卷下·金匮论》中评论说："《金匮要略》乃仲景治杂病之书也。其中缺略处颇多，而上古圣人，以汤液治病之法，唯赖此书之存，乃方书之祖也……其治病无不精切周到，无一毫游移参错之处，实能洞见本源，审察毫末。故所投必效，如桴鼓之相应，真乃医方之经也！"

　　本书选用明代赵开美版本《金匮要略》，根据本人近 5 年来给中国中医科学院研究生院讲授《金匮要略》课程的录音和给自己的硕士、博士研究生讲授《金匮要略》课程的录音进行整理编写，并注解论述。本书具有以下特点：强调"辨病 - 方证 - 主证"的辨证体系，辨病为方证和主证的前提，是对疾病的整体把握。方证辨证为汉唐时期的主要辨证方法，是主证的参考。笔者认为，主证为方证的核心，是临床疾病的症结所在，辨主证是辨证的尖端。笔者从临床实践和古籍考证的角度解析每一章的条文和方剂，广泛参阅《神农本草经》《伤寒论》《备急千金要方》《千金翼方》等书，系统讲解《金匮要略》条文和方剂的临床应用，其中包括本人自己大量的临床心得体会。本书内容包括导言、总论——《金匮要略》"辨病-方证-主证"的辨证体系概述和分论——二十三章的病脉证治内容，每一章均由原文部分、词汇的注释、本人的注解及临床体会，以及历代医家的选注构成。各章名称及顺序依旧参照《金匮要略》原书不变，以带有方剂的条文为主进行方药和临床应用技巧的讲解。

　　本书分论部分由学生孟培培整理编写，导言和总论部分由学生李安琪整理编写。由于本书为中医经典的解读，对具有争议性的条文和方剂都进行了考证，但编写时间较为仓促，难免有不当之处，还望诸位同行不吝斧正，以便再版时进一步提高和完善。

何庆勇

2020 年 8 月 25 日

目

录

导言 001

总　论

《金匮要略》"辨病－方证－主证"辨证体系概述 009

分　论

脏腑经络先后病脉证第一 021
痉湿暍病脉证治第二 034
　　栝楼桂枝汤方 034
　　葛根汤方 036
　　大承气汤方 038
　　麻黄加术汤方 039
　　麻黄杏仁薏苡甘草汤方 041
　　防己黄芪汤方 042
　　桂枝附子汤方 044
　　白术附子汤方 044
　　《近效方》术附子汤 044
　　甘草附子汤方 045

　　白虎加人参汤方 ································· 048

　　一物瓜蒂汤方 ································· 050

百合狐惑阴阳毒病脉证治第三 ················· 052

　　百合知母汤方 ································· 052

　　滑石代赭汤方 ································· 054

　　百合鸡子汤方 ································· 055

　　百合地黄汤方 ································· 056

　　百合洗方 ··································· 057

　　栝楼牡蛎散方 ································· 058

　　百合滑石散方 ································· 059

　　甘草泻心汤方 ································· 060

　　苦参汤方 ··································· 062

　　赤豆当归散方 ································· 065

　　升麻鳖甲汤方 ································· 067

疟病脉证并治第四 ······················· 070

　　鳖甲煎丸方 ································· 070

　　白虎加桂枝汤方 ······················· 073

　　蜀漆散方 ··································· 075

　　牡蛎汤 ··································· 076

　　柴胡去半夏加栝楼汤 ················· 077

　　柴胡桂姜汤 ································· 078

中风历节病脉证并治第五 ················· 081

　　侯氏黑散 ··································· 081

　　风引汤 ··································· 083

　　防己地黄汤 ································· 085

　　头风摩散方 ································· 087

　　桂枝芍药知母汤方 ··················· 088

　　乌头汤方 ··································· 089

矾石汤 ·· 091

《古今录验》续命汤 ·· 092

《千金》三黄汤 ·· 094

崔氏八味丸 ··· 095

《千金方》越婢加术汤 ······························· 096

血痹虚劳病脉证并治第六 098

黄芪桂枝五物汤方 ································· 098

桂枝加龙骨牡蛎汤方 ···························· 100

天雄散方 ····························· 101

小建中汤方 ····························· 103

黄芪建中汤方 ···························· 105

薯蓣丸方 ······························ 107

酸枣仁汤方 ···························· 108

大黄䗪虫丸方 ·························· 110

《千金翼》炙甘草汤 ·················· 112

肺痿肺痈咳嗽上气病脉证治第七 114

甘草干姜汤方 ······················· 114

射干麻黄汤方 ····················· 116

皂荚丸方 ························· 118

厚朴麻黄汤方 ··················· 119

泽漆汤方 ························ 120

麦门冬汤方 ····················· 121

葶苈大枣泻肺汤方 ············ 122

越婢加半夏汤方 ··············· 124

小青龙加石膏汤方 ··········· 126

《千金》甘草汤 ··············· 127

《千金》生姜甘草汤 ········· 128

《千金》桂枝去芍药加皂荚汤 ············· 128

《外台》桔梗白散 ·················· 129

《千金》苇茎汤 ·················· 130

奔豚气病脉证治第八 132

奔豚汤方 ·················· 132

桂枝加桂汤方 ·················· 134

茯苓桂枝甘草大枣汤方 ·················· 136

胸痹心痛短气病脉证治第九 138

栝楼薤白白酒汤方 ·················· 138

栝楼薤白半夏汤方 ·················· 141

枳实薤白桂枝汤方 ·················· 143

人参汤方 ·················· 143

茯苓杏仁甘草汤方 ·················· 144

橘枳姜汤方 ·················· 144

薏苡附子散方 ·················· 146

桂枝生姜枳实汤方 ·················· 147

乌头赤石脂丸方 ·················· 148

九痛丸 ·················· 149

腹满寒疝宿食病脉证治第十 151

厚朴七物汤方 ·················· 151

附子粳米汤方 ·················· 153

厚朴三物汤方 ·················· 154

大柴胡汤方 ·················· 156

大承气汤方 ·················· 157

大建中汤方 ·················· 159

大黄附子汤方 ·················· 160

赤丸方 ·················· 161

乌头煎方 ·················· 163

当归生姜羊肉汤方 ·················· 164

乌头桂枝汤方 ·· 165

桂枝汤方 ·· 165

瓜蒂散方 ·· 168

五脏风寒积聚病脉证并治第十一 ································· 170

旋覆花汤方 ·· 170

麻子仁丸方 ·· 172

甘草干姜茯苓白术汤方 ··· 174

痰饮咳嗽病脉证并治第十二 ······································ 176

茯苓桂枝白术甘草汤方 ··· 176

甘遂半夏汤方 ·· 180

十枣汤方 ·· 181

大青龙汤方 ·· 184

小青龙汤方 ·· 184

木防己汤方 ·· 186

木防己加茯苓芒硝汤方 ··· 186

泽泻汤方 ·· 188

厚朴大黄汤方 ·· 189

小半夏汤方 ·· 190

防己椒目葶苈大黄丸方 ··· 190

小半夏加茯苓汤方 ·· 192

五苓散方 ·· 193

桂苓五味甘草汤方 ·· 195

苓甘五味姜辛汤方 ·· 195

桂苓五味甘草去桂加干姜细辛半夏汤方 ························· 196

苓甘五味加姜辛半夏杏仁汤方 ······································ 196

苓甘五味加姜辛半杏大黄汤方 ······································ 196

消渴小便不利淋病脉证并治第十三 ····························· 200

文蛤散方 ·· 202

栝楼瞿麦丸方 ·· 203

蒲灰散方 ··· 204

滑石白鱼散方 ·· 204

茯苓戎盐汤方 ·· 204

猪苓汤方 ··· 206

水气病脉证并治第十四 ······························· 208

越婢汤方 ··· 208

防己黄芪汤方 ·· 212

《外台》防己黄芪汤 ·· 212

防己茯苓汤方 ·· 213

甘草麻黄汤方 ·· 215

麻黄附子汤方 ·· 216

黄芪芍药桂枝苦酒汤方 ····································· 217

桂枝加黄芪汤方 ·· 219

桂枝去芍药加麻黄细辛附子汤方 ······················· 221

枳术汤方 ··· 222

黄疸病脉证并治第十五 ······························· 224

茵陈蒿汤方 ·· 224

硝石矾石散方 ·· 226

栀子大黄汤方 ·· 229

猪膏发煎方 ·· 230

茵陈五苓散方 ·· 231

大黄硝石汤方 ·· 232

惊悸吐衄下血胸满瘀血病脉证治第十六 ········· 234

桂枝救逆汤方 ·· 234

半夏麻黄丸方 ·· 236

柏叶汤方 ··· 237

黄土汤方 ··· 238

泻心汤方 ……………………………………………… 240

大黄黄连泻心汤方 ………………………………… 241

呕吐哕下利病脉证治第十七 ………………… 243

茱萸汤方 ……………………………………………… 243

半夏泻心汤方 ……………………………………… 244

黄芩加半夏生姜汤方 ……………………………… 246

猪苓散方 ……………………………………………… 247

四逆汤方 ……………………………………………… 248

桂枝汤方 ……………………………………………… 248

小柴胡汤方 ………………………………………… 250

大半夏汤方 ………………………………………… 252

大黄甘草汤方 ……………………………………… 253

茯苓泽泻汤方 ……………………………………… 254

文蛤汤方 ……………………………………………… 256

半夏干姜散方 ……………………………………… 257

生姜半夏汤方 ……………………………………… 258

橘皮汤方 ……………………………………………… 259

橘皮竹茹汤方 ……………………………………… 259

小承气汤方 ………………………………………… 263

《千金翼》小承气汤 ……………………………… 264

桃花汤方 ……………………………………………… 264

白头翁汤方 ………………………………………… 266

栀子豉汤方 ………………………………………… 267

通脉四逆汤方 ……………………………………… 268

紫参汤方 ……………………………………………… 269

诃梨勒散方 ………………………………………… 270

《外台》黄芩汤 …………………………………… 271

疮痈肠痈浸淫病脉证并治第十八 ·········· 273

  薏苡附子败酱散方 ·········· 273

  大黄牡丹汤方 ·········· 276

  王不留行散方 ·········· 278

  排脓散方 ·········· 280

  排脓汤方 ·········· 280

趺蹶手指臂肿转筋阴狐疝蛔虫病脉证治第十九 ·········· 283

  鸡屎白散方 ·········· 285

  蜘蛛散方 ·········· 286

  甘草粉蜜汤方 ·········· 287

  乌梅丸方 ·········· 289

妇人妊娠病脉证并治第二十 ·········· 291

  桂枝茯苓丸方 ·········· 291

  当归芍药散方 ·········· 297

  干姜人参半夏丸方 ·········· 298

  当归贝母苦参丸方 ·········· 299

  葵子茯苓散方 ·········· 300

  当归散方 ·········· 302

  白术散方 ·········· 303

妇人产后病脉证治第二十一 ·········· 305

  枳实芍药散方 ·········· 311

  下瘀血汤方 ·········· 311

  竹叶汤方 ·········· 314

  竹皮大丸方 ·········· 316

  白头翁加甘草阿胶汤方 ·········· 318

  《千金》三物黄芩汤 ·········· 319

  《千金》内补当归建中汤 ·········· 321

妇人杂病脉证并治第二十二 ················· 324

    半夏厚朴汤方 ····················· 326

    甘草小麦大枣汤方 ················· 327

    温经汤方 ························· 329

    土瓜根散方 ······················· 331

    大黄甘遂汤方 ····················· 333

    抵当汤方 ························· 334

    矾石丸方 ························· 336

    肾气丸方 ························· 339

    狼牙汤方 ························· 341

杂疗方二十三 ···························· 344

参考文献 ································ 347

导 言

1.《金匮要略》的源流

1.1 张仲景何许人氏

张仲景（150—219年），名机，河南南阳人，汉灵帝时举孝廉，官至长沙太守。随同郡张伯祖学习医术，尽得其传，时人言：识用精微过其师。《太平御览·何永别传》云："同郡张仲景总角造永，谓曰：君用思精而韵不高，后将为良医。卒如其言。"在其生活的东汉末年，时局动荡，战乱频发，瘟疫流行，百姓流离失所，民不聊生。仲景家族200余人，自建安初年以来不足十年，就有三分之二的人死亡，其中死于伤寒的竟十有其七，悲愤于瘟疫的肆虐，仲景"感往昔之沦丧，伤横夭之莫救，乃勤求古训，博采众方……为《伤寒杂病论》合十六卷"。其胸怀扶危救厄、济世活人之志，行为审谛覃思、精研医术之举，所作《伤寒杂病论》集前人之大成，被后世尊称为医圣。刘完素《素问玄机原病式》的序言中说："夫三坟之书者，大圣人之教也……虽仲景之书，未备圣人之教，亦几于圣人，文亦玄奥，以致今之学者，尚为难焉。"徐灵胎《伤寒源流论·四大家论》中说："夫仲景先生，乃千古集大成之圣人，犹儒宗之孔子。"

1.2 《金匮要略》历史显晦

仲景成书——根据仲景原序自述，其书著于建安纪年之后，是时战事频仍、瘟疫肆虐，仲景大发恻隐之心，遂疏方救治，效宏实用，然传抄过程难免讹误。

叔和撰次——皇甫谧《针灸甲乙经》序言记载："近代太医令王叔

和，撰次仲景遗论甚精，指事施用。"王叔和除著《脉经》十卷外，还整理了仲景著作，但目前流传的仲景医书及《脉经》均经宋臣校订，难以探究原貌。

散佚时期——自六朝至隋，《伤寒杂病论》或与杂病相关的传本似已亡佚，仅能从现存的古籍资料中考察出当时一些主要传本的线索。《隋志·经籍志》中就载有"《张仲景方》十五卷（亡），《张仲景评病要方》一卷（亡）"，仅存《张仲景疗妇人方二卷》，这也难怪孙思邈在《备急千金要方·伤寒上》中说"江南诸师秘仲景要方不传"。《备急千金要方》，特别是《外台秘要》收录了许多《伤寒杂病论》杂病部分的内容，甚至有现行《金匮要略》所不具备的内容，然这种古传本并非全帙。

宋臣校定——翰林学士王洙在馆阁蠹简中发现了《金匮玉函要略方》3卷，北宋校正医书局林亿等人整理校定，删去了原书保留的《伤寒杂病论》中伤寒病的部分，仅存原书中以杂病为主的内容，冠名以《金匮要略方论》，即为现行之《金匮要略》。

2.《金匮要略》的内容及学术贡献

2.1 《金匮要略》的内容——后世杂病方书之祖

全书共25篇，总论与分论相结合，所论内容十分广泛，既涉及基础理论，又着重于临床治疗，分篇论述内、外、妇各科杂病，尤以内科杂病为主。第二至第十七篇论述了内科杂病，包括痉病、湿病、暍病、百合病、狐惑病、阴阳毒疟病、中风病、历节病、血痹病、虚劳病、肺痿病、肺痈病、肺胀（咳嗽上气）病、奔豚病、胸痹病、腹满病、寒疝病、宿食病、脾约病、肝着病、肾着病、痰饮病、留饮病、悬饮病、溢饮病、支饮病、消渴病、小便不利病、里水、风水、皮水、黄汗、气分病、谷疸、黑疸、酒黄疸、黄疸病、火邪病、悸病、血病、呕哕病、下利病等；第十八至十九篇论述了外科杂病，包括肠痈病、金疮病、痈脓病、浸淫疮、手指臂肿动病、转筋病、阴狐疝病、蛔虫病等；第二十至二十二篇则专论妇产科杂病，包括妊娠病、产后病和其他妇人杂病。

2.2 《金匮要略》学术贡献——寻余所集，思过半矣

仲景博采众长，揽前代之精华，从整体着眼，在总结疾病发展变化及内在规律的基础上，依据症状和病机归纳出了许多病名，并将相似的疾病放在一起进行阐述。在同一病的普遍性之下，又论述了其可能出现的不同证型，确立不同的治疗法则，给出特定的方剂。于病下系证，证后系方，方随证出，方证一体，首创以病为纲、病证结合、辨证论治的杂病诊疗体系。在这种体系下，论治了数十种杂病，包含了较为广泛、复杂的疾病谱，并确立了各自的治疗原则。

2.3 历代医家的评价——治杂病若神

宋臣在对《金匮要略》进行校定时就给予其高度赞誉，林亿评价说："尝以对方证对者，施之于人，其效若神。"孙奇更是感慨："活人者，必仲景之书也。"金元四大家的著作中都有《金匮要略》的内容，尤以朱丹溪最为推崇，他曾在《局方发挥》中说："仲景诸方，实万世医门之准绳也，后之欲为方圆平直者，必于是而取则焉。"张元素也在《内外伤辨惑论·卷下》引易水张先生所云："仲景药为万世法，号群方之祖，治杂病若神。"清代注家徐彬在《金匮要略论著·序》中称《金匮要略》为"后世杂症方书之祖，乃有药味、有方论之《灵》《素》也"。周扬俊在《金匮玉函经二注》中称："《要略》为杂病方圆之至也。"至于其疗效的评价，则有清代医家陈修园《医学三字经·卷一》的"非此方不能治此病，非此药不能成此方，所投必效，如桴鼓之相应"。历代医家无不推崇，注解其书者已逾千家。

3. 学习《金匮要略》的方法

3.1 读书百遍，其义自见

《金匮要略》几经编纂，几度散佚，历经了1800多年的沧桑历史，导致我们想要去理解《金匮要略》，带有很大的难度；再者，《金

匮要略》位于经典行列，常令中医人望而却步、畏葸不前。想要将它从神坛请进我们的心中，真正理解它、应用它，就需要多多诵读。《三国志·魏志·董遇传》中载，每当有人去请教董遇，董遇便会答复"必当先读百遍"，"读书百遍，其义自见"；如果没有时间怎么办呢？"冬者岁之余，夜者日之余，阴雨者时之余也"，只要勤且恒，总能找到时间。熟读之后，不待解说，也可自晓其意，且是发自内心地真正领会经典内容，正如《名老中医之路·第一辑》中，岳美中谈到学医经验时所说："对《伤寒论》《金匮要略》，如果能做到不假思索，张口就来，到临床应用时，就成了有源头的活水。不但能触机即发，左右逢源，还会熟能生巧，别有会心。"

3.2 医不三世，不服其药

先师仲景在著《伤寒杂病论》时，"勤求古训，博采众方，撰用《素问》《九卷》《八十一难》《阴阳大论》《胎胪药录》，并《平脉辨证》，为《伤寒杂病论》合十六卷"，方成这样一部传世经典。要去理解仲景在说什么，我们就不能不读《黄帝内经》《神农本草经》《难经》等经典著作。以蛇床子散为例，通过原文"温阴中坐药"，只知道这是妇人外用药，其具体功效却不得而知，参阅《神农本草经·卷上》中的记载："蛇床子，一名蛇粟，一名蛇米，味苦平，生川谷。治妇人阴中肿痛，男子阴痿湿痒，除痹气，利关节，癫痫恶疮。久服轻身。"我们就可以窥探其主治病证。清代医家徐灵胎在《慎疾刍言·宗传》说："一切道术，必有本源。未有目不睹汉唐以前之书，徒记时尚之药数种，而可为医者。"除了汉代及其以前的医书，《备急千金要方》《外台秘要》二书汇集唐代以前医学成就，载有大量《伤寒杂病论》的内容，博大精微，常能使人获得意外收获，我们也不可不读。例如半夏厚朴汤的方证为"妇人咽中如有炙脔"，在《备急千金要方》中得到了进一步说明，"治妇人胸满，心下坚，咽中帖帖，如有炙肉脔，吐之不出，咽之不下"，不但扩大了半夏厚朴汤的证治，还将"咽中如有炙脔"的描述形象化具体化，大大减少我们的迷惑；再如防己地黄汤，《金匮要略》中生地黄用量为 2 斤，而《备急千金要方》中为 5 斤，给生地黄的大剂量使用提供另一佐证。总之，诚如明代医家徐春甫《古今医统大全·医道》中所说："医为司命之寄，不可权饰妄造，所以医不三世，不服其药。九折臂者，乃为良医，盖谓学功精深故也。"故作为医者，必须博极医源，夯实基础。

3.3 并蒂花开，相辅相成

《金匮要略》与《伤寒论》并称《伤寒杂病论》。这两本书既然是仲景一人所写，其内容必然相互关联。《伤寒论》为一切外感之总诀，《金匮要略》为一切杂病之祖方；许多《金匮要略》出现的方子，在《伤寒论》中亦出现过，如桂枝附子汤、甘草附子汤、人参汤、黄芩加半夏人参汤、大柴胡汤等。两书条文相互补充，扩展了疾病的范围和方剂的应用，对于经方的学习至关重要。如大柴胡汤在《金匮要略》的条文为"按之心下满痛者，此为实也，当下之，宜大柴胡汤"，在《伤寒论》则有"呕不止，心下急，郁郁微烦者，为未解也，与大柴胡汤，下之即愈"等多个条文的补充，可以综合探讨大柴胡汤的方证为：口苦，偏怕热，腹部胀满，按之疼痛，大便干或夹热而利，心烦喜呕。除此之外，《伤寒论》与《金匮要略》的条文两相印证，如《伤寒论》"伤寒五六日，呕而发热者，柴胡汤证具"的条文与《金匮要略》"呕而发热者，小柴胡汤主之"相呼应，证明了其正确性。因而，在学习《金匮要略》的时候，不但需要对本书内容进行前后联系、对比，也需要参照《伤寒论》的相关内容。或者说，需要综合把握《伤寒杂病论》全书，才能准确而全面地理解仲景学术思想。

3.4 熟读张仲景，更要临证多

"纸上得来终觉浅，绝知此事要躬行"，对应中医的学习来说，就是须注重临床实践，不可穷究故纸；唯有不断在临床中实践验证，才能匡其不逮。清代陆九芝《世补斋医书·李冠仙仿寓意序》云："读书而不临证，不可以为医，临证而不读书，亦不可以为医。"清代吴敬梓的《儒林外史》第三十一回中说："熟读王叔和，不如临证多。"在

《金匮要略》的学习上，笔者想说的是，"熟读张仲景，更要临证多"。在笔者的日常工作中，亦每日躬行"白天临证，夜间读书"。

4. 结语

"医圣"者，医中之孔孟、医中之尧舜也，数千年来，唯仲景先师荣膺此誉，历代中医学者仰之如泰山北斗；其《伤寒杂病论》几经周折几度彰，"虽历经千载，仍似苍松翠柏，根深叶茂；恰如明珠在椟，华光尤灿"。"登高必自卑，行远必自迩"，期待与诸位同道脚踏实地，共同迈进仲景幽奥的医学殿堂，领略经方的无限魅力。

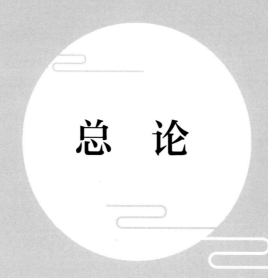

总　论

《金匮要略》"辨病-方证-主证"辨证体系概述

【摘要】依据《金匮要略》的特点和体例提出了"辨病－方证－主证"辨证体系。该辨证体系包含三个要素：一是辨病，《金匮要略》以病脉证治为篇名，论述的是仲景对病的认识，辨病是对疾病整体的把握；二是方证，包括一组四诊信息，用以区分同一疾病的不同证候，方证辨证是汉唐时期的主要辨证方法；三是主证，主证既是方证的核心，也是辨病的关键，一方的主证一般不超过三个症状体征，每一疾病亦有其特定的表现即为病的主证，抓主证是辨证的尖端。"辨病－方证－主证"辨证新体系要求综合运用三个要素，辨病把握全局，方证区分疾病的证候，主证协助辨病、辨方证，环环相扣，合理运用《金匮要略》诸方。

【关键词】辨病；方证；主证；辨证体系

《金匮要略》是现存最早的诊治杂病的专著，被古今医家赞誉为方书之祖、医方之经。此书在历史上几近失传，是北宋校正医书局林亿将所发现的蠹简予以编校，才使得这本书重见于世。但此书内容较为杂乱，文字又有缺失，给读者学习带来了很大的困难。笔者在多年学习和实践《金匮要略》的过程中，总结出了"辨病－方证－主证"辨证体系。这一辨证体系可以帮助医者快速定位疾病，确定相应的方剂，以达到精准使用《金匮要略》方剂的目的。

1. 辨病

《说文解字》说"病，疾加也"，可知"病"的本意是"疾病加

重了"，由"疾"发展到了"病"的阶段。《素问·四气调神大论》曰
"上工治未病"，讲的就是高明的医者可以治疗还没有发展到"病"
的"未病"，然而身体已经开始出现的症状、体征。在疾病的起始阶
段，所表现的可能是散在的一些症状、体征，但发展到"病"就可以
反映出一定的认识规律，前人在总结这些发展变化及内在规律的基础
上，归纳出了许多的病名。所谓辨病，就是根据疾病的发展变化及内
在规律辨清是何种疾病，确定病名。中医病名有类病和个病之分，如
仲景所论伤寒病、吴又可提出的瘟疫病、叶天士提出的温病等皆属
于"类病"的范畴，然《金匮要略》每篇均以"病脉证治"为名，论
述的是仲景对个病的认识。这一点，我们不但能从《金匮要略》的篇
名上看出来，其具体内容上来说亦可见一斑。例如《金匮要略·脏腑
经络先后病脉证第一》说："问曰：阳病十八，何谓也？师曰：头痛、
项、腰、脊、臂、脚掣痛。阴病十八，何谓也？师曰：咳、上气、喘、
哕、咽、肠鸣、胀满、心痛、拘急。五脏病各有十八，合为九十病；
人又有六微，微有十八病，合为一百八病，五劳、七伤、六极、妇人
三十六病，不在其中。"这个是《金匮要略》辨病思想的重要体现。
《金匮要略·痉湿暍病脉证第二》说："痉病有灸疮，难治。"《金匮要
略·百合狐惑阴阳毒病脉证治第三》说："百合病者，百脉一宗，悉致
其病也。"《金匮要略·血痹虚劳病脉证并治第六》说："问曰：血痹病
从何得之？"如此等等，不胜枚举。《金匮要略》中所论个病及所用方
剂，兹列于表1。

表1　《金匮要略》的辨病治疗

篇名	病名	方剂
痉湿暍病脉证第二	痉病	栝楼桂枝汤、葛根汤、大承气汤
	湿病	麻黄加术汤、麻黄杏仁薏苡甘草汤、防己黄芪汤、桂枝附子汤、白术附子汤、甘草附子汤
	暍病	白虎人参汤、一物瓜蒂汤

篇名	病名	方剂
百合狐惑阴阳毒病脉证治第三	百合病	百合知母汤、滑石代赭汤、百合鸡子汤、百合地黄汤、百合洗方、栝楼牡蛎散、百合滑石散
	狐惑病	甘草泻心汤、苦参汤、赤豆当归散
	阴阳毒	升麻鳖甲汤、升麻鳖甲去雄黄蜀椒汤
疟病脉证并治第四	疟病	鳖甲煎丸、白虎加桂枝汤、蜀漆散、牡蛎汤、柴胡去半夏加栝楼汤、柴胡桂姜汤
中风历节病脉证并治第五	中风病	侯氏黑散、风引汤、防己地黄汤、头风摩散、《古今录验》续命汤、《千金》三黄汤、近效方《术附子汤》
	历节病	桂枝芍药知母汤、乌头汤、矾石汤
血痹虚劳病脉证并治第六	血痹病	黄芪桂枝五物汤
	虚劳病	桂枝加龙骨牡蛎汤、天雄散、小建中汤、薯蓣丸、酸枣仁汤、大黄䗪虫丸、《千金翼》炙甘草汤、《肘后》獭肝散
肺痿肺痈咳嗽上气病脉证治第七	肺痿病	甘草干姜汤、麦门冬汤、《外台》炙甘草汤、《千金》甘草汤、《千金》生姜甘草汤、《千金》桂枝加皂荚汤
	肺痈病	葶苈大枣泻肺汤、桔梗汤、《外台》桔梗白散、《千金》苇茎汤
	肺胀（咳嗽上气）病	射干麻黄汤、皂荚丸、厚朴麻黄汤、泽漆汤、越婢加半夏汤、小青龙加石膏汤
奔豚气病脉证治第八	奔豚病	奔豚汤、桂枝加桂汤、茯苓桂枝甘草大枣汤
胸痹心痛短气病脉证治第九	胸痹病	栝楼薤白白酒汤、栝楼薤白半夏汤、枳实薤白桂枝汤、人参汤、茯苓杏仁甘草汤、橘枳姜汤、薏苡附子汤、桂姜枳实汤、乌头赤石脂丸、九痛丸
腹满寒疝宿食病脉证治第十	腹满病	厚朴七物汤、厚朴三物汤、大柴胡汤、大承气汤、附子粳米汤、大建中汤、大黄附子汤、《外台》走马汤、《外台》柴胡桂枝汤
	寒疝病	赤丸、大乌头煎、当归生姜羊肉汤、乌头桂枝汤、《外台》乌头汤
	宿食病	大承气汤、瓜蒂散
五脏风寒积聚病脉证并治第十一	脾约病	麻子仁丸
	肝着病	旋覆花汤
	肾着病	甘草干姜茯苓白术汤

篇名	病名	方剂
痰饮咳嗽病脉证并治第十二	痰饮病	茯苓桂枝白术甘草汤、防己椒目葶苈大黄丸、五苓散
	留饮病	甘遂半夏汤
	悬饮病	十枣汤
	溢饮病	大青龙汤、小青龙汤
	支饮病	木防己汤、木防己加茯苓芒硝汤、泽泻汤、厚朴大黄汤、小半夏汤、小半夏加茯苓汤、《外台》茯苓饮、桂枝五味甘草汤、苓甘五味姜辛汤、桂苓五味甘草去桂加干姜细辛半夏汤、苓甘五味加姜辛半夏杏仁汤、苓甘五味加姜辛半杏大黄汤
消渴小便不利淋病脉证并治第十三	消渴病	肾气丸、五苓散、文蛤散、白虎加人参汤
	小便不利病	栝楼瞿麦丸、蒲灰散、滑石白鱼散、茯苓戎盐汤、猪苓汤
水气病脉证并治第十四	里水	越婢加术汤、甘草麻黄汤、麻黄附子汤
	风水	防己黄芪汤、越婢汤、杏子汤
	皮水	防己茯苓汤、蒲灰散
	黄汗	黄芪芍药桂枝苦酒汤、桂枝加黄芪汤
	气分病	桂枝去芍药加麻黄附子细辛汤、枳术汤
黄疸病脉证并治第十五	谷疸	茵陈蒿汤
	黑疸	硝石矾石散
	酒黄疸	栀子大黄汤
	黄疸病	猪膏发煎、茵陈五苓散、大黄硝石汤、小半夏汤、柴胡汤、小建中汤、麻黄醇酒汤
惊悸吐衄下血胸满瘀血病脉证治第十六	火邪病	桂枝救逆汤
	悸病	半夏麻黄丸
	血病	柏叶汤、黄土汤、赤豆当归散、泻心汤
呕吐哕下利病脉证治第十七	呕哕病	吴茱萸汤、半夏泻心汤、黄芩加半夏汤、猪苓散、四逆汤、小柴胡汤、大半夏汤、大黄甘草汤、茯苓泽泻汤、文蛤汤、半夏干姜散、生姜半夏汤、橘皮汤、橘皮竹茹汤
	下利病	四逆汤、大承气汤、小承气汤、桃花汤、白头翁汤、栀子豉汤、通脉四逆汤、紫参汤、诃梨勒散、《外台》黄芩汤

篇名	病名	方剂
疮痈肠痈浸淫病脉证并治十八	肠痈病	薏苡附子败酱散、大黄牡丹汤
	金疮病	王不留行散
	痈脓病	排脓散、排脓汤
	浸淫疮	黄连粉
趺蹶手指臂肿转筋阴狐疝蛔虫病脉证治第十九	手指臂肿动病	藜芦甘草汤
	转筋病	鸡屎白散
	阴狐疝病	蜘蛛散
	蛔虫病	甘草粉蜜汤、乌梅丸
妇人妊娠病脉证并治第二十	妊娠病	桂枝汤、桂枝茯苓丸、附子汤、芎归胶艾汤、当归芍药散、干姜人参半夏丸、当归贝母苦参丸、葵子茯苓散、当归散、白术散
妇人产后病脉证治第二十一	产后病	小柴胡汤、大承气汤、当归生姜羊肉汤、枳实芍药散、下瘀血汤、阳旦汤、竹叶汤、竹皮大丸、白头翁加甘草阿胶汤、《千金》三物黄芩汤、《千金》内补当归建中汤
妇人杂病脉证并治第二十二	妇人杂病	小柴胡汤、半夏厚朴汤、甘麦大枣汤、小青龙汤、泻心汤、温经汤、土瓜根散、旋覆花汤、胶姜汤、大黄甘遂汤、抵当汤、矾石丸、红蓝花酒汤、当归芍药散、小建中汤、肾气丸、蛇床子散、狼牙汤、膏发煎

《金匮要略》主要依据病名和病机对疾病进行命名，以症状命名的有痉病、疟病、历节病、咳嗽上气病、奔豚病等，以病机命名的有湿病、暍病、中风病、血痹病、虚劳病等。虽然命名方式不尽相同，但这是在当时的历史条件下形成的、最能概括这种病的名字。辨病的过程，就是对患者四诊信息的概括，是对疾病整体性、普遍性的把握。

2. 方证

清代徐灵胎在《兰台轨范》序言中说："欲治病者，必先识病之名，能识病名，而后求其病之所由生，知其所由生，又当辨其生之因各不同，而病状所由异，然后考其治之法。"诚如徐氏所言，识得病名之后，在同一病名的普遍性之下，病因、病状等尚有不同，治法也就各不相同。在《金匮要略》中，仲景病下系证，证后系方，方随证出，方证一体。故而在把握个病相似性的同时，亦需要把握具体疾病的差异性，就需要掌握"方证"。方证是某方剂所治疗的证候，以方名证，故名方证。宋代林亿在《金匮要略》序言中评价："尝以对方证对者，施之于人，其效若神。"在书中的大多数地方，"证"都是以一组四诊信息的形式出现，而后某方主之，例如"心中痞，诸逆，心悬痛，桂枝生姜枳实汤主之"，这便是辨方证的体现。这种形式同样体现在《伤寒论》中。《千金翼方·卷九》序文中说："今以方证同条，比类相附，需有检讨，仓猝易知。"孙思邈不但对伤寒病的编排遵循"方证同条"的原则，对其他方剂几乎都以同样的形式记载，如《千金翼方·卷五》说："七子散主丈夫风虚目暗，精气衰少，无子，补不足方。"可知，方证是该方对应的四诊信息，是用该方的指征和证据。方证辨证是汉唐时期的主要辨证方法。

以下列举《金匮要略》的部分方证，"防己地黄汤方治病如狂状，妄行，独语不休，无寒热，其脉浮"，可知防己地黄汤证为独语不休、言语无序、行为无状、无明显寒热偏性、脉浮；"膈间支饮，其人喘满，心下痞坚，面色黧黑……木防己汤主之"，可知木防己汤证为喘憋、心下硬满（腹水）、面色黧黑、浮肿、脉沉紧；"胸痹心中痞。留气结在胸，胸满，胁下逆抢心，枳实薤白桂枝汤主之"，可知枳实薤白桂枝汤的方证为胸痛，胸中气塞痞满，胸胁胀满，或自觉有气从胁下上窜至心胸或咽喉，生气后加重。

3. 主证

以上，我们已认识到"证"就是原条文的方证，包含一组四诊信息；而"主证"就是方证中最重要的、最特征性的部分，即主证是方证的核心。抓主证用经方就是辨方证用经方的提炼与升华。作为一方剂最具特征性的四诊信息，每方必有其主证，且一般不超过三个。例如"呕而肠鸣，心下痞者，半夏泻心汤主之"，可归纳出半夏泻心汤的主证为呕吐、肠鸣频频、胃脘部胀满；"呕而发热者，小柴胡汤主之"，可归纳出小柴胡汤的主证为呕吐、发热；"呕而胸满者，茱萸汤主之"，可归纳出茱萸汤的主证为呕吐、胸满。抓住主证就能抓住辨证的要点，快速找到合适的方剂。此外，抓主证也是辨病的关键。经方大家刘渡舟曾说"主证是决定全局而占主导地位的证候""主证是纲，纲举而目张"。抓住主证就可抓住疾病的主要矛盾，临证时错综复杂的病情就能迎刃而解。方有主证，病亦有主证，病的主证实则为治疗该病的各方主证的交集。主证贯穿诊疗的全过程，可以说，抓主证是辨证的尖端。

4. "辨病－方证－主证"辨证体系

"辨病－方证－主证"辨证体系是指将辨病、方证、主证三者相结合以辨治疾病、指导临床的一种辨证体系。《金匮要略》和《伤寒论》虽为同一本书的不同内容，但从现存的文献来看，两本书的体例存在着明显的差异。《伤寒论》主要论治外感疾病及其传变过程，以六经为纲，总结归纳疾病的规律，而在其行文中已可以看出类方的思想。笔者认为，类方中包含着六经的思想。故确定了类方，就是确定六经的归属，故笔者将其高度概括为"类方－方证－主证"辨证体系。《金匮要略》一书，则主要论治杂病，其所包含疾病谱较为广泛、复杂，难以用类方进行简单的概括。所以仲景在行文时采取了辨病的方式，将相似的疾病放在一起进行阐述，并论述了一种病可能出现的不同证型，给出了特定的方剂，故而方证和主证也适用于杂病的辨治。因此，笔者将《金匮要略》的辨证体系概括为"辨病－方证－主证"体系（见图1）。

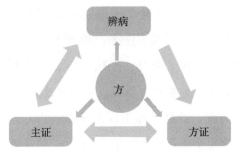

图 1　"辨病 - 方证 - 主证"示意图

该辨证体系的三个重要组成部分——辨病、方证、主证各有其侧重和优势。辨病的过程可以使我们对疾病有一个整体上的认识,对疾病的发生发展和内在规律有一个概括性的了解;方证则可以针对疾病的内在差异,就同一疾病各自的特殊性,施以不同的治疗;例如"胸痹之病,喘息咳唾,胸背痛,短气,寸口脉沉而迟,关上小紧数,栝楼薤白白酒汤主之",这便是辨病(胸痹病)与辨方证(喘息咳唾,胸背痛,短气)相结合的体现。主证作为最具特征性的四诊信息,具有极强的针对性,不但能帮助医者辨病辨证,还能迅速找到合适的方剂,从而产生立竿见影的效果。将三者融合起来,是一种忠于《金匮要略》病下系证、证后系方体例的辨证模式,也是一种具有极强的临床实用性的辨证方法。

临证时,辨病是杂病治疗的第一步,一种病常常具有其特定的症状体征。如胸痹病的特定症状体征为"阳微阴弦""胸痛";中风病为"半身不遂,或但臂不遂";肺痿病为"咳""口中有浊唾涎沫";奔豚病为"从少腹起,上冲咽喉,发作欲死,复还止"。这些特定的症状体征,亦即该病的主证,辨病的过程离不开抓主证。故而,一病的主证是辨病的关键,辨主证对于辨清具体疾病有着非常重要的作用,也是有效治疗的前提条件。在辨病之后,需要意识到某一病并非一方通治,相同的病可以有不同的证候表现,对应不同的方剂。如消渴病,有"男子消渴,小便反多,以饮一斗,小便一斗"的肾气丸证,有

"脉浮，小便不利，微热消渴"的五苓散证；妇人产后腹痛，有"产后腹中㽲痛"的当归生姜羊肉汤证，有"烦满不得卧"的枳实芍药散证。故在辨清疾病之后，需进一步辨方证，以达到更加精确的辨治效果。每一病包含有相同的主证，这是对疾病全局的把握；落实到具体方剂，每一方又有不同的主证。在复杂的病情中，患者的证候表现未必与方书完全相合，便会使医者无所适从，而在掌握了每一方的主证之后，便可快速找到合适的方剂，做到执简驭繁。在"辨病－方证－主证"辨证体系中，三个要素环环相扣。

5. 典型医案

患者高某，男，63岁。初诊日期：2017年10月20日。主诉：反复胸闷、胸痛2个月，加重半月。现病史：患者2个月前出现胸闷、胸痛，当时未予重视。近半月来，胸痛每天均发作，后背心时有疼痛，活动后症状加重，前往北京世纪坛医院查冠脉CTA示：冠状动脉粥样硬化，左前降支（LAD）重度狭窄（70%～80%）。患者拒绝介入治疗，前来我处就诊。刻下症：胸闷、胸痛，每天均发作，1天发作5～6次，后背心时有疼痛，自述快走时必发作胸闷、后背心发紧，大便1日1次，不干不稀，夜尿两次。查体：舌淡红，舌面有液线，苔白腻，舌前部略少苔，脉沉细。诊断：胸痹病，栝楼薤白半夏汤证。治疗：方用栝楼薤白半夏汤：栝楼35g，薤白55g，清半夏12g。4剂，水煎服，加20mL高度白酒同煎，分早、晚饭后半小时温服。二诊（2017年10月23日）：已服用3剂，患者诉后背心发紧已愈，快走时胸痛、胸闷明显好转。治疗：效不更方，改栝楼38g，薤白58g。6剂，煎服法同前。三诊（2017年10月30日）：胸闷、胸痛基本已愈，无不适。随访6个月，患者诉1周偶有两次胸闷及胸痛，程度很轻，仔细关注时才能感觉。

按语：此患者因胸闷、胸痛而来就诊，符合胸痹病，故而辨病为"胸痹病"，治疗胸痹病的有栝楼薤白白酒汤、栝楼薤白半夏汤、栝楼薤白桂枝汤、茯苓杏仁甘草汤、薏苡附子散等方剂。要找到合适的方剂就需要辨方证，该患者症见胸闷、胸痛，后背心疼痛，快走时症状明显，以上症状符合"胸痹不得卧，心痛彻背"的栝楼薤白半夏汤证（胸闷、胸痛，后背作痛或后背发紧，苔腻）。然而要迅速找到这一方剂，就需要再次抓主证，该患者最重要的症状体征符合栝楼薤白白酒汤"胸闷痛，后背痛或发紧，苔腻"的主证，故可锁定栝楼薤白半夏汤。一诊大效，二诊近乎痊愈。

6. 结语

笔者临床喜用唐代以前的古方，在实践中证实了汉唐古方卓越的疗效，特别是仲景方。多年来深耕《伤寒杂病论》，曾针对《伤寒论》提出"类方－方证－主证"辨证体系；又深刻认识到治疗杂病时辨病、辨方证、抓主证的重要性，故不揣浅陋，将自己的心得和盘托出，根据《金匮要略》的特点形成了"辨病－方证－主证"辨证体系，以期准确应用《金匮要略》中的方剂，快速提高临床疗效。仲景在《伤寒杂病论》序言中说："虽不能尽愈诸病，庶可以见病知源，若能寻余所集，思过半矣。""辨病－方证－主证"辨证体系实际是对于仲景"所集"的提炼和概括，以期能帮助诸位同道，共同迈入仲景医圣的医学殿堂，为仲景学说在当代的复兴献出微薄之力。

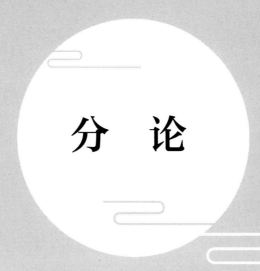

分　论

脏腑经络先后病脉证第一

【原文】

问曰：上工[1]治未病[2]，何也？师曰：夫治未病者，见肝之病，知肝传脾，当先实脾[3]。四季脾旺[4]不受邪，即勿补之。中工[5]不晓相传，见肝之病，不解实脾，唯治肝也。

【注释】

［1］上工：指高明的医生。

［2］治未病：这里指治未病的脏腑。

［3］实脾：即调补脾脏之意。

［4］四季脾王：王，通旺。意指四季之末，即农历三、六、九、十二月之末十八天为脾土当令之时。此处可理解为一年四季脾气都健旺之意。

［5］中工：指技术水平一般的医生，局限于"治已病"。

【何注及临床体会】

此条仲景从脏腑相关的整体观点出发，依据五脏生克制化的原理来指导临床治疗。《素问·八正神明论》言："上工救其萌芽，必先见三部九候之气，尽调不败而救之，故曰上工。下工救其已成，救其已败。"至唐代孙思邈发展为"上工治未病，中工治欲病，下工治已病"。

《难经·七十七难》说："经言上工治未病，中工治已病者，何谓也？然，所谓治未病者，见肝之病，则知肝当传之于脾，故先实其脾气，无令得受肝之邪，故曰治未病焉。中工者，见肝之病，不晓相传，但一心治肝，故曰治已病也。"论述了治未病的重要性。上工治未病，知晓肝病实证易传脾的规律，故在治疗肝病的同时，注意调补未病之脾，以防肝病传至脾。若此人脾气比较旺盛，即不用补益。中工不知晓相传之理，看到肝病即治疗肝病，不知晓治疗脾病，此为缺乏整体观念的治疗。

【医家选注】

五行生克，肝木克土，脾土克水，肾水克火，心火克金，肺金克木。克其所胜，故以病传之。见肝之病，知脾土被贼，先实其脾，是谓未病而早医。土旺四季，其时脾不受邪，即勿补之。中工未晓相传之义，见肝之病，不解实脾，唯治肝也，是以肝病未已，脾病复起。余脏准此类推。（清·黄元御《金匮悬解·卷一》）

《素问》云：邪气之客于身也，以胜相加。肝应木而胜脾土，以是知肝病当传脾也。实脾者，助令气旺，使不受邪，所谓治未病也。设不知而徒治其肝，则肝病未已，脾病复起，岂上工之事哉？肝之病补用酸者，肝不足，则益之以其本味也。与《内经》以辛补之之说不同，然肝以阴脏而含生气，以辛补者所以助其用，补用酸者所以益其体，言虽异而理各当也。助用苦焦者，《千金》所谓心王则气感于肝也。益用甘味之药调之者，越人所谓损其肝者缓其中也。（清·尤在泾《金匮要略心典·卷上》）

【原文】

夫人禀五常[1]，因风气[2]而生长，风气虽能生万物，亦能害万物，如水能浮舟，亦能覆舟。若五脏元真[3]通畅，人即安和，客气邪风[4]，中人多死。千般疢难[5]，不越三条：一者，经络受邪，入脏腑，为内所因也；二者，四肢九窍，血脉相传，壅塞不通，为外皮肤所中也；三者，房室、金刃、虫兽所伤。以此详之，病由都尽。

若人能养慎，不令邪风干忤[6]经络，适中经络，未流传脏腑，即医治之；四肢才觉重滞，即导引、吐纳[7]、针灸、膏摩[8]，勿令九窍[9]闭塞；更能无犯王法[10]，禽兽灾伤；房室勿令竭乏，服食节其冷热苦酸辛甘，不遗形体有衰，病则无由入其腠理。腠者，是三焦通会元真之处，为血气所注；理者，是皮肤脏腑之纹理[11]也。

【注释】

[1]五常：即五行。

[2]风气：此指自然界的气候。

[3]元真：指元气或真气。

[4]客气邪风：泛指外来的致病因素。

[5]疢难：此指疾病。

[6]干忤：干，《说文解字》"犯也"。忤，违逆、抵触。干忤，此指侵犯。

[7]导引、吐纳：导引指自我按摩，吐纳为一种调整呼吸的方法。这二者均为古代的体育疗法，起养生却病的作用。

[8]膏摩：用药膏熨摩体表的一种外治法。

[9]九窍：眼、耳、鼻、口七窍，加上前后二阴即为九窍。

[10]无犯王法：王法，古代的国家法令。句意指不要触犯国家法令，免受刑伤之患。

[11]纹理:《医宗金鉴》说："理者，皮肤脏腑，内外井然，不乱之条理也。"

【何注及临床体会】

此条论述了人与自然的关系以及疾病发生的原因、病因分类以及疾病的预防。人与自然关系极其密切，自然界既为人类提供了赖以生存的基本条件，又可以因多种致病因素而致人体发病。如同水能让小舟漂浮在水面，也可以让小舟淹没，具有两面性。若人体的脏腑元气充足，则不易感受外邪发病；若元气不足，脏腑功能失调，客气邪风等因素侵犯人体出现疾病，甚则死亡。临床疾病多样，但发病形式为三种。

（1）邪中经络，邪气由经络入脏腑，此为脏腑元气不足，邪气可乘虚而入脏腑。

（2）四肢九窍，血脉互为相通，若出现局部血脉壅塞，此为外部体表受邪所致。

（3）因房室不节、刀剑外伤或虫兽所致的疾病。

下一条提出疾病的预防，若人能够内养正气，外慎邪气，不让邪气侵犯人体经络，或者邪气刚刚进入经络层面，未能流传至脏腑即采用医治办法；或者四肢适才觉得沉重，即用导引、吐纳、针灸、膏摩等手法，不使九窍出现壅塞不通；不去违反法令则避免刑伤；不去捕猎禽兽则不会被伤；在房室上要节制，保存肾精，饮食上要避免过于冷热苦酸辛甘，不让形体过于疲劳，则邪气不能进入人体的皮肤，则不会致病。肌腠是人体三焦的元气通会之处，血气皆注入于此；理为皮肤脏腑的纹理，表现于皮肤。

关于三种病因的分类及其治疗论述如下表（表1-1）。

表1-1　三种病因的分类及治疗

病因	具体内容	方法
内因	经络受邪，入脏腑	避外邪
外因	四肢九窍，血脉相传，壅塞不通	导引、吐纳、针灸、膏摩
其他病因	房室、金刃、虫兽所伤	无犯王法，避免受禽兽灾伤，节制房室

【医家选注】

此篇乃一书之纲领，前人误编为次篇，先后失序，今冠于首，以统大意。五常者，五行也。五行之气——风、暑、湿、燥、寒也；五行之味——酸、苦、甘、辛、咸也。夫人禀此而有其形，则脏腑日与气味相通。不曰五气，而曰风气者，该他气而言也。盖风贯四气，犹仁贯四德，故曰：因风气而生长也。然风气虽能生万物，亦能害万物者，盖主气正风，从其所居之乡而来，主长养万物者也；客气邪风，从其冲后而来，主杀害万物者也。人在气交之中，其生其害，犹水能浮舟亦能覆舟也。天之五气，人得之则为五脏真元之气，若通畅相生，虽有客气邪风，勿之能害，人自安和；如不通畅，则客气邪风，乘隙而入，中人多死。然人致死之由，虽有千般疢难，大要不外三因：一者，中虚，经络受邪，即入脏腑，此为内所因也；二者，中实，虽感于邪，脏腑不受，唯外病躯体，四肢九窍，血脉壅塞，此为外所中也；

三者，房室金刃、虫兽所伤，非由中外虚实，感召其邪，是为不内外因也。以此三者详之，千般疢难，病由悉尽矣。若人能慎养形气，不令客气邪风干忤经络，即适中经络，未传脏腑，遂医治之，自可愈也。四肢九窍，才觉重滞，尚未闭塞，即导引、吐纳、针灸、按摩，亦可愈也。更能无犯王法，禽兽灾伤，房室勿令竭乏，服食节其冷热，五味各得其宜，不使形气有衰，万病疢难无由而入其腠理矣。腠者，一身空隙，血气往来之处，三焦通会真元之道路也。理者，皮肤脏腑，内外井然，不乱之条理也。

正风者，从八方应时而来，相生和缓之主气也；邪风者，从其冲后而来，相克冲烈之客气也。如时当东风而来西风也，所谓后者，以已过之时言也。

赵良曰：人在气交中，秉地之刚柔，以成五脏百骸之形；秉天之阴阳，以成六经之气。形气合一，神机发用，驾行谷气，出入内外，同乎天度，升降浮沉，应夫四时，主宰于身形之中，谓之元真。外感者，客气也。《灵枢》曰：虚邪不能独伤，必因身形之虚而后客之。盖天人之气，各有正、不正，人气正则不受邪，不正则邪乘之；天气正则助其生长，不正则害之。人气不正者，由七情动中，服食不节，房欲过度，金刃虫兽，伤其气血，尽足以受病也。天气不正者，由四时不和，八风不常，尽足以伤万物也。（清·吴谦《订正仲景全书金匮要略注·卷一》）

前节云上工治未病，此云不遗形体有衰，病无由入其腠理，亦治未病之意也。五常者，人之性，即仁义礼智信也。人因风气生长，言风兼言气者，以风中有气。如《庄子》云"大块噫气"，《礼经》云煦妪覆育万物是也。《灵枢》云，风从其所居之乡来者，为实风，主长养万物，是因风气而生也。从其冲后来者，为虚风，主杀主害。《素问》云，风者百病之始，是因风气而兽也。通节以元真二字为主。元真者，脏真之元气，（《经》云脏真散于肝，通于心，濡于脾，高于肺，下于肾）所谓天真是也。五脏元真通畅，人即安和。即《内经》恬澹虚无，真气从之，精神内守，病安从来也。客气者，客忤不正之气，以邪从外感，如客自外来，故云客气也。邪风者，《经》云八风发邪，以为经风，触五脏，邪气发病。又云，虚邪贼风，避之有时，故中人多死也。三条，即内因、外因、不内外因也。头面七窍，合前后二阴为九窍也（三焦又见中卷第十一篇）。

李时珍曰：三焦者元气之别使；命门者三焦之本原。盖一原一委也。命门，指所居之府而名，为藏精系胞之物。三焦，指分治之部而名，为出纳腐熟之司。盖一以体名，一以用名。其体非脂非肉，白膜裹之，在七节之旁，两肾之间，二系著脊，下通二肾，上通心肺，贯属于脑，为生命之原，相火之主，精气之府，人物皆有之，生人生物皆由此出。《灵枢·本脏论》已著其厚薄缓急之状。扁鹊《难经》不知原委体用之分，以右肾为命门，谓三焦有名无形者，非也。（清·李彣《金匮要略广注·卷上》）

【原文】

问曰：病人有气色见[1]于面部，愿闻其说？师曰：鼻头色青，腹中痛，苦冷者死。一云腹中冷，苦痛者死。鼻头色微黑者，有水气[2]。色黄者，胸上有寒；色白者，亡血也。设微赤，非时[3]者，死；其目正圆者，痉，不治。又色青为痛，色黑为劳，色赤为风，色黄者便难，色鲜明者，有留饮[4]。

【注释】

[1] 见：通现，显露的意思。

[2] 水气：指水液内停的病证。

[3] 非时：非当令之时。

[4] 留饮：痰饮病的一种，水饮留而不行谓之留饮。

【何注及临床体会】

此条论述望诊中的望面色，通过望面部五色，应用五行生克制化来判断疾病的预后情况。鼻对应五色为脾之黄色，若出现鼻头色青，则为肝气乘脾，故出现腹部疼痛，后世有痛泻要方可用，若再见极度怕冷则为难治；色黑属肾脏之色，鼻头出现色黑，则可见于水气病，色黑有水气，方可用苓桂术甘汤或真武汤，此黑色不仅见于鼻头，亦可见于两目眶之下出现对称性黑斑。鼻头色黄，黄为脾之真脏色，脾主运化，运化失利则为水饮，水饮上犯于胸胁则可见胸部寒冷。鼻头色白，白主虚损不足，气血不上荣，多为亡血之象；亡血面色见微赤，则为虚阳上浮，难治。若见病人两目正圆，此为痉病危象，难治。色青主痛，色黑主虚劳，色赤主风病，色黄者为脾胃运化失常，其人大便难，色鲜明者为水饮内停。医圣张仲景以气色判断疾病和推断预后，可谓望而知之谓之神也。

【医家选注】

《内经》曰："精明五色者，气之华也。"故五色微胗，可以目察。鼻者，明堂也。明堂润泽以清，则无病。今见青，则肝木制其脾土，为腹痛。若冷甚则死。水色黑，饮停于中，则黑色见于外。黄见于外，知寒客于胸。《灵枢经》曰："黄色不可名者，病在胸中。"《难经》曰脾"外症面黄"。岂《下经》趺阳脉紧则伤脾，脾伤则面黄乎？或头中寒湿，但面黄而身不黄乎？不然，何以为胸上有寒也？《内经》曰："血脱者色白，夭然不泽。"故色白为亡血。赤色见于冬，谓非其时。痉病属太阳，太阳之脉起于目内眦，故目脉赤而背反张。目者，心之使，神之舍也。神去，则目瞪视，张而不合。故目正圆，则不治也。腹痛有寒则色青，房劳伤肾则色黑，风邪怫郁于上则色赤，小便不利于下则色黄。《下经》曰：水病"面目鲜泽"，有留饮者，则色鲜明也。（清·程林《金匮要略直解·卷上》）

此段乃医家之望法也。

色者，青赤黄白黑也。气者，五色之光华也。

《内经》曰：精明五色者，气之华也。故五色微胗，可以目察。鼻者，明堂也，明堂润泽以清，则无病。

鼻头，脾之部；青，肝之色，腹中痛者，土受木贼也，冷则阳亡，而寒水助邪，故死。肾者主水，黑，水之色，脾负而肾气胜之，故有水气。色黄者，面黄也，其病在脾；脾病则生饮，故胸上有寒，寒，寒饮也。色白，亦面白也，亡血者，不华于色故白，血亡则阳不可更越。设微赤，而非火令之时，其为虚阳上泛无疑，故死；目正圆者，阴之绝也，痉为风强病，阴绝阳强，故不治。痛则血凝泣而不流，故色青，劳则伤肾，故色黑。《经》云：肾虚者，面如漆柴也，风为阳邪，故色赤，脾病则不运，故便难。色鲜明者，有留饮。经云：水病，人目下有卧蚕，面目鲜泽也。

目为五脏精华之所聚，神气之所生，正圆则目睛不转，而至于痉，是阴绝，产妇多痉，亦主阴也，今之正圆，阴绝无疑，故曰不治。案灵五色篇曰：青黑为痛，黄赤为风，余当参考。（日·丹波元简《金匮玉函要略辑义·卷一》）

【原文】

师曰：吸而微数[1]，其病在中焦，实也，当下之即愈，虚者不治。在上焦者，其吸促；在下焦者，其吸远[2]，此皆难治。呼吸动摇振振[3]者，不治。

【注释】

[1] 吸而微数：数，犹促也，句意指吸气短促不利。

[2] 吸远：指吸气深长困难。

[3] 振振：指病人呼吸困难，身体抖动的样子。

【何注及临床体会】

此条据呼吸的不同来判断疾病预后。吸气短促而次数增加，此为实邪壅阻中焦，气机上逆而出现气促，应当用泻下的方法，使邪去而气机通畅，则气息平；若疾病属虚，则为难治。病位在上焦，呼吸短促困难，为肺气吸入而气不至肺底，气入则出。病位在下焦，吸气深长，此为肾不纳气，均为难治疾病。呼吸出现全身振振动摇，例如，此次新冠肺炎危重状态，出现辅助呼吸（呻吟、鼻翼扇动、三凹征），发绀，间歇性呼吸暂停，均为危象，治疗较为困难。

【医家选注】

论曰：经谓不得卧而息有音者，是阳明内实，壅滞之逆也。起居如故而息有音者，乃肺之皮毛受邪而络脉逆也。不得卧，卧则喘者，是肺肾受邪，水气之客也。皆明邪实致喘，而未言虚，本论谓息摇肩者，心中坚，息引胸中上气者咳，是辨上焦之实。息张口短气之肺痿，是辨上焦之虚；息而微数，是辨中焦之实。更以上焦之虚而吸之促，下焦之虚而吸之迟，呼吸动摇振振者，为虚败之证。《金匮》有虚有实，当与《素问》《金匮》合参，临证则备。（清·沈明宗《张仲景金匮要略·卷一》）

吸何以微数？邪实中焦，则吸有碍，碍则不舒，故微数。虚者为气脱，故不治。在上焦其吸促者，吸呼出入五脏。上焦实，则吸气壅，不能骤下，故促也。在下焦其吸远者，下实上必虚，虚则气衰微，其行迟，故吸远也。呼吸上走息道，下走气街，在躯壳之内，脏腑之外。实者在胃，阻者何以在吸也？胃实者必热。上脘热，则上焦所出之气亦热；中脘热，则中焦所出之气亦热。吸引下火炎上，故不能骤下而壅也。难治者何也？胃之实，必自中焦始，自中而上至上焦，自中而下至下焦，则其实愈甚，故云难治也。何以知胃实必自中焦始？中焦治，则上下二焦皆治，中焦主也，故云实必自中焦始。呼吸动摇振振者，则三焦皆实，热气弥满，吸气随处为热所阻，故云难（不）治也。（清·邹汉璜《金匮要略解·脏腑经络先后病脉证第一》）

【原文】

问曰：阳病[1]十八，何谓也？师曰：头痛，项、腰、脊、臂、脚掣痛。阴病[2]十八，何谓也？师曰：咳、上气、喘、哕、咽[3]、肠鸣、胀满、心痛、拘急。五脏病各有十八，合为九十病。人又有六微[4]，微有十八病，合为一百八痛。五劳[5]、七伤[6]、六极[7]、妇人三十六病[8]不在其中。

【注释】

[1] 阳病：是指属外表经络的病证。

[2] 阴病：是指属内部脏腑的病证。

[3] 咽：指咽中哽塞。

[4] 六微：言六腑也。六淫之邪侵入六腑为病，较入五脏为轻，故名六微。

[5] 五劳：《素问·宣明五气》及《灵枢·九针》均以"久视伤血，久卧伤气，久坐伤肉，久立伤骨，久行伤筋"为五劳所伤。

[6] 七伤：《诸病源候论·虚劳候》指出七伤为大饱伤脾，大怒气逆伤肝，强力举重、久坐湿地伤肾，形寒寒饮伤肺，忧愁思虑伤心，风雨寒暑伤形，恐惧不节伤志。

[7] 六极：扬雄《方言》曰："极，疲也。"六极指六种虚损的病证。《诸病源候论·虚劳候》谓气极、血极、筋极、骨极、肌极、精极为六极。

[8] 妇人三十六病：《诸病源候论·带下三十六极候》指十二癥、九痛、七害、五伤、三痼。

【何注及临床体会】

此条论述疾病的分类，为辨病思想的重要体现。阳病十八种，为头痛，项、腰、脊、臂、脚掣痛，一病有三，故为阳病十八种；阴病十八种，咳、上气、喘、哕、咽、肠鸣、胀满、心痛、拘急，阴病有虚实之分，一病有二，故为十八种；五脏病各有十八种，故合为九十病。六微，六淫之邪侵入六腑为病，较入五脏为轻，故名六微。六微又有十八种，合为一百八病，由于五劳、七伤、六极和妇人三十六病不在其中。

【医家选注】

头痛也，项掣痛也，腰掣痛也，脊掣痛也，臂掣痛也，脚掣痛也，只六何以谓之十八？有伤卫者，有伤营者，有营卫两伤者，三六共十八也。阴病亦然。五脏病各有十八，合为九十，阴阳病共一百八十也。六微者，六淫之邪，中人而轻者也。十八者，算阳则不计阴，计阴则不算阳也。六淫各异，各有五脏，合阴阳计之，当得二百一十六，而只云十八者，邪重则从其所合入于五脏，邪轻则不入五脏也。邪未有所伤，则虽有六淫之异，而在头、在项、在腰、在脊，初未尝有异也，故只云十八。一百八病，皆外邪也。（清·邹汉璜《金匮要略解·脏腑经络先后病脉证第一》）

　　头项等皆在表，故为阳病。咳、上气等，皆属里，故为阴病。清邪居上，即雾伤于上也（雾性阴寒渗润，不似雨露暴注淋漓，故名清邪）。浊邪居下，即湿伤于下也。风为百病之长，故名大邪，风伤卫，故中表。寒气道紧，故名小邪，寒伤荣，故中里。谷饪邪从口入，即后湿伤脾胃也。五邪，即风、寒、雾、湿、热也。法者，条理也。度者，时候也。风为阳邪，故中于午前，以午前属阳也。寒为阴邪，故中于日暮，以日暮属阴也。风性鼓动，故令脉浮，寒性凝敛，故令脉急（脉急与脉数异，脉数者，以至数速疾而言，脉急者，寒邪鼓激，脉体劲直，切指按之，紧如弦者是也）。雾为清邪，濛濛渗溉，故伤上部，又伤皮腠。湿为浊邪，重滞浸灌，故伤下部，又流关节。循内者为经，浮外者为络。寒伤营，深中于里，则经脉凝涩，故伤经。热气浮外，又夏气在络，故伤络也。

　　按六微取之于合，胃合入于三里，大肠合入于巨虚、上廉，小肠合入于巨虚、下廉，三焦合入于委阳，膀胱合入于委中央，胆合入于阳陵泉。凡六合所病，皆属于微，微者，邪在六腑，而外合于经络，为病之轻微者也。五劳者，心劳神损，肺劳气损，脾劳食损，肝劳血损，肾劳精损也。七伤者，大饱伤脾，大怒气逆伤肝，强力举重、久坐湿地伤肾，形寒饮冷伤肺，忧愁思虑伤心，风雨寒暑伤形，大怒恐惧伤志也。六极者，肝伤筋极，心伤脉极，脾伤肉极，肺伤气极，肾伤骨极，脏腑气衰，视听已卸，为精极也。妇人三十六病，《千金方》载十二癥、九痛、七害、五伤、三痼不通是也。（清·李彣《金匮要略广注·卷上》）

【原文】

　　问曰：病有急当救里、救表者，何谓也？师曰：病，医下之，续得下利清谷[1]不止，身体疼痛者，急当救里，后身体疼痛，清便自调[2]者，急当救表也。

【注释】

[1] 下利清谷：指泄泻，泻下清稀，完谷不化。

[2] 清便自调：指大便已恢复正常。

【何注及临床体会】

此条论述表里同病的缓急治疗原则。一般表里同病，应当先救表再救里，以防邪气深入。但病有缓急之分，若里病较急，则宜先救里再救表。邪气在表，医用下法，出现下利清谷、身体疼痛，此时下利较急，应当救里；后出现身体疼痛，大便恢复正常，则宜救表。在"呕吐哕下利病脉证治第十七"中有"下利，腹胀满，身体疼痛者，先温其里，乃攻其表温里宜四逆汤，攻表宜桂枝汤"，此为先救里后救表也。

【医家选注】

此论表里邪正虚实，而救治之有先后也。夫邪之中人，唯借正气外应以扞御。如里之正气已虚，虽有切肤之邪，无能攻发也，故当急救其正气，而后治其邪焉。病医下之者，病邪在里下之，邪虽去而里气虚矣。续得者，重感异气也。下利清谷不止，身疼痛者，重伤于风也。风木之邪，贼伤中土，故下利清谷；风邪在表，故身疼痛也，是当先救其里。里气和而清便自调者，急当救表也。《伤寒论》中用四逆汤，温中以救里，复用桂枝汤救表以驱风。（清·张志聪《金匮要略注·卷一》）

此下两节，皆以治病缓急言之。治病大法，固当先表后里，如《伤寒论》太阳未罢，阳明化燥，先其表，后攻其里，此其常也。若夫太阳失表，一经误下，汗反入里，遂有水激中脘，直走小肠大肠。至于完谷不化者，此时水寒湿陷，中阳垂绝，危在须臾，虽有身痛当汗之太阳表证，正当置为后图，而急温其里。譬之侍疾之人，忽闻兴下失火，势必奄息往救彼其心，非不爱病者，有急于此者也。若内脏无

病，但有身疼痛之表证，则一汗可以立愈，不烦再计矣。（曹颖甫《金匮发微·脏腑经络先后病脉第一》）

【原文】

夫病痼疾[1]，加以卒病，当先治其卒病[2]，后乃治其痼疾也。

【注释】

[1] 痼疾：指难治的慢性久病。

[2] 卒病：指突然发生的新病。

【何注及临床体会】

此条论述新旧同病的先后治疗原则。慢性久病，突然急性发作或发新病，此时应以治疗急病为主，然后治疗慢性病。

【医家选注】

此有旧疾复感新邪，当分先后治也。痼者，邪气坚固难拔；卒者，邪气骤来而易去也。若病者，宿有痼疾而忽加卒病，务当先治卒病，不使邪气相并转增旧疾，但久病乃非朝夕可除，须当缓图，所以后乃治其痼疾也。（清·沈明宗《张仲景金匮要略·卷一》）

注曰：前乃骤病之先后，此则久病之先后也。卒者，偶也，故先之。痼者，坚固而难拔，故后之。（清·徐彬《金匮要略论注·张仲景金匮要略论注卷一》）

痉湿暍病脉证治第二

【原文】

太阳病，其证备，身体强，几几然[1]，脉反沉迟，此为痉，栝楼桂枝汤主之。

栝楼桂枝汤方

栝楼根二两　桂枝三两　芍药三两　甘草二两　生姜三两　大枣十二枚

上六味，以水九升，煮取三升，分温三服，取微汗。汗不出，食顷[2]，啜热粥发之。

【注释】

[1]几几然：小鸟羽毛未盛，伸颈欲飞复不能飞的样子。此指患者身体强直，不能俯仰转侧自如；或紧巴巴、僵硬的意思。

[2]食顷：一顿饭时间。

【何注及临床体会】

太阳之为病，脉浮，头项强痛而恶寒。其证备，此条文要符合太阳病恶寒、头项强痛的证。身体强为身体僵硬，几几然引申为小鸟翅膀舒展不开，形容人体僵硬。痉者，病在筋脉，由于津液亏损，不能濡养筋脉而致。"病者身热足寒，颈项强急，恶寒，时头热，面赤目赤，独头动摇，卒口噤，背反张者，痉病也。""痉为病，胸满口噤，卧不着席，脚挛急，必齘齿。"本条文中痉为柔痉；柔痉者，头项强痛，发热汗出不恶寒，脉浮。笔者认为栝楼桂枝汤辨病：痉病。栝楼桂枝汤方证：全身肌肉酸痛僵硬，局部有汗，怕风畏寒，口干口渴，脉沉迟。栝楼桂枝汤的主证：全身肌肉酸痛僵硬，有汗，畏寒。

表2-1　栝楼桂枝汤的"辨病-方证-主证"

辨病	方证	主证
痉病	全身肌肉酸痛僵硬，局部有汗，怕风畏寒，口干口渴，脉沉迟	全身肌肉酸痛僵硬，有汗，畏寒

栝楼根在《神农本草经》中记载为"味苦寒。主消渴，身热，烦满，大热，补虚安中，续绝伤"。在此方中，栝楼根主消渴生津液，故本方中见口渴证，另项背津液得复，则痉止。本方中的芍药、甘草在《伤寒论》芍药甘草汤中治疗脚挛急。芍药在《神农本草经》中主邪气腹痛，除血痹，止痛，利小便，益气，本方中芍药止痛缓筋急。

【医家选注】

谓太阳病，其证备，是何证之备也？大抵太阳经脉，自足上行，循背至头项，此是其所过之部，而为之状者，皆是其证也。考之《伤寒论》，有谓太阳病：项背强几几然，反汗出恶风者，桂枝加葛根汤主之。亦是其一也，正与此同，而少异者：彼以汗出恶风，其脉必浮，此言脉沉迟，必汗不出，不出则亦不恶风，故不加葛根而加栝楼根，俱是益津和血养筋之剂。彼之几几然，项背强，虽未至于痉，然经脉已拘急，不利于运动，故用葛根之甘行阳，从表分卫中以生津液，和其经脉。沉迟，汗必不出，不出则亦不恶风，则是病在表之荣血分，荣血阴也，其体沉，其行迟，所以脉应其象，外息于寸口，内不养于筋经，故痉强之病作焉。所以栝楼根味苦入阴，用以生荣血，益阴分津液，养其筋经者为君，桂枝之辛以散，芍药之酸以收，一阴一阳，在里在表者为臣，甘草、姜、枣合辛甘之味，行脾之津液，而和荣卫者为使，立方之旨，其在斯欤。（清·周扬俊《金匮玉函经二注·卷二》）

此由太阳风伤卫之致变也。其证备，则发热项强，头痛汗出无论矣。独至于身体强，几几然，是太阳一经之风热未解，复夹湿邪，三气交蒸，劫液耗气，故主桂枝解肌，而率以栝楼根涤热生阴，使周身之筋血得润，而三气自解矣。脉沉迟，痉病之脉象也。几几，如雏鸟求食，翁翁动翮之状，此痉病筋络拘挛之证象也。（清·朱光被《金匮要略正义·卷上》）

【原文】

太阳病，无汗而小便反少，气上冲胸，口噤[1]不得语，欲作刚痉[2]，葛根汤主之。

葛根汤方

葛根四两　麻黄三两，去节　桂枝二两，去皮　芍药二两　甘草二两，炙　生姜三两　大枣十二枚

上七味，咬咀，以水七升，先煮麻黄、葛根，减二升，去沫，内诸药，煮取三升，去滓，温服一升，覆取微似汗，不须啜粥，余如桂枝法将息[3]及禁忌。

【注释】

[1] 口噤：牙关紧闭。

[2] 刚痉：头项强痛，发热无汗，恶寒，脉浮。

[3] 将息：养息、调养，是服药后护理之法。

【何注及临床体会】

第一，此方符合太阳病的提纲，无汗而小便反少，即汗出少或者无，小便亦少。气上冲胸，即腹中气上冲至胸中；口噤不得语即牙关紧闭，肌肉僵硬不能说话。葛根汤在《伤寒论》中条文为："太阳病，项背强几几，无汗恶风，葛根汤主之。"用以治疗伤寒表实证，今人多用于治疗颈椎病。此方亦可用以治疗刚痉。笔者认为葛根汤辨病为太阳病（多有颈椎病）或刚痉，或感冒，葛根汤的方证：项背发紧，恶风恶寒，局部无汗，或触诊局部发凉，或胃脘部憋闷，喜用手按揉，有气上冲，或风寒感冒，脉弦紧。葛根汤的主证：项背发紧，恶风寒，局部无汗或少汗；或胃脘部憋闷，喜用手按揉，有气上冲。

表2-2　葛根汤的"辨病–方证–主证"

辨病	方证	主证
太阳病（多有颈椎病）或刚痉，或感冒	项背发紧，恶风恶寒，局部无汗，或触诊局部发凉，或胃脘部憋闷，喜用手按揉，有气上冲，或风寒感冒，脉弦紧	项背发紧，恶风寒，局部无汗或少汗；或胃脘部憋闷，喜用手按揉，有气上冲

第二，临床经验中笔者以为葛根剂量应大，原方四两，汉代一两等于13.8g，临床用量应在55g以上，笔者常用60～120g。葛根在临床用药上有两种，一为柴葛，一为粉葛。现代医者认为汉代葛根为粉葛，《本草经集注》中对于葛根的记载有"即今之葛根，人皆蒸食之"。由此观之，葛根为淀粉量多之粉葛。《神农本草经》载葛根主"消渴，身大热，呕吐，诸痹，起阴气，解诸毒"。此方中葛根主消渴、身大热，用以生津除热。

《临证指南医案》中叶天士总结"柴胡劫肝阴，葛根竭胃汁"。笔者以为竭胃汁者当属柴葛也，柴葛多纤维成分，生津作用较粉葛弱。

第三，麻黄主"中风伤寒头痛温疟，发表，出汗，去邪气热，止咳逆上气，除寒热"。此方中麻黄应先煎去沫，陶弘景认为麻黄"先煮一二沸，去上沫，沫令人烦"。

【医家选注】

无汗则小便应多，无汗而小便反少，是水道为寒湿所闭，不通调也。气上冲胸者，湿伤于下，从下而上，故上冲也。口噤不得语者，湿气从下而上，压阳明夹口之脉也。

寒湿实于表，故用葛根、麻黄之轻者以去之。桂枝、芍药、甘草、生姜、大枣所以和营卫也，营卫和，则营气复而邪不能留矣。（清·邹汉璜《金匮要略解·痉湿暍脉证第二》）

太阳病，头项强痛、发热恶寒等症悉备，表实既已，无汗而邪气不得外达，小便反少，邪气又不得下行，正不胜邪，其气遂逆上而冲胸，口噤不得语，面赤头摇，项背强直，势所以必至，此欲作刚痉，以葛根汤主之。

此一节为刚痉之将成未成者，出其方也，究为太阳之治法，非痉证之正治法。（清·唐宗海《金匮要略浅注补正·卷一》）

【原文】

痉为病，胸满口噤，卧不着席[1]，脚挛急，必齘齿[2]，可与大承气汤。

大承气汤方

大黄四两，酒洗　厚朴半斤，炙，去皮　枳实五枚，炙　芒硝三合

上四味，以水一斗，先煮二物；取五升，去滓，内大黄，煮取二升；去滓，内芒硝，更上火微一二沸，分温再服，得下止服。

【注释】

[1] 卧不着席：手足向后伸仰，卧时腰背不能着席，角弓反张之意。

[2] 齘齿：上下牙齿相摩，切磋有声。

【何注及临床体会】

此条文写痉之为病，出现胸满腹胀、牙关紧闭、角弓反张、肌肉拘挛的临床表现，是由于邪热入里，里热壅盛，消耗津液，筋脉不得濡养而致，此时宜急下存阴以治痉。此外，《伤寒论》中有"阳明之为病，胃家实是也"。大承气汤用以治疗阳明腑实证，阳明病的主方亦可为小承气汤和调胃承气汤。笔者认为大承气汤方证为：大便干或大便数日一行，或热结旁流，胸满口噤，卧不着席，齘齿，腹满，手足微微汗出。

大承气汤中大黄酒洗入血分，清血分热。《神农本草经》中大黄"主下瘀血，血痹，寒热，破癥瘕积聚，留饮，宿食，荡涤肠胃，推陈致新，通利水谷，调中化食，安和五脏"。此方大黄荡涤肠胃，推陈致新，泄里热。枳实四枚，今用枳壳，以《神农本草经》中有云："六朝以前，医方，唯有枳实，无枳壳，后人用枳之嫩者为枳实，大者为枳

壳。"且原文枳实五枚，据考证汉代枳实 1 枚约 14.4g，今之枳实为未成熟幼果，重量为 0.8 ～ 1g，今之枳壳为近成熟果实去瓤，重量接近于汉代 14.4g，故临床用为枳壳。芒硝主"五脏积热，胃张闭，涤去蓄结饮食，推陈致新，除邪气。炼之如膏，久服轻身"。此方中芒硝除积热，推陈致新。临床中芒硝后下，入汤药难化，易致咽喉不适。笔者观原文，内芒硝，更上火一二沸，故告诫患者后下芒硝于火上煮沸融化服用，疗效较佳。

【医家选注】

此痉病之属阳明瘀热者。阳明之筋起于足，结于跗；其直者上结于髀。阳明之脉，入齿中，夹口环唇；其支者，循喉咙，入缺盆下膈，故为是诸证。然无燥实见证，自宜涤热而勿荡实，乃不用调胃而用大承气者，岂病深热极，非此不能治欤。然曰可与，则犹有斟酌之意，用者慎之。（清·尤在泾《金匮要略心典·卷上》）

胸满，与气上冲胸同理。呼吸困难而不匀，可望而知也。卧不著席，反张甚也。龂者，上下齿紧切作声，龂齿者，口噤甚也。云可与者，明大承气汤非治痉之主方，为其燥实而用之耳，脑脊髓膜炎之实证，有一下而愈者。（陆渊雷《金匮要略今释·卷一》）

【原文】

湿家身烦疼，可与麻黄加术汤发其汗为宜，慎不可以火攻[1]之。

麻黄加术汤方

麻黄三两，去节　桂枝二两，去皮　甘草二两，炙　杏仁七十个，去皮尖　白术四两

上五味，以水九升，先煮麻黄，减二升，去上沫，内诸药，煮取二升半，去滓，温服八合，覆取微似汗。

【注释】

[1] 火攻：烧针、艾灸、熨、熏一类外治法。

【何注及临床体会】

湿家者，内在脏腑虚羸抗邪无力，故在表之湿邪长驱直入而内传于里，表里均受浸渍而内外合湿。身烦疼，一身疼痛。慎不可以火攻之，以火攻之乃为迫汗外出，寒湿痹阻于表里，尚未出现发黄，用于湿家之病，易引起发黄、惊、衄之变。麻黄加术汤为麻黄汤加白术也，今人可用苍术或生白术，笔者多用苍术，以《本草经集注》陶弘景有云："生郑山山谷、汉中、南郑。郑山，即南郑也。今处处有。以蒋山、白山、茅山者为胜。"茅山、白山产苍术者为多。另越婢加术汤与肾着汤（甘草干姜茯苓白术汤）均可用于治疗水湿为病，且多用苍术。麻黄加术汤的方证为：身体疼痛，无汗或少汗，恶风畏寒，或有喘，阴雨天加重。苍术善用于外湿，生白术运利内湿。《神农本草经》中关于术的记载为"主风寒湿痹死肌，痉疸，止汗，除热，消食，作煎耳"。湿家以内外均受湿邪，麻黄加术汤发汗而驱内外合湿。原方麻黄多为生麻黄，炙麻黄发汗力弱，而治喘作用较佳，笔者生麻黄用量多从 10g 开始，逐渐加量。因麻黄有兴奋交感神经的作用，多用可出现麻黄碱中毒症状，慎不可初始大剂量应用。

【医家选注】

身烦疼，湿淫于外也。故可汗而泄。若以火攻之，则湿热相搏，血气流溢，迫而为衄，郁而为黄，非其治法。白术逐皮间风水结肿，加于麻黄汤中，为风能胜湿之剂。（清·程林《金匮要略直解·卷上》）

身烦疼，湿邪在表也，麻黄汤。恐汗大出，风气去，湿气在，故加白术以缓中而燥湿，欲其一发一补，所谓微微似欲汗出者，风湿俱去之意也。（清·茅仲盈《感证集腋·感证集腋卷之一》）

【原文】

病者一身尽疼，发热，日晡所[1]剧者，名风湿。此病伤于汗出当风，或久伤取冷所致也。可与麻黄杏仁薏苡甘草汤。

麻黄杏仁薏苡甘草汤方

麻黄去节，半两，汤泡　甘草一两，炙　薏苡仁半两　杏仁十个，去皮尖，炒

上锉麻豆大，每服四钱匕，水盏半，煮八分，去滓，温服。有微汗，避风。

【注释】

［1］日晡所：申时，下午3～5点，有认为是傍晚左右。

【何注及临床体会】

风湿为病，一身尽疼痛，发热，下午时加重。仲景时期认为风湿为外感邪气与内伤共同致病，先为平素体质易汗出或久病之人，后汗出时受风或者久病之人受冷出现风湿。笔者以为麻杏薏甘汤为肩周炎专方之一，肩部组织受损出现疼痛，在受风受冷时加重。笔者认为，麻杏薏甘汤方证为：（肩部）关节活动受限，局部怕风怕冷。

煎服法中，原书中为"剉"，同"锉"，《康熙字典》中为折断、切断之意。麻豆据考证为大麻子（火麻仁），大小如绿豆或黄豆大，千粒重量为13.6～49.9g不等。考证汉代一钱匕金石类约为2.74g，草木类药末约1g。此为麻黄类方，以微汗出为宜。薏苡仁为气分湿邪之要药，《神农本草经》中说其"主筋急，拘挛不可屈伸，风湿痹，下气"。此方中薏苡仁主风湿痹，用以治疗风湿为病。杏仁利气机，《神农本草经》云："主咳逆上气，雷鸣，喉痹下气，产乳，金创，寒心，奔豚。"风湿者，因湿邪易滞气机，故杏仁利气机以防郁滞。

【医家选注】

一身尽疼，为寒湿凝互肌理，血络阻滞作痛，若阴疽然，前文已详言之。发热者，寒湿外闭，血分之热度，以阻阨而增剧也。日晡所为地中蒸气上腾之时，属太阴湿土，故阳明病欲解时，从申至戌上。所以解于申至戌上者，为热盛大之证，当遇阳衰退阴盛而差也。明乎此，可知申至戌上为太阴主气，湿与湿相感受，故风湿之证，常当日晡所剧，究病之所由成，则或由汗出当风，或由久伤取冷。《内经》

云：形寒饮冷则伤肺，肺主皮毛，务令湿邪和表热，由皮毛一溲而尽，其病当愈。师所以用麻黄汤桂枝加薏苡者，则以薏苡能去湿故也。（曹颖甫《金匮发微·痉湿暍脉证第二》）

此亦散寒除湿之法。日晡所剧，不必泥定肺与阳明，但以湿无来去，而风有休作，故曰此名风湿。然虽言风而寒亦在其中，观下文云"汗出当风"，又曰"久伤取冷"，意可知矣。盖痉病非风不成，湿痹无寒不作，故以麻黄散寒，薏苡除湿，杏仁利气，助通泄之用，甘草补中，予胜湿之权也。（清·尤在泾《金匮要略心典·卷上》）

【原文】

风湿，脉浮，身重，汗出，恶风者，防己黄芪汤主之。

防己黄芪汤方

防己一两　甘草半两，炒　白术七钱半　黄芪一两一分，去芦

上锉麻豆大，每抄五钱匕，生姜四片，大枣一枚，水盏半，煎八分，去滓，温服，良久再服。喘者，加麻黄半两；胃中不和者，加芍药三分；气上冲者，加桂枝三分；下有陈寒[1]者，加细辛三分。服后当如虫行皮中[2]，从腰以下如冰，后坐被上，又以一被绕腰以下，温令微汗，瘥[3]。

【注释】

[1] 下有陈寒：患者下焦有寒已久。

[2] 虫行皮中：患者服药后皮肤出现如虫爬一样的痒感。

[3] 瘥：病愈。

【何注及临床体会】

风湿为病，表现各异，偏风重者，脉浮汗出而恶风。恶为讨厌的意思，受风即表现出烦躁等，方用防己黄芪汤；偏湿重者，一身尽疼痛，身重，方用麻杏薏甘汤。笔者认为防己黄芪汤的方证为：身体沉重，汗出，怕风，阴雨天加重。此方中加生姜、大枣，旨在顾护脾胃，由此推断此条文中病人有脾胃被伤症状。临床应用中应注意古方加减。

喘者，加麻黄半两，炙麻黄治疗喘效果较佳；现代药理研究麻黄中麻黄碱对于平喘效果较好，西医临床中常用麻黄碱治喘。胃中不和者，加芍药三分；从芍药甘草汤、小建中汤、当归芍药散等推断，可知芍药在缓急止痛上具有较好的缓筋急止疼痛的效果。《神农本草经》中芍药"主邪气腹痛，止痛，利小便，益气"。现代药理研究通过缓解平滑肌痉挛达到止痛解筋急，此胃中不和当为胃痛或腹痛。气上冲者，加桂枝三分；由奔豚气桂枝加桂汤可知，此气上冲为阳气不振表现。下有陈寒者，加细辛三分；下有陈寒，由当归四逆汤推测为经络中寒，用细辛散经络中寒。药后反应虫行皮中，以当汗出而汗出不彻。防己，《本草经集注》记载其"主治风寒，湿疟，热气，诸痫，除邪，利大小便。治水肿，风肿，去膀胱热，伤寒，寒热邪气，中风手脚挛急，止泻，散痈肿，恶结"。防己散风湿、去风肿，以风性壅滞而肿。黄芪主大风、补虚，风性开泄、耗气伤津，黄芪补已伤之气。防己黄芪汤使风湿去而不伤正气也。

【医家选注】

寒湿则脉沉细，风湿则脉浮。身重而不疼痛者，风湿微也。风伤于卫，则腠理开，开则汗出恶风。防己黄芪汤主之。防己疗风肿水肿，故以为君；白术治皮间风水结肿，故以为臣；生姜主逐风湿，故以为佐，三味去风行湿药也。风湿去则荣卫虚，黄芪、大枣、甘草为使，用以养正除邪，调和荣卫，为治风湿之缓剂。风湿胜于上则喘，加麻黄以定喘。风湿胜于中则胃不和，加芍药以缓中。风湿胜于下则气上冲，加桂枝以伐肾邪。下有陈寒，留而不散，再加细辛以温中利水。如虫行皮中者，风湿行也。腰以下如冰，指下有陈寒而言。故令重被围绕于腰间，覆令微汗出也。（清·程林《金匮要略直解》）

脉浮者，风也，身重者，湿也。湿胜则多汗，风伤卫，表虚则亦汗出恶风也。

《内经》云：邪之所凑，其气必虚。汗出恶风者，表虚也。黄芪实表以固卫气，卫气实则风湿无所容而自散矣。风湿从皮毛而入肌肉，白术入脾、胃二经，能壮肌肉而燥湿，与黄芪同为无汗则发、有汗则止之剂。甘草助脾土而制湿，防己入膀胱经以利水，为治风水要药（一云行十二经，分木、汉二种，木防己治风，汉防己治水）。加姜枣，行津液而和荣卫也，风壅于肺则喘，加麻黄以通肺壅。芍药入脾经，能于土中泻木，故胃不和者加之。气上冲者，欲作奔豚也，桂枝泄奔豚，故加之。细辛味辛气温，能散水气以去内寒，故下有陈寒加之。如虫行皮中者，药气行而风湿散也。腰下如冰者，湿性阴寒从下部渗去也，故令重被绕腰，温令微汗以发之。（清·李彣《金匮要略广注·卷上》）

【原文】

伤寒八九日，风湿相搏，身体疼烦，不能自转侧，不呕不渴，脉浮虚而涩者，桂枝附子汤主之。若大便坚，小便自利者，去桂加白术汤主之。

桂枝附子汤方

桂枝四两，去皮　生姜三两，切　附子三枚，炮，去皮，破八片　甘草二两，炙　大枣十二枚，擘

上五味，以水六升，煮取二升，去滓，分温三服。

白术附子汤方

白术二两　附子一枚半，炮，去皮　甘草一两，炙　生姜一两半，切大枣六枚

上五味，以水三升，煮取水一升，去滓，分温三服。一服觉身痹[1]，半日许再服，三服都尽，其人如冒状[2]，勿怪，即是术附并走皮中逐水气，未得除故耳。

《近效方》术附子汤

治风虚头重眩，苦极，不知食味，暖肌补中，益精气。

白术二两　附子一枚半，炮，去皮　甘草一两，炙

上三味，锉，每五钱匕，姜五片，枣一枚，水盏半，煎七分，

去滓，温服。

风湿相搏，骨节疼烦，掣痛不得屈伸，近[3]之则痛剧，汗出短气，小便不利，恶风不欲去衣[4]，或身微肿者，甘草附子汤主之。

甘草附子汤方

甘草二两，炙　附子二枚，炮，去皮　白术二两　桂枝四两，去皮

上四味，以水六升，煮取三升，去滓，温服一升，日三服。初服得微汗则解，能食，汗出复烦者，服五合，恐一升多者，服六七合为妙。

【注释】

[1]身瞤：身体麻木。

[2]冒状：瞑眩，头晕眼花。冒，《说文解字》云冢而前也。冢，覆也。

[3]近：动词，按、触。

[4]去衣：脱衣服或减少衣服。

【何注及临床体会】

伤寒八九日，即伤寒病八九日，此时正气虚而邪气亦不盛，风湿与此二者搏结，出现身体烦疼，不能够活动，阳气大伤无力转动，又风湿耗阴津，无以荣养，故出现身体烦疼；不呕不渴，里阳尚未被伤或伤里阳不重；脉浮虚而涩者，脉浮虚主表，涩主阳气伤，以桂枝汤去芍药加附子通阳助阳，恢复在表阳气以助抗邪。附子为仲景回阳救逆之要药，《神农本草经》云："附子主治风寒咳逆，邪气，温中，金创，破癥坚积聚，血瘕，寒湿踒躄，拘挛，膝痛不能行步。"桂枝附子汤温中回阳。坚者，说文解字为"刚也"，大便坚硬燥结之意。小便自利，此虽阳气虚，然津液未伤，故小便自利。以生白术运利，助肠腑通畅而大便得出。白术附子汤煎服法中身瞤为药后出现身体麻木，一日后出现眩瞑，仲景认为是皮肤中有水气未尽。《近效方》中，以术附子汤治风虚头重眩，不知食味，暖肌补中，益精气。甘草附子汤为骨

节疼烦，关节、筋骨出现疼痛，牵扯痛不能屈伸，汗出短气、小便不利、恶风不欲去衣；此为风湿夹寒，湿性泛溢则出现水肿，此寒重于风湿。王晋三《古方选注》谓："桂枝附子汤治风胜于湿，白术附子汤治湿胜于风，甘草附子汤治风湿俱胜。"

笔者认为，桂枝附子汤方证为：身体肌肉疼痛（酸重疼痛），局部怕风（恶风）、怕冷，阴雨天加重，严重者不能转侧，不呕，不渴，便溏，脉浮虚而涩。兼见大便干则用白术附子汤。白术附子汤方证为：身体疼烦，肌肉痛，恶风，恶寒，大便干；或头晕、头重、纳差，全身畏寒或肢冷，以胃部为甚，胃部喜按，大便溏，精神差。甘草附子汤方证为：骨节疼烦（剧），掣痛（拉扯痛）不可屈伸，近之则痛剧，恶风，恶寒，汗出短气，尿少。三方之间的比较如下表（表2-3）。

表2-3　桂枝附子汤、白术附子汤、甘草附子汤的比较

方剂名	药物组成	病机	病位及特点
桂枝附子汤	桂枝、附子、炙甘草、生姜、大枣	此阳虚袭受风湿	全身肌肉酸疼
白术附子汤	白术、附子、炙甘草、生姜、大枣	此阳虚脾气不化，致身重湿着肉分	肌肉疼痛，大便干
甘草附子汤	炙甘草、附子、白术、桂枝	此风湿搏聚，骨节疼烦掣痛	关节疼痛

【医家选注】

按是症亦出《伤寒论》。其注曰：伤寒与中风，至八九日，邪气多在里，必不苦疼痛，今日数多，复身体疼烦不能自转侧者，风湿相搏也。烦者风也，身疼不能自转侧者湿也。脉浮虚为风，涩为寒湿也。不渴不呕，里无邪也，风湿俱在经也，与桂枝附子汤。以桂枝散表之风，附子逐经中之湿，小便利、大便坚，为津液之不足。桂枝发汗，走津液，故去之而加白术。虽然，自病而察药，自药而察病，因知身之不能自转侧者，非唯湿邪所致也。亦为阳气不充，筋脉无养，故动之不能也。欲去阳气不充之湿者，必以辛热气味之药，则可补其阳而

逐其湿，与治伤寒同法。是症之用附子者殆此欤？于是虽大便坚而不为微结者亦用之，如后条身疼不能屈伸，用附子甘草汤治者，亦此意。不然身疼脉浮，为病在经；又不言其有汗，必取汗而解。乃云其服药如猬者，得非阳虚不胜夫邪药之相逐而然欤？伤寒至八九日，亦云久矣；既不传经，复不入腑者，因风湿持之也。所显外症烦疼者，风；不能转侧者，湿也。不呕不渴者，无里症也。其脉浮虚而涩，正与相应。然后知风湿之邪在肌肉，而不在筋节，故以桂枝表之。不发热为阳气素虚，故以附子逐湿，两相绾合，自不能留矣。然在经曰，伤于湿者，必小便不利，大便反快。今其人与此相反者，知膀胱之气化无伤，而胃腑之津液已耗也，又安取于桂枝之散布乎？加白术者，所以安胃也，然白术性燥，仲景何以复燥其结耶？殊不知内已结者，邪入必易，况外无热症，必湿多风少可知矣！设湿气内入，将有初硬后溏之虑，故用术草以和中气，仍姜附以驱外邪，略转易间，便是因人而施之大道也。然则人病何常，精神不等，仲景又何能逐一以相告耶？此亦出《伤寒论》。其注曰：风则伤卫，湿流关节，风湿相搏，而邪乱经；故骨节疼烦掣痛，不得屈伸，近之则痛剧也。风胜则卫气不固，汗出短气，恶风不欲去衣为在表；湿胜则水气不行，小便不利，或身微肿，为湿外薄也，此汤散湿温经固卫，观夫此方与前意同。但此不用姜枣，为汗出更不发之，白术以去湿取汗，益短气也。此条方是风行于皮毛关节之间，湿流于腠理筋骨之际，阻遏正气，不令宣通，遂致痛不可近，不得屈伸，此其征也。汗出短气，恶风不欲去衣，邪风袭入而中，卫之正气俱虚也。小便不利，身微肿者，中外为湿所持，而膀胱之化不行也。安得不以甘术和中，桂附去邪耶？然此症较前条更重，且里已受伤，曷为反减去附子耶？前条风湿尚在外，在外者利其速去；此条风湿半入里，入里者妙在缓攻。仲景正恐附子多则性猛且急，骨节之窍未必骤开，风湿之邪岂能托出，徒使汗大出而邪不尽尔！君甘草者，欲其缓也，和中之力短，恋药之用长也。此仲景所以前条用附子三枚者，分三服，此条只二枚者，初服五合，恐一升为多，

宜服六七合，全是不欲尽剂之意，学者于仲景书有未解，即于本文中求之，自得矣。（清·周扬俊《金匮玉函经二注·卷二》）

伤寒八九日，邪当解矣。而不解者，以表阳自虚，而为风湿相持故也。身体疼烦，不能转侧，正是风为湿搏之征。但湿邪犯胃必呕，湿阻大肠必渴，今不呕不渴，则邪不在肠胃而在肌肉腠理之间，故脉浮虚而涩，浮为风，虚涩为湿滞，是唯辛温达表之品，以行阳散邪，而后痹着得解。故用桂枝、附子温行表里之风湿，佐以生姜、甘、枣以助和中达外之势，通体之风湿俱解矣。若大便坚，小便自利，而见身重烦疼之证，是病又不系风邪，而只是皮中之水寒湿气为痹，故即去桂加白术，专温通三焦，令水湿即在皮中而散。如冒状者，正气鼓动，水气亦随而动，正邪相搏，未得遽胜之象，所谓与术附并走也。

犹是阳虚也，此条较前条为更剧。前条表阳虚，故加生姜，以行在表之痹着。此条里气更虚，故去姜枣加白术，以行在里之痹着。盖汗出为表虚，短气为里虚。恶风为表虚，不欲去衣为里虚，而且湿阻太阳，小便不利，风郁皮毛，身体微肿，故以术、附、甘大健中阳，以去湿为主，而以桂枝和解在表之风痹，使中外邪解而真气辑宁矣。（清·朱光被《金匮要略正义·卷上》）

【原文】

太阳中热者，暍[1]是也。汗出恶寒，身热而渴，白虎加人参汤主之。

白虎加人参汤方

知母六两　石膏一斤，碎　甘草二两　粳米六合　人参三两

上五味，以水一斗，煮米熟汤成，去滓，温服一升，日三服。

【注释】

[1] 暍：伤暑。

【何注及临床体会】

此为伤暑，暑淫耗气伤阴津，气津两伤则可用白虎加人参汤。暍

为伤暑，为太阳热邪直中，表现为汗出恶寒、身热而渴，是由于耗气伤津所致。白虎加人参汤在《伤寒论》第26条中："服桂枝汤，大汗出后，大烦渴不解，脉洪大者，白虎加人参汤主之。"笔者认为，白虎加人参汤方证为：大渴，欲饮水数升，口干舌燥，心烦。

在方剂学中，白虎汤证为"大热、大渴、汗大出、脉洪大"。然《伤寒论》与《金匮要略》条文中白虎加人参汤为此四大证。白虎加人参汤中石膏用量较大，且为生石膏；张锡纯《医学衷中参西录》中有石膏解，生石膏为清阳明胃腑实热之圣药，用量可大，以清七分实热。《神农本草经》中石膏"主中风寒热，心下逆气惊喘，口干，苦焦，不能息，腹中坚痛"。此为生石膏，煅石膏收敛生肌，多外用。知母除烦止渴生津，《神农本草经》中知母"主消渴热中，除邪气，肢体浮肿，下水，补不足，益气"。此方中暑热耗气伤津，以知母清热除烦养阴。粳米六合，配合石膏应用，可使石膏清热力度更佳；现代药理中粳米可提高石膏在汤药中的溶解度。古时人参补气生津，出现气津两伤故用人参。

【医家选注】

此条乃申明治太阳中暍之法也。太阳中暍，厉叙其脉证及误治之禁，至是方明示其治法。而补出"汗出"二字，正见三夏炎蒸，腠理疏泄，邪易得入，汗易得出，或为暍气所伤。或为寒湿所郁，俱于治暍之中，必宣散其表邪，补益其中气，而后可言治暍也。仲景主之以白虎加人参汤，以知母之苦寒清内热，以石膏之辛凉散郁热，以甘草、粳米、人参补虚益气，除寒湿而拒暑暍，使热消而不致于寒其里，寒湿去而不致于虚其表，一了百当之治法也。亦如伤寒太阳经中内热之证，以辛凉之剂为解散之治也。更有暍气微而寒湿盛，中阳虚而脉微弱者，请再续明之。（清·魏荔彤《金匮要略方论本义·卷上》）

蒸热谓之暑，伤暑谓之暍。汗出恶寒者，太阳表不固也；身热者，暑邪伤阳也；渴者，亡津液而内燥也。然渴为内证，太阳主表而有渴，何也？炎暑之时，阳浮外越，人之津液本少，渴为常事，况更汗出而

重亡津液乎？且太阳温病已有渴，又况暍乎？（明·方有执《伤寒论条辨·卷之七》）

【原文】

太阳中暍[1]，身热疼重而脉微弱，此以夏月伤冷水，水行皮中所致也，一物瓜蒂汤主之。

一物瓜蒂汤方

瓜蒂二七个

上锉，以水一升，煮取五合，去滓，顿服。

【注释】

[1] 中暍：中暑。

【何注及临床体会】

此条文解释何为太阳中暍，症状表现为身热疼重，脉微弱。由上文太阳中热可知，此为阴证，阴暑中较为病重者。以汉代当时的条件，仲景以为是由于夏月过用凉水，寒冷之水郁遏皮肤腠理而热不得出所致，热在里急则可用吐法，故以瓜蒂二七个煮水催吐，使邪有出路。现代药理研究瓜蒂主要成分为甜瓜素，刺激胃黏膜感觉神经，反射性兴奋呕吐中枢，引起呕吐。

【医家选注】

注曰：此亦静而中暑之类。但前乃阴寒之气，身受口吸，遏暑在络，为伤无形之气，故脉弦细芤迟。若此之身热疼重，同而脉微弱，则中气尤伤矣。然中气伤，何缘疼重，故推其致此之由，为夏月伤冷水，水行皮中，乃伤内而脉微，伤外而身热疼重也。水为有形之物，故以瓜蒂汤吐之，谓水去而内气复，则外暑解也。然此条伤有形之水，去其有形而不另图治，则知首条伤无形之气，但当调补其无形而兼表散，不必深治可知，所以不立方欤。（清·徐彬《金匮要略论注·张仲景金匮要略论注卷二》）

暑者，夏令炎热之气也。有伏病，有正病，有变病。何谓伏病？

经云：凡病伤寒而成热者，先夏至为病温，后夏至为病暑，是病伏于冬时，愈郁而愈热，与温病同例也。何谓正病？经云：热气大来，火之胜也。又云：火热受邪，心病生焉。言夏时酷暑炎热，人感之而为暑病，病在心也。白虎加人参汤，是其正治欤？何谓变病？元人谓静而得之为中暑，处于高厦凉室，畏热贪凉而成病，其恶寒与伤寒同，而发热较重以别之、心烦以别之、脉虚以别之，此病在人事，不在天时，故谓之变也。然而更有深义焉！暑必夹湿，是暑阳而湿阴也，夏月伏阴在内，是暑热而阴寒也，读者当得其言外之旨。（清·陈修园《金匮要略浅注·卷一》）

百合狐惑阴阳毒病脉证治第三

【原文】

百合病发汗后者，百合知母汤主之。

百合知母汤方

百合七枚，擘　知母三两，切

上先以水洗百合，渍一宿，当白沫出，去其水，更以泉水二升，煎取一升，去滓；别以泉水二升煎知母，取一升，去滓，后合和煎，取一升五合，分温再服[1]。

【注释】

[1] 分温再服：《备急千金要方》中"服"后有"不差，更依法合服"。

【何注及临床体会】

此为百合病汗、吐、下变病中"汗法"的坏证，此时津液已伤，虚热而致口渴心烦，方用百合知母汤。百合病原文解释为："百合病者，百脉一宗，悉致其病也。意欲食复不能食，尝默默，欲卧不能卧，欲行不能行，饮食或有美时，或有不欲闻食臭时，如寒无寒，如热无热，口苦，小便赤，诸药不能治，得药则剧吐利，如有神灵者，身形如和，其脉微数。"前为致病原因，后为临床表现。百脉一宗，悉归于心肺，《黄帝内经》有云："夫肺朝百脉。宗脉者，百脉一宗，肺所主也。"临床症状中神志表现较为突出，此为心神所伤致病，古人认为是由于伤寒虚劳，大病久病之后不能平复所致，哪个脏腑虚弱，则此脏腑症状表现明显。

煎服法中百合水洗，渍一宿，所以古人用生百合。现代药理研究百合有小毒，浸渍法对于残留在百合中的二氧化硫有一定脱除作用。《神农本草经·卷二·中经》记载："百合主邪气腹胀，心痛，利大小便，补中益气，除浮肿胪胀，痞满寒热，遍身疼痛，及乳难喉痹，止涕泪。"百合主入心、肺两经，对于心肺之气有补益作用。现代药理研究百合有抗抑郁作用，属于药食同源类药物，临床应用较为安全。

此方中知母清虚热生津液，《名医别录·中品·卷第二》云："知母主治伤寒久疟烦热，胁下邪气，膈中恶，及风汗内疸。多服令人泄。"《神农本草经》谓其生津液主消渴。此方百合单煎，知母单煎，后二者药汤合煎，现代煎服法可随药材炮制而有所变化。

笔者体会到百合知母汤辨病当为百合病，百合知母汤的方证：口苦，口干，小便黄赤，小便少，心烦，少寐。百合知母汤的主证：口苦，小便黄赤，心烦。

表3-1　百合知母汤的"辨病-方证-主证"

辨病	方证	主证
百合病	口苦，口干，小便黄赤，小便少，心烦，少寐	口苦，小便黄赤，心烦

【医家选注】

人之有百脉，犹地之有众水也，众水朝宗于海，百脉朝宗于肺，故百脉不可治，而可治其肺。百合味甘平微苦，色白入肺，治邪气，补虚清热，故诸方悉以之为主，而随证加药治之。用知母者，以发汗伤津液故也。（清·尤在泾《金匮要略心典·卷上》）

百合病不应汗而汗之，不解者，则致燥。以百合知母汤主之者，清而润之也。（清·吴谦《订正仲景全书金匮要略注·卷二》）

【原文】

百合病[1]下之后者，滑石代赭汤主之。

滑石代赭汤方

百合七枚，擘　滑石三两，碎，绵裹　代赭石如弹丸大，一枚，碎，绵裹

上先以水洗百合，渍一宿，当白沫出，去其水，更以泉水二升，煎取一升，去滓；别以泉水二升煎滑石、代赭，取一升，去滓；后合和重煎，取一升五合，分温服。

【注释】

[1]百合病：百合病恍惚不宁，魄受扰也，魇魔中恶，魄气掩也。情志病一种，责之于心肺气虚不养，笔者认为百合病多以口苦、小便赤为主证。

【何注及临床体会】

此为百合病坏病之下法后，汗、吐、下三法均伤津液，"气随津脱"，津液损伤同时伴有气的损伤，此多为心肺之气，下后津伤，小便必不利，郁而生热。百合病均以百合为主药。滑石，《神农本草经》中云："主身热泄澼，女子乳难，癃闭。利小便，荡胃中积聚寒热，益精气。"此中滑石主身热、利小便，清利体内郁热，导热从小便而去。代赭石，《本草经集注》云："主治鬼疰，贼风，蛊毒，杀精物恶鬼，腹中毒邪气，女子赤沃漏下。带下百病，产难，胞衣不出，堕胎，养血气，除五脏血脉中热、血痹、血瘀，大人小儿惊气入腹及阴痿不起。"下后津液伤，大便不畅，以代赭石降胃气通腑，养血中津液，促进气调津行。

表3-2　滑石代赭石汤的"辨病-方证-主证"

辨病	方证	主证
百合病	口苦，口干，小便黄赤，小便少，呃逆，或小便后眩厥	口苦，小便黄少，呃逆，或小便后眩厥

【医家选注】

若下之而失者，则损其阴，瘀血下积，而下焦阴也，阴宜重镇之剂，故用滑石、代赭佐以救之；滑石开结利窍，代赭除脉中风痹瘀血。

（清·周扬俊《金匮玉函经二注·卷三》）

百合病不应下而下之，不解者，则恍中，以滑石代赭汤清而镇之也。（清·吴谦《订正仲景全书金匮要略注·卷二》）

【原文】

百合病吐之后者，百合鸡子汤主之。

百合鸡子汤方

百合七枚，擘 鸡子黄一枚

上先以水洗百合，渍一宿，当白沫出，去其水，更以泉水二升，煎取一升，去滓，内鸡子黄[1]，搅匀，煎五合，温服。

【注释】

[1] 内鸡子黄：意为在煎好的百合汁中加入新鲜鸡蛋的蛋黄。

【何注及临床体会】

此为百合病坏病之吐法后，"吐、下之余，定无完气"。用百合鸡子汤，《长沙药解》有云："百合鸡子汤，百合七枚，煎汤，入鸡子黄一枚，搅匀，煎。治百合病，吐之后者。吐伤肺胃之津，金土俱燥。百合清肺热而生津，鸡子黄补脾精而润燥也。"东汉时期，战乱频仍，民不果腹，又百合病得之吐而误治后，脾胃之气大虚，脾之气化生精微，化生不足以鸡子黄补脾精。此方中鸡子黄应为已熟，鸡子黄搅匀，再煎五合，据文中可知鸡子黄已熟。黄连阿胶汤中，煎服法如下：以水五升，先煮三物，取二升，去滓，纳胶烊尽。少冷，纳鸡子黄，搅令相得，温服七合，日三服。此中鸡子黄应为未熟，应取其清虚热之意。鸡子黄，《本草述钩元》云其"气味甘温，为阴中之阴，功能补血"。

【医家选注】

本草鸡子安五脏，治热疾，吐后脏气伤而病不去，用之不特安内，亦且攘外也。（清·尤在泾《金匮要略心典·卷上》）

吐伤中焦之精气，胃汁耗，则脏阴俱燥，故用鸡子黄和润中州，

以除燥气，而后百合得展其清养之功也。俱用泉水煎者，法取澄清而弗滞之义。（清·朱光被《金匮要略正义·卷上》）

【原文】

百合病不经吐、下、发汗，病形[1]如初者，百合地黄汤主之。

百合地黄汤方

百合七枚，擘　生地黄汁一升

上先以水洗百合，渍[2]一宿，当白沫出，去其水，更以泉水二升，煎取一升，去滓，内地黄汁，煎取一升五合，分温再服。中病[3]，勿更服，大便当如漆[4]。

【注释】

[1]病形：病状。

[2]渍：药物炮制方法之一，将药物浸入水中。

[3]中病：药治疗方法切合病情，服药后病情明显好转。

[4]大便当如漆：大便色黑，如同黑漆一样。

【何注及临床体会】

此为百合病未经误治，以原来症状为主者，百合病明代时，《明代方书》认为"此因虚劳大病之后不平复，变成此疾，名百合病"。尤在泾论百合病："全是恍惚去来不可为凭之象。唯口苦、小便赤、脉微数，则其常也。"用百合地黄汤，生地黄取汁，生地黄在《神农本草经》中有云："干地黄味甘，寒。主折跌绝筋，伤中，逐血痹，填骨髓，长肌肉，作汤除寒热积聚除痹，生者尤良。"生地黄作汤剂除寒热积聚，对于血分有热的疾病效果较佳。以百合地黄汤清脏腑郁热，补益虚劳。此药服后大便当如漆，笔者据仲景百合病前数条原文及临床所推断是由于生地黄大剂量应用导致，临床应用时，防己地黄汤、炙甘草汤、天王补心丹中大量生地黄应用时，患者即诉大便色黑、偶有便溏，此以生地黄性寒滑肠。此方中生地黄汁一升，为鲜地黄绞汁。中病，勿更服，笔者以为中病即止也。

百合病者，百脉一宗，悉致其病也。意欲食，复不能食，常默然，欲卧不能卧，欲行不能行，饮食或有美时，或有不欲闻食臭时，如寒无寒，如热无热，口苦，小便赤，诸药不能治，得药则剧吐利，身形如和，其脉微数。每溺时头痛者，六十日乃愈；若溺时头不痛，渐渐然者，四十日愈；若溺快然，但头眩者，二十日愈。其证或未病而预见，或病四五日而出，或病二十日或一月后见者，各随证治之。若未经吐、下、发汗，病形如初者，此方主之。（清·王旭高《退思集类方歌注·百合汤类》）

注曰：既不经吐、下、发汗，则无伤阴伤阳之可虑，但病形如初，初者，即《伤寒论》所谓太阳病是也。如初不解，是阳经之困极，而阴气亦耗竭矣。心为五脏之主，故以生地之凉血补心者，同百合、泉水养阴，以化其阳经之久邪。（清·徐彬《金匮要略浅注·张仲景金匮要略论注第三》）

【原文】

百合病一月不解，变成渴者，百合洗方主之。

百合洗方

上以百合一升，以水一斗，渍之一宿，以洗身。洗已，食煮饼，勿以盐豉[1]也。

【注释】

[1] 盐豉：咸的豆豉。

【何注及临床体会】

此为百合病变病，按照百合病治疗一月未愈，又出现了口渴用百合一味药配合外洗，以外配合治内。徐彬注解说："若百合病一月不解变成渴者，其为阴虚火炽无疑矣，阴虚而邪气蔓延，阳不随之而病乎？故以百合洗其皮毛，使皮毛之窍得其平而通气于阴。"洗后，饮食调养，吃煮饼，煮饼者，汉代时期为淡面也，不加盐豉，以盐豉伤阴血。笔者临床未曾用过此方，故不知其效用如何。

【医家选注】

其一月不解，变成渴者，以百合洗之，不唯补其气，而且润其燥也。皮毛主肺，润皮毛，正所以润肺耳。（清·魏荔彤《金匮玉函要略方论本义·卷上》）

脏真高于肺，主行荣卫阴阳者也。皮毛主气而主阳，经脉主血而主阴，皆肺脏之所主。百合病者，脉病也。气为阳，经脉为阴。日为阳，月为阴。一月，乃月一周天。一周不解，而变成渴者，经脉之病，而转及于气分之阳。阳热于外，则阴液不能上周而成渴矣。百合主司开阖，渍水洗身，开发皮毛，以疏表气，阳气开，则阴液通而消渴解矣。麦乃肝之谷，故宜食饼，通母之阴液以上滋。豆乃肾之谷，盐为水之味。故勿用盐豉，而使肾液之复归于下也。前数章论经脉之阴阳不和，此以下，论阴阳气血之不和，故曰变。盖经络之病，变及于皮肤气分之阳热，与经络相搏而为渴也。（清·张志聪《金匮要略注·卷一》）

【原文】

百合病渴不差[1]者，栝楼牡蛎散主之。

栝楼牡蛎散方

栝楼根　牡蛎熬，等分

上为细末，饮服方寸匕，日三服。

【注释】

[1]差：同"瘥"，病愈。

【何注及临床体会】

第一，笔者认为此方为口渴第一方。百合病出现渴但没有病愈，用栝楼牡蛎散。栝楼牡蛎散由栝楼根和煅牡蛎两味药组成。笔者曾经与同道分享过栝楼牡蛎散，后一同道告知无效，究其原因，原是天花粉用作栝楼，栝楼根本为清虚热生津，今用作栝楼，其效大打折扣也。

笔者认为栝楼牡蛎散的方证为：口干、口渴。

第二，此为笔者临床常用方，常感叹其疗效如神。此方临床多为汤剂，栝楼根与煅牡蛎等分，临床用量可至 30 ～ 60g。煅牡蛎为临床常用药，生蚝的壳，廉价且效好。《本草经集注》中说牡蛎"主治伤寒，寒热，温疟洒洒，惊恚怒气，除拘缓，鼠瘘，女子带下赤白。除留热在关节、荣卫虚热去来不定，烦满，止汗，心痛气结，止渴，除老血，涩大小肠，止大小便，治泄精，喉痹，咳嗽，心胁下痞热"。此方中牡蛎止渴养阴，与天花粉相合，对于口干、口渴具有良好效果。

第三，原方为散剂，一日三服，作汤剂交代患者遵古法日服三次，疗效颇佳。

【医家选注】

行百合洗方而渴犹不差者，则热气著在三焦，而致津液枯竭也。栝楼根以腾津液，牡蛎以消结热。津液生，则卫气有所依而得宣畅。
（清·邹汉璜《金匮要略解·百合狐惑阴阳毒病证治第三》）

渴不瘥者，加栝楼根苦以清肺，牡蛎涩以利水，清热除湿，正气行而渴止矣。以润燥不对者，即为清热除湿，而渴未有不效者也。
（清·魏荔彤《金匮要略方论本义·卷一》）

【原文】

百合病变发热者，一作发寒热。百合滑石散主之。

百合滑石散方

百合一两，炙　滑石三两

上为散，饮服方寸匕，日三服，当微利[1]者，止服，热则除。

【注释】

[1] 微利：指小便通利，尿量适度。

【何注及临床体会】

百合病变病出现发热，可用百合滑石散。原百合病本为虚劳日久而得之，一月未愈兼出现发热。在《千金方》中，用治百合伤寒病，变发热，并小便涩，脐下坚急。滑石主身热、利小便，以《千金方》记载可知，百合滑石散应有小便不利，脐下坚急的表现。滑石在《新修本草》中"主身热、泄澼，女子乳难，癃闭，利小便，荡胃中积聚寒热，益精气，通九窍六腑津液，去留结，止渴，令人利中"，可利小便、去留结。小便涩为不畅之意，脐下坚急为少腹结气，以滑石清热利小便、散结气，合上百合病专药百合对于百合病变发热具有良好效果。此方中百合为炙百合，汉代炙百合为过水曝干，为今之生百合，今之炙百合为蜜炙，濡润较佳，服用此方以微利为度，大便稍溏则热邪除。

【医家选注】

由内热以致表热，用滑石利小便以泻去内热，则表热从此泄去，此釜底抽薪法也。又心合脉，与小肠为表里，利小便，即以泻心火也。（清·李彣《金匮要略广注·卷上》）

仲景所论某方主之，皆是以此为主，而格外可以加减也。浅注每言经方不可加减，不知仲景明明教人加减，观首节各随其证治之句，便是各随其证而加减之。细玩文法自见，全书义例皆然，读者勿死于句下。（清·唐宗海《金匮要略浅注补正·卷二》）

【原文】

狐惑之为病，状如伤寒，默默欲眠，目不得闭，卧起不安，蚀[1]于喉为惑，蚀于阴[2]为狐，不欲饮食，恶闻食臭，其面目乍赤、乍黑、乍白[3]。蚀于上部[4]则声喝[5]，一作嗄。甘草泻心汤主之。

甘草泻心汤方

甘草四两　黄芩、人参、干姜各三两　黄连一两　大枣十二枚　半夏半升

上七味，水一斗，煮取六升，去滓，再煎，温服一升，日三服。

〔1〕蚀：虫蛀样，此为腐蚀之意。

〔2〕阴：肛门、生殖器前后二阴。

〔3〕乍赤、乍黑、乍白：患者的面部颜色有的变红，有的变黑，有的变白，变幻不定。乍，有的。

〔4〕上部：指咽喉。

〔5〕声喝：声音嘶哑。

【何注及临床体会】

本条介绍狐惑病，指出临床表现症状状如伤寒，默默欲眠，目不得闭，卧起不安，不欲饮食，恶闻食臭，其面目乍赤、乍黑、乍白。有文章考证"其面目乍赤、乍黑、乍白"偏侧重于颜面，乍非忽然的意思，解释为"有的"。此文中记载颇似今之白塞病，属于风湿免疫类病种，中医认为是化气病，化毒破溃而成。仲景把狐惑病细分口腔部的溃疡为惑，出现声音的改变；阴部的为狐，方用甘草泻心汤。笔者常用来治疗顽固性口腔溃疡，溃疡色红有脓疼痛，此为湿热毒邪，是人体化邪所致。古人无法认识到免疫系统对于疾病的影响，故认为此由虫蚀，蒸腐气血而成瘀浊、湿热起病。笔者认为甘草泻心汤的方证为：口腔溃疡、阴部溃疡。此方中甘草量最大，笔者临床常用剂量为40g，现代药理研究甘草有类激素作用，多用可致水肿、水钠潴留，故临床用量需观察患者情况，防止出现水肿。汉代时期甘草多用作生甘草，《神农本草经》将甘草记载为："主五脏六腑寒热邪气，坚筋骨，长肌肉，倍力，金创尰，解毒。"生甘草用于湿热毒邪，清化湿热；黄芩、黄连清利气血分热邪；半夏一升，常用三两散结气。《神农本草经》中载"半夏主伤寒寒热，心下坚，下气，喉咽肿痛，头眩胸胀，咳逆肠鸣，止汗"，散咽喉肿痛。

【医家选注】

狐惑者，狐疑惶惑，绵昧不明，状如伤寒。而病实在里，默默欲眠，目不得闭，卧起不安，饮食皆废，其面目乍赤乍黑乍白，而无定色。此盖湿气过郁，精神昏愦之病也。湿邪淫泆，上下熏蒸，浸渍糜烂，肌肉剥蚀。蚀于喉咙，其名为惑，以心主藏神，阳分受伤，清气燔蒸，则神思惶惑，而不灵也。蚀于二阴，其名为狐，以肾主藏志，阴分受伤，浊气熏烁，则志意狐惑而不清也。蚀于上部，其病在心，心火刑金，是以声嗄。心火升炎，下寒上热，甘草泻心汤，参、甘、姜、枣，温补中脘之虚寒，芩、连、半夏，清降上焦之郁热也。蚀于下部，其病在肾，肾脉上循喉咙，是以咽干。其前在阴器，则以苦参汤洗之，后在肛门，则以雄黄散熏之，盖土湿木陷，郁而生热，化生虫蠹，前后侵蚀，苦参、雄黄，清热而去湿，疗疮而杀虫也。土湿则脾陷而不消，胃逆而不纳，故不能饮食。君火不降，则见赤色。辛金不降，则见白色。壬水不降，则见黑色。病见上下，而根在中焦，总由太阴湿土之旺。甘草泻心，温中清上，培土降逆，狐惑之的方也。（清·黄元御《金匮悬解·卷六》）

　　狐惑，牙疳、下疳等疮之古名也，近时唯以疳呼之，下疳即狐也，蚀烂肛阴；牙疳即惑也，蚀咽腐龈，脱牙穿腮破唇。每因伤寒病后，余毒与湿蠹之为害也，或生斑疹之后，或生癖疾下利之后，其为患亦同也。状如伤寒，谓发热憎寒也。默默欲眠，目不得闭，谓其病或在阴，亦或在阳，故卧起俱不安也。此病有虫，虫闻食臭而动，动则令人烦心，故不欲饮食，恶闻食也。面目乍赤、乍黑、乍白，亦由虫动交乱胃中，胃主面，故色无定也。惑蚀于上部之喉，故先声嗄，毒在喉也。狐蚀于下部之阴，故先咽干，毒在阴也。外治之法，苦参汤、雄黄散解毒杀虫，尚属有理。内用甘草泻心汤，必传写之误也，姑存之。（清·吴谦《订正仲景全书金匮要略注·卷二》）

【原文】

蚀于下部[1]则咽干，苦参汤洗之。

苦参汤方

苦参一升

以水一斗，煎取七升，去滓，熏洗，日三服。

【注释】

[1]下部：此处下部指前阴。

【何注及临床体会】

第一，此为狐病，出现于外阴部的溃疡，同时伴有咽干症状，方用苦参汤。此方为外用，苦参煎汤外熏洗。临床中医外科病多用外洗方，苦参清热除湿治恶疮，《名医别录》云其"养肝胆气，安五脏，定志，益精，利九窍，除伏热，肠澼，止渴，醒酒，小便黄赤，治恶疮，下部䘌，平胃气，令人嗜食，轻身"，可用于外阴部的溃疡。

第二，苦参，笔者常用30～60g，水煎，蒸熏外阴，每日可以熏30～60分钟，每天2～3次，切记只可以熏，不可用药汁外洗，否则易刺激皮肤，反而不易治愈！

【医家选注】

虫蚀下部则咽干者，下部肾之所在，任脉附焉。肾、水也，湿热甚于下，则虫蚀于上，而肾水受伤，经脉乏水以资之，夹湿热逆而燥其咽嗌，故用苦参汤洗。苦参能除热毒，疗下部，因以洗之。虽然，此治之外者尔，若究其源，病则自内而外出，岂独治其标而已哉！试用上部服泻心汤者观之，则下部亦必有可服之药，自下部用洗法者观之，则上部咽喉，亦必有可治之理，此仲景特互发之尔。不然，何后世方论有服下部药者，与内食五脏者乎。（清·周扬俊《金匮玉函经二注·卷三》）

百合病，是余热留连于气机者；狐惑病，是余毒停积于幽阴者。狐惑，水虫也。原疫邪不外湿热，久留不散，积而生虫。顾听泉云：疫邪久留，人不活矣。久留上宜加余邪二字。喉与二阴为津液湿润之处，故虫生于此也。声嗄，因知其蚀于喉。咽干，而知其蚀于阴者，因其热郁于下，津液不能上升也。余热内郁，故状似伤寒。内热，故默默欲眠。内烦，故目不得闭，卧起不安。面目乍赤乍黑乍白，以热邪隐见不常，非虫动也。苦参、雄黄皆燥湿杀虫之品。甘草泻心，不

百合狐惑阴阳毒病脉证治第三

特使中气运而湿热自化，抑亦苦辛杂用，足胜杀虫之任也。略参尤氏。（清·王孟英《温热经纬·卷二》）

【原文】

蚀于肛[1]者，雄黄熏之。

雄黄

上一味为末，筒瓦二枚合之，烧，向肛熏之。

《脉经》云病人或从呼吸上蚀其咽，或从下焦蚀其肛阴，蚀上为惑，蚀下为狐。狐惑病[2]者，猪苓散主之。

【注释】

[1] 肛：此处指后阴肛门。

[2] 狐惑病：今之白塞病，眼、口、生殖器的溃疡，慢性全身性血管炎症性疾病，属结缔组织病之一。

【何注及临床体会】

此为肛门部的溃疡，外用雄黄向肛内熏，此法较为古老，笔者临床未曾尝试，且已被现代医家淘汰。在有关本草的记载中，雄黄有毒，可内服外用，但内服毒性大，吸收较差，现代已经开发出纳米雄黄用于抗肿瘤作用，古人多外用治疗破溃疮疡。《脉经》中有云以猪苓散治疗狐惑病，笔者查阅相关文献未曾看到有较好的理解，《经方例释》认为此为逸文，"猪苓散治狐惑，见《脉经·卷八》云狐惑病者，猪苓散主之，盖《要略》之逸文。若猪苓散治黄疸，则未闻所出"。故不再作解。

【医家选注】

《本经》云：雄黄，主恶疮疽痔死肌，杀精物恶鬼邪气百虫毒。以熏肛蚀，即今之消毒法也。《证类本草》猪苓条，图经引张仲景云：黄疸病及狐惑病，并猪苓散主之。猪苓、茯苓、术等分，杵末，每服方寸匕，水调下。盖即《脉经》所云之方。然此方治狐惑，恐不效。《千金》有治狐惑汤方，黄连、甘草各四两，上二味，㕮咀，白

酢浆一斗，渍之一宿，煮取二升，分为三服。（陆渊雷《金匮要略今释·卷一》）

下部蚀，则津液竭于下，上则咽干也。药力难沉下极，故用熏洗之法。苦参、槐皮、狼牙之苦寒以杀虫，雄黄之辛温以熏。（清·程林《金匮要略直解·卷上》）

【原文】

病者脉数，无热，微烦，默默但欲卧，汗出，初得之三四日，目赤如鸠[1]眼；七八日，目四眦[2]黑。若能食者，脓已成也，赤豆当归散主之。

赤豆当归散方

赤小豆三升，浸令芽出，曝干　当归三两

上二味，杵[3]为散，浆水[4]服方寸匕，日三服。

【注释】

[1]鸠：鸟名，斑鸠，其目色赤。

[2]目四眦：双眼的内角、外角。眦，眼角。

[3]杵：药物炮制方法之一，用棒槌捣碎药物。

[4]浆水：浆，酢也，浆水，《本草纲目》又名酸浆。陈嘉谟云："浆，酢也，炊粟米熟，投冷水中，浸五六日，味酸，生白花，色类浆，故名。"

【何注及临床体会】

此为溃疡在眼部，病人出现脉数、无发热、微烦躁、汗出等症状，三四日时，眼睛红肿；七八日时，双侧眼角溃破处发黑。仲景以能食与不能食作为疾病的轻重预后判断，方用赤豆当归散治疗脓已成，此时病在血分，湿热毒邪入血，引起化脓。笔者认为赤豆当归散方证为：脓已成。赤小豆，《神农本草经》中云其"主下水，排痈肿脓血"，用于湿热引起的疮疡肿毒。当归，《神农本草经》云："主咳逆上气，温疟、寒热，洗在皮肤中（《大观本》，洗，音癣），妇人漏下绝子，诸恶创疡、金创。"此方当归用于脓已成，相当于痈疮也。

【医家选注】

脉数微烦，默默但欲卧，热盛于里也；无热汗出，病不在表也；三四日目赤如鸠眼者，肝脏血中之热，随经上注于目也。经热如此，脏热可知，其为蓄热不去，将成痈肿无疑。至七八日目四眦黑，赤色极而变黑，则痈尤甚矣。夫肝与胃，互为胜负者也，肝方有热，势必以其热侵及于胃，而肝既成痈，胃即以其热并之于肝，故曰：若能食者，知脓已成也。且脓成则毒化，毒化则不特胃和而肝亦和矣。赤豆、当归乃排脓血除湿热之良剂也。

再按：此一条，注家有目为狐惑病者，有目为阴阳毒者，要之亦是湿热蕴毒之病，其不腐而为虫者，则积而为痈。不发于身面者，则发于肠脏，亦病机自然之势也。仲景意谓与狐惑阴阳毒，同源而异流者，故特论列于此欤。（清·尤在泾《金匮要略心典·卷上》）

此阴火之结于下焦血分者，营行脉中，血热而短，故脉数。气不病，故无热也。胸中液短者必烦，然因无表热，故虽烦而亦微也。默默欲卧，少阴受热之应，下焦阴血中结热，故移其热于少阴耳。汗出者，血得热而蒸其液于外，犹之地得热而潮其湿于上也。肝之为脏，开窍于目，肝统血，故血热者，目赤如鸠，赤为火之色，黑为烬之气，初得之为初炎之火，故赤。七八日四眦黑者，火亢甚，而呈烟煤之象也。下焦血热而短，血热甚，则上移其热于胃，血短甚，又借资津液于胃，故善饥杀谷而能食也。夫以血热血短之故，以致善能杀谷而食，岂非气壅血败而成脓，有以见此抽吸胃精之症耶，故知之。赤小豆味甘，脐黑而色正红，甘则解毒，脐黑则走下焦阴分，色正红则其入血可知，加之浸令芽出，芽性上锐而走气分，与补血之当归相配，明系欲其直走下焦之血分，既补其血，并解其毒，且使之上锐而行提其血中之结气。服以浆水者，浆水味酸性寒，酸则取其入肝，寒则取其解热也。下卷十六篇，下血而在大肠之近处者，亦主此汤，则其从下焦而补之、升之、清之、散之之义，可并见矣。（清·高学山《高注金匮要略·百合狐惑阴阳毒病证治第三》）

【原文】

阳毒之为病，面赤斑斑如锦纹[1]，咽喉痛，唾脓血，五日可治，七日不可治，升麻鳖甲汤主之。阴毒之为病，面目青，身痛如被杖[2]，咽喉痛，五日可治，七日不可治，升麻鳖甲汤去雄黄蜀椒主之。

升麻鳖甲汤方

升麻二两　当归一两　蜀椒炒去汗[3]，一两　甘草二两　鳖甲手指大一片，炙　雄黄半两，研

上六味，以水四升，煮取一升，顿服之，老小再服。取汗。

《肘后》《千金方》阳毒用升麻汤，无鳖甲有桂；阴毒用甘草汤，无雄黄。

【注释】

[1]锦纹：丝织品上的彩色花纹或条纹。此处指患者的脸部有赤色的斑块，如同锦纹一样。

[2]身痛如被杖：身痛疼痛，如同受过杖刑一样难忍。杖刑，古代用荆条、大竹板或棍棒拷打臀、腿或背的刑罚。

[3]去汗：去水、去油。

【何注及临床体会】

此为阴阳毒，阳毒面红、咽喉痛、唾脓血；阴毒面色青、身痛、咽喉痛。阳毒用升麻鳖甲汤，阴毒用升麻鳖甲汤去雄黄、蜀椒。《千金方》对于阴阳毒的记载更为具体，其文如下："阳毒为病，身重，腰背痛，烦闷不安，狂言，或走，或见鬼，或吐血下痢，其脉浮大数，面赤斑斑如锦文，咽喉痛，唾脓血，五日可治，至七日，不可治也。有伤寒一二日便成阳毒，或服药，吐、下后变成阳毒。升麻汤主之。阴毒为病，身重背强，腹中绞痛，咽喉不利，毒气攻心，心下坚强，短气不得息，呕逆，唇青面黑，四肢厥冷，其脉沉细紧数，身如被打，五六日，可治，至七日，不可治也。或伤寒初病一二日便结成阴毒，

或服药六七日以上至十日，变成阴毒。甘草汤主之。"有文献考证阴阳毒类似于现代传染性疾病，病性均属热，区别在于阴毒为热毒入于阴分，阳毒为热毒入于阳分。入于阴分辛散透邪解毒，入于阳分从阳而解，宜透散邪出。升麻鳖甲汤、升麻汤、甘草汤中均有升麻，此为治疗阴阳毒的要药。《名医别录》云其"主解毒入口皆吐出，中恶腹痛，时气毒疠，头痛寒热，风肿诸毒，喉痛口疮"。升麻性苦、微寒，主清热解毒。当归入血分，《本草经集注》云其"主治咳逆上气，温疟寒热洗洗在皮肤中，妇人漏下绝子，诸恶疮疡，金疮，煮饮之。温中止痛，除客血内塞，中风痉，汗不出，湿痹，中恶，客气虚冷，补五脏，生肌肉"。阴阳毒入血，以当归和血养血，配合升麻透血分热毒外出。此方现代多用于传染性出血性疾病中，治疗出血热等。

【医家选注】

此言阴阳二毒，治之不可姑缓也。仲师所论阴毒阳毒，言天地之疠气，中人之阳气，阴气非阴，寒极阳热极之谓也。盖天地灾疠之气，便为毒气，人之血气，昼行于阳，夜行于阴，疠气之毒，值人身行阳之度而中人，则为阳毒。面者诸阳之会，阳毒上干阳位，故面赤斑斑如锦纹；阳毒上迫胸膜，故吐脓血，以阳气法天，本乎天者亲上也。值人身行阴之度而中人，则为阴毒，邪入于阴，则血凝注，血不上荣于面而面目青，血不环周于一身，而身痛如被杖，以阴气主静，凝而不流之象也。夫阴阳二毒，皆从口鼻而下入咽喉，咽喉者阴阳之要会也，感非时之疠气，则真气出入之道路不无妨碍，故二毒俱有咽喉痛之证。要之异气中人，毒流最猛，五日经气未遍，尚未速治，若至七日，阴阳经气已周而作再经，则不可治矣。方用升麻鳖甲，以汤解之。升麻，《本经》云气味甘平苦，微寒无毒，主解百毒，辟瘟疫邪气，入口皆吐出中恶、腹痛、时气、毒疠、诸毒喉痛、口疮云云。君以升麻者，以能排气分，解百毒，能吐能升，俾邪由口鼻入者，仍从口鼻而出；鳖甲气味酸平，无毒，佐当归而入肝，肝藏血，血为邪气所凝，鳖甲禀坚刚之性，当归具辛香之气，直入厥阴而通气血，使邪毒之侵于营卫者，得此二味而并解；甘草气味甘平，解百毒，甘能入脾，使中土健旺，逐邪以外出；妙在蜀椒辛温，使以雄黄苦寒，禀纯阳之色，领诸药以解阳毒，其阴毒去雄黄、蜀椒者，以邪毒不在阳分，不若当归、鳖甲，直入阴分之为得也。（清·唐宗海《金匮要略浅注补正·卷二》）

阳毒阴毒，主以升麻鳖甲汤者，脉气为阴阳毒所伤，则气血将两竭，用升麻以散之，则邪气解。用鳖甲、甘草、当归以和之，则血得所养而津生，重毒当自除也。阴毒去雄黄、蜀椒者，雄黄、蜀椒皆气分阳药，恐破血伤营也。以阴毒为寒邪，伤营甚故也。若阳毒为风邪，伤卫特甚，故服雄黄、蜀椒以助阳，阳转而病愈，不必妨阴也。（清·邹汉璜《金匮要略解·百合狐惑阴阳毒病证治第三》）

疟病脉证并治第四

【原文】

病疟，以月一日发，当以十五日愈；设不差，当月尽解；如其不差，当如何？师曰：此结为癥瘕^[1]，名曰疟母^[2]，急治之下，宜鳖甲煎丸。

鳖甲煎丸方

鳖甲十二分，炙　乌扇三分，烧　黄芩三分　柴胡六分　鼠妇三分，熬干姜三分　大黄三分　芍药五分　桂枝三分　葶苈一分　石韦三分，去毛　厚朴三分　牡丹五分，去心　瞿麦二分　紫葳三分　半夏一分　人参一分　䗪虫五分，熬　阿胶三分，炙　蜂窠四分，熬　赤硝十二分　蜣螂六分，熬　桃仁二分

上二十三味为末。取煅灶下灰一斗，清酒一斛五斗，浸灰，候酒尽一半，着鳖甲于中，煮令泛烂如胶漆，绞取汁，内诸药，煎为丸，如梧子大，空心服七丸，日三服。《千金方》用鳖甲十二片，又有海藻三分、大戟一分、䗪虫五分，无鼠妇、赤硝二味，以鳖甲煎和诸药为丸。

【注释】

[1] 癥瘕：腹中积聚痞块的统称。癥指腹中有块坚硬不移者；瘕指腹中痞块时聚时散者。

[2] 疟母：疟病久而不愈，邪气与痰血结于胁下而形成癥块的一种病症。

【何注及临床体会】

古人认为五日为一候，三候十五日为一个节气。此条文论述疟母

的形成为疟疾日久不愈或未根治，反复发作，人体正气奋起抗邪，日久阳气衰，疟邪与人体的痰血相结，形成癥瘕，居于胁下而成疟母。此时仲景言应当急治，方用鳖甲煎丸。鳖甲煎丸全方23味药，此方以散结化瘀为主，集祛瘀、祛痰、行水、行气、泻下、滋阴于一方。方中以鳖甲为君药，软坚散结消癥。《本草经集注·中品》说："（鳖甲）主治心腹癥瘕，坚积，寒热，去痞，息肉，阴蚀，痔，恶肉。治温疟，血瘕，腰痛，小儿胁下坚。"鳖甲味咸性平，咸能软坚散结，性平则宜于虚劳久疟之人。现代药理研究证明鳖甲具有抗肝纤维化、抗肿瘤、免疫调节、补血等作用。蜂房、赤硝、半夏散结；仲景以为病久癥瘕难消，"血不利则为水"，方中运用活血利水的药物，虫类药䗪虫、鼠妇、蜣螂活血散结，乌扇（射干）、黄芩、丹皮、紫葳、桃仁植物药入血分，清血分郁热而活血；桃仁为笔者临床治疗肝硬化的专药，桃仁在《本草经集注·下品》中有记载："主治瘀血，闭瘕邪气，杀小虫。主咳逆上气，消心下坚，除猝暴击血，破癥瘕，通月水，止痛。"桃仁活血祛瘀生新，为血分药，用于肝硬化的治疗。柴胡宣散郁热；瞿麦、石韦、葶苈子、大黄利水化瘀。久病则正气虚衰，以人参补气，阿胶补精血，厚朴行气，使气行而不滞。药多而不杂，临床多用于治疗肝脏的多种难治性疾病。

笔者临床体会到鳖甲煎丸辨病当为疟母（肝脾肿大、肝硬化等疾病），鳖甲煎丸的方证是：腹中有硬块（包块），脾大或肝大，腹痛绵绵，食欲不振，脉弱。鳖甲煎丸的主证是：肝脾肿大，腹痛绵绵。

表4-1　鳖甲煎丸的"辨病-方证-主证"

辨病	方证	主证
疟母（肝脾肿大、肝硬化等疾病）	腹中有硬块（包块），脾大或肝大，腹痛绵绵，食欲不振，脉弱	肝脾肿大，腹痛绵绵

【医家选注】

病疟者，以月计之，如一日发者，当以十五日愈，以十五日更一气也。人受气于天，天气更则人身之气亦更。更气旺，则不受疟邪，故愈也；设若不瘥，当月尽解，是又更一旺气也。倘如更二气不差，此疟邪不衰，与病者气血痰饮，结为癥瘕，名曰疟母也，当急治之，宜用鳖甲煎丸攻之可也。

徐彬曰：药用鳖甲煎者，鳖甲入肝，除邪养正，合煅灶灰所浸酒，去瘕，故以为君。小柴胡汤、桂枝汤。大承气汤为三阳主药，故以为臣。但甘草嫌柔缓，而减药力，枳实嫌破气而直下，故去之，外加干姜、阿胶，助人参、白术温养为佐。瘕必假血依痰，故以四虫、桃仁合半夏消血化痰；凡积必由气结，气利而积消，故以乌扇。葶苈利肺气，合石苇、瞿麦；清邪热而化气散结血。因邪聚则热，故以牡丹、紫葳去血中伏火，膈中实热，为使。《千金方》去鼠妇、赤硝，而加海藻、大戟，以软坚化水更妙。（清·吴谦《订正仲景全书金匮要略注·卷二》）

疟本戾气时邪，气有阴阳消长，邪之盛衰因之。天气以十五日一更，此进则彼退，人因气交所感，亦此剥则彼复，故当以十五日愈。否则再更一气，邪无不解矣。乃若正气已虚，邪气深沉，附气依血而结为癥瘕，则根牢蒂固，漫无愈期，名曰疟母，自无形而有形者也。方用鳖甲煎丸者，疟母假血成象，栖附于肝，故即用鳖之朽甲入肝，同类以相制为君，藉群药为臣为佐为使，共成匡正除邪之法也。按方制鳖甲合煅灶灰所浸酒，专入肝以去瘕。然恐其不足，故合四虫之锐以助之，柴胡、桂枝、承气专散三阳之结邪，然恐其太峻，故藉参、术之养正以监之。血凝则气必滞，乌扇、葶苈以利肺气也。血凝则热必郁，石苇、丹皮、紫葳、瞿麦，专清血中之结热也。病本血分，血主濡之，祛瘕则血自耗，阿胶、桃仁所以濡之而养之也。（清·朱光被《金匮要略正义·卷上》）

【原文】

温疟者，其脉如平[1]，身无寒但热，骨节疼烦，时呕，白虎加桂枝汤主之。

白虎加桂枝汤方

知母六两　甘草二两，炙　石膏一斤　粳米二合　桂枝去皮，三两

上锉，每五钱，水一盏半，煎至八分，去滓，温服，汗出愈。

【注释】

[1] 其脉如平：一为与正常人的平脉一样。二为应与平时疟病脉一样。

【何注及临床体会】

此条用于治疗温疟，温疟的临床表现为身热、骨节疼痛、时有呕吐，脉为平脉。骨节疼痛应与身体疼痛相鉴别，身体疼痛包括肌肉和骨节疼痛，骨节疼痛为骨关节出现疼痛为主。方用白虎加桂枝汤，此为白虎汤加桂枝，白虎汤的临床应用为热入阳明经分，出现汗出较多，身但热等；桂枝通阳化气，既能制约石膏之寒凉，又能扶助正气以抗邪。此方应用时应注意石膏用量宜大，原方一斤十六两，笔者常用剂量为64～120g，石膏清阳明气分热盛，前文已具体分析，此不再赘述。白虎加桂枝汤在临床应用时，多应用于治疗痹证、痛风、咳嗽等。

表4-2　白虎加桂枝汤的"辨病-方证-主证"

辨病	方证	主证
温疟	壮热面赤，身怕热，大汗出，烦渴引饮，关节疼痛，呕吐	壮热大汗出，烦渴，关节痛

【医家选注】

此与《内经》论温疟文不同，《内经》言其因，此详其脉与证也。瘅疟、温疟，俱无寒但热，俱呕，而其因不同。瘅疟者，肺素有热，而加外感，为表寒里热之证，缘阴气内虚，不能与阳相争，故不

作寒也。温疟者，邪气内藏肾中，至春夏而始发，为伏气外出之证，寒蓄久而变热，故亦不作寒也。脉如平者，病非乍感，故脉如其平时也，骨节烦疼，时呕者，热从肾出，外舍于其合，而上并于阳明也。白虎甘寒除热，桂枝则因其势而达之耳。（清·尤在泾《金匮要略心典·卷上》）

"疟论"：先伤于风而后伤于寒，故先热而后寒，亦以时作，名曰温疟。温疟者，得之冬中于风，寒气藏于骨髓之中，至春阳气大发，邪气不能自出。因遇大暑，脑髓烁，肌肉消，腠理发泄，或有所用力，邪气与汗皆出。此病藏于肾，其气先从内出之于外也。如是者，阴虚而阳盛，阳盛则热矣。衰则气复反入，入则阳虚，阳虚则寒矣。故先热而后寒，名曰温疟。温疟先热后寒，缘冬月中风，泄其卫气，风愈泄而卫愈闭，遏其营血，郁而为热。后伤于寒，皮毛敛束，而风不能泄，营热更郁。营血司于肝木而生于肾水，冬时肾水蛰藏而肝木已枯，此热遂藏骨髓之中。至春乙木萌生，阳气大发，骨髓之热，可以出矣（肾主骨髓，乙木生于肾水，故骨髓之热，当随木气外出），而外为寒束，不能自出。因遇大暑，脑髓燔烁，肌肉消减之时，腠理发泄，邪可出矣。即不遇大暑，或有所用力烦劳，气蒸汗流，邪亦出矣。热邪与汗皆出，表里如焚，于是阳盛而阴虚。物极必反，阳气盛极而衰，复反故位，阴气续复，渐而翕聚，是以寒生。此温疟之义也。

温疟即瘅疟之轻者，其热未极，则阳衰阴复，能作后寒，是谓温疟。热极阴亡，后寒不作，是谓瘅疟。曰身无寒，但热，仲景指温疟之重者而言，即瘅疟也。骨节者，身之溪谷，肾水之所潮汐，热极水枯，故骨节烦疼。呕者，热盛而胃逆也。白虎加桂枝汤，石膏、知母，清金而泻热，甘草、粳米，益气而生津，桂枝行经而达表也（风寒在表，故热藏骨髓，桂枝解散风寒，引骨髓之热外达于皮毛也）。（清·黄元御《金匮悬解·卷五》）

【原文】

疟多寒者，名曰牡疟[1]，蜀漆散主之。

蜀漆散方

蜀漆洗去腥　云母烧二日夜　龙骨等分

上三味，杵为散，未发前，以浆水服半钱，温疟加蜀漆半分。临发时，服一钱匕。

【注释】

[1] 牡疟：发作时寒多热少为特征。

【何注及临床体会】

此条论述牡疟，寒多热少，应用蜀漆散。蜀漆散中蜀漆为常山之苗，功能治疟，《神农本草经·卷三·下经》云"蜀漆主疟及咳逆寒热，腹中癥坚、痞结、积聚，邪气、蛊毒、鬼注"，主治疟疾和咳嗽。云母为阳起石之根，性温而升，善祛湿化痰，牡疟多寒，以云母之温治疗牡疟之寒。龙骨主潜阳安神，《神农本草经·卷一·上经》说："主心腹鬼注，精物老魅，咳逆，泄利脓血，女子漏下癥瘕坚结，小儿热气惊痫。齿主小儿、大人惊痫癫疾狂走，心下结气，不能喘息，诸痉，杀精物。"疟疾发病高热时伴有抽搐，以龙骨潜阳息风安神。临床自青蒿素发现以来，疟疾在我国罕见，临床使用此方机会亦少，多不再应用此方。

【医家选注】

李延曰：牝疟证多阴寒，治宜助阳温散为上。云母之根为阳起石，下有云母，上多云气，性温气升，乃升发阳气之物。龙骨属阳，能逐阴邪而起阳气。蜀漆乃常山之苗，功能治疟，不用根而用苗者，取其性多升发，能透达阳气于上之义也。温疟加蜀漆，亦取其升散之功。

温疟有二：白虎汤加桂枝，治邪藏骨髓之温疟。《素问·疟论》：岐伯曰：先伤风，后伤寒，故先热而后寒，亦以时作，名曰温疟。蜀漆散加蜀漆半分者，乃此温疟之治法也，故与寒疟同方。盖一则先伤风而后伤寒，一则先伤寒而后伤风，其病情参差略同，故用药亦同。

温疟寒疟，皆蜀漆散主之。盖水寒浸肌肤，津液凝滞，蜀漆涌吐下水，云母升散，龙骨驱风清热。伏暑伤营，营伤则热。虽水寒浸于肌肤，然概用辛温之物，则水气虽从汗出而阴气愈衰，疟将难愈。唯用升散平凉之物，则水气去，而阴气不伤矣。（清·邹汉璜《金匮要略解·疟病脉证并治第四》）

"疟论"：疟先寒而后热者，夏伤于暑，腠理开发，因遇夏气凄沧之水寒，藏于腠理皮肤之中，秋伤于风，则病成矣。夫寒者，阴气也，风者，阳气也，先伤于寒而后伤于风，故先寒而后热也。病以时作，名曰寒疟。

先寒后热，缘阳为阴束，故闭藏而为寒，阳气鼓发，故郁蒸而为热。阳虚不能遽发，故寒多而热少。阳败而不发，则纯寒而无热。疟多寒者，阴盛而阳虚也，是其寒邪凝瘀，伏于少阳之部。必当去之，蜀漆散，云母除其湿寒，龙骨收其浊瘀，蜀漆排决积滞，以达阳气也。（清·黄元御《金匮悬解·卷五》）

【原文】

牡蛎汤

治牡疟。

牡蛎四两，熬　麻黄四两，去节　甘草二两　蜀漆三两

上四味，以水八升，先煮蜀漆、麻黄，去上沫，得六升，内诸药，煮取二升，温服一升。若吐，则勿更服。

【何注及临床体会】

此条为附方，牡蛎汤治疗牡疟，临床表现亦为寒多热少，故以麻黄、蜀漆宣阳除疟，以牡蛎软坚散结，防止疟母的生成。煎服法中，如果出现呕吐，则不必再服用，以邪气从口而出，邪有出路。

【医家选注】

各篇中附方，盖宋臣孙奇、林亿等校理医籍时采入，抉择颇精。

亦有本是仲景方，而要略遗佚者，故诸家注本，多存而不去，（唯程氏直解及《医宗金鉴》不载附方）日本医亦与仲景方同论列。此方，《外台》列于蜀漆散之前。仲景《伤寒论》牝疟，多寒者名牝疟，牡蛎汤主之。方中甘草下有"炙"字，蜀漆下更有"七"字云。若无，用常山代之。煮服法云，上四味切，以水先洗蜀漆三遍，去腥，以水八升，煮蜀漆及麻黄，去沫，取六升，纳二味。更煎取二升，去滓，温服一升，即吐勿更服则愈。（陆渊雷《金匮要略今释·卷二》）

尤在泾云：此系宋孙奇等所附，盖亦蜀漆散之意，而外攻之力较猛矣。赵氏云：牡蛎软坚消结，麻黄非独散寒，且可发越阳气，使通于外，结散阳通，其病自愈。（清·陈修园《金匮要略浅注·卷二》）

【原文】

柴胡去半夏加栝楼汤

治疟病发渴者，亦治劳疟。

柴胡八两　人参、黄芩、甘草各三两　栝楼根四两　生姜二两　大枣十二枚

上七味，以水一斗二升，煮取六升，去滓，再煎取三升，温服一升，日二服。

【何注及临床体会】

此条治疗疟病出现津液已伤而发渴，也可以用来治疗劳疟。劳疟多为正气不足，疟疾迁延不愈，遇劳则发作。因疟疾出现寒热往来，属于少阳病的范畴，故可用柴胡剂。小柴胡汤中半夏味辛性平，主下气，喉咽肿痛，头眩胸胀，咳逆肠鸣，止汗。此本津液已伤，半夏会加重津液的损伤，故原方去半夏加天花粉四两。天花粉主消渴身热，烦满大热，补虚安中，续绝伤。天花粉生津止烦渴，适于津液损伤所致的口渴。此条遵照小柴胡汤的煎服法，去滓再煎。

【医家选注】

《伤寒论》寒热往来，为少阳邪在半表里故也。疟邪亦在半表里，

故入而与阴争则寒，出而与阳争则热，此少阳之象也。是谓少阳而兼他经之证则有之，谓他经而全不涉少阳，则不成其为疟矣。所以小柴胡，亦为治疟主方，渴易半夏加栝楼根，亦治少阳成法也，攻补兼施，故亦主劳疟。

《外台》云：张仲景《伤寒论》，疟发渴者，与小柴胡去半夏加栝楼汤。《经心录》疗劳疟，出第十五卷中。

案巢源劳疟候云：凡疟积久不瘥者，则表里俱虚，客邪未散，真气不复。故疾虽暂间，小劳便发。（日·丹波元简《金匮玉函要略辑义·卷一》）

注曰：《伤寒论》寒热往来为少阳，邪在半表里故也。疟邪亦在半表里，故入而与阴争则寒，出而与阳争则热，此少阳之象也。是谓少阳而兼他经之证则有之，谓他经而全不涉少阳，则不成其为疟矣。所以小柴胡亦为治疟主方，渴易半夏加栝楼根，亦治少阳成法也。攻补兼施，故亦主劳疟。（清·徐彬《金匮要略论注·张仲景金匮要略论注卷四》）

【原文】

柴胡桂姜汤

治疟寒多微有热，或但寒不热。服一剂如神。

柴胡半斤　桂枝三两，去皮　干姜二两　栝楼根四两　黄芩三两　牡蛎三两，熬　甘草二两，炙

上七味，以水一斗二升，煮取六升，去滓，再煎服三升，温服一升，日三服。初服微烦，复服汗出，便愈。

【何注及临床体会】

第一，柴胡桂枝干姜汤，治疗疟疾出现寒多热少，或只有寒没有热。此方性偏温，亦属于柴胡剂，可用于治疗寒疟。笔者认为柴胡桂姜汤主证为：口苦、便溏；笔者常用《伤寒论》的柴胡桂姜汤。方中干姜在《本草经集注·中品》载为："干姜主治胸满，咳逆上气，温

中，止血，出汗，逐风湿痹，肠澼下痢。寒冷腹痛，中恶，霍乱，胀满，风邪诸毒。皮肤间结气，止唾血，生者尤良。"此方患者下多寒，出现腹冷便溏，以干姜温胃肠止溏泄；黄芩味苦性寒，苦能降泄，《神农本草经·卷二·中经》说："主诸热黄疸，肠澼泄利，逐水，下血闭，恶创，恒蚀火疡。"黄芩善走上焦，治疗上焦火热或虚火，用以治疗口苦。

第二，《金匮要略》《伤寒论》的方剂，如果用对了，就像本条文说的"服一剂如神"，一般不大可能服药很久，如数月或数年才起效！

【医家选注】

胸中之阳气，散行于分肉之间。今以邪气痹之，则外卫之阳，郁伏于内守之阴。而血之痹者，既寒凝而不散，遇卫气行阳二十五度，而病发，其邪之入营者，既无外出之热，而营之素痹者，亦不出而与阳争，所以多寒少热，或但寒不热也。小柴胡，本阴阳两停之方，寒多故加桂枝、干姜，则进而从阳。痹着之邪，可以开矣。更加牡蛎，以软其坚垒，则阴阳豁然贯通，而大汗解矣，所以云一剂如神。

案此方：外台疟门无所考，本出于伤寒太阳中篇。

医通云：小柴胡汤，本阴阳两停之方，可随疟之进退，加桂枝干姜，则进而从阳，若加栝楼石膏，则退而从阴，可类推矣。（日·丹波元简《金匮玉函要略辑义·卷一》）

柴、芩清表里之热，姜、桂散表里之寒，栝楼、牡蛎苦咸泄降，俾上下清宁，故一剂如神也。

徐忠可曰："疟之发也，邪气与卫气相并，相并则病作，相离则病已，并于阴则寒，并于阳则热，故王宇泰谓寒多者以升其阳，不并于阴则寒自已；热多者宜降其阴，使不并于阳则热自已；寒热交作者，一升一降，而以渗利之药从中分之，使不交并则愈。因制一主方，升、柴、羌、防、干葛各五分，使升阳气，不交于阴；石膏三钱、知母一钱、黄芩五分，引阴气下降，不交于阳；猪苓一钱五分，分利阴阳，使不交并；穿山甲一钱，穿走经络，引诸药入阴出阳；厚朴一钱以利气，三和曲一钱五分以行痰。主此加减，所投辄效。又有病疟二年，子和谓阴阳之相移，必四末始。于是坚束其处，决去其血，使邪散而不得交，立愈。予见小儿胎疟不能药，因思《内经》有塞其空窍之法。空窍谓胸中也，乃今候未来之前，用冰糖一两顿服贮中，堵截相并之路，无不立效。此何也？阴阳交并而疟法，因为治疟玄机，而不知相并之地起于四末，会于中脘，此玄中之玄也，附志以详病机。"

（清·朱光被《金匮要略正义·卷上》）

中风历节病脉证并治第五

【原文】

侯氏黑散

治大风[1]，四肢烦重，心中恶寒不足者。《外台》治风癫。

菊花四十分　白术十分　细辛三分　茯苓三分　牡蛎三分　桔梗八分　防风十分　人参三分　矾石三分　黄芩三分　当归三分　干姜三分　芎劳三分　桂枝三分

上十四味，杵为散，酒服方寸匕，日一服，初服二十日，温酒调服，禁一切鱼肉大蒜，常宜冷食，六十日止，即药积在腹中不下也。热食即下矣，冷食自能助药力。

【注释】

[1] 大风：直中肌肉、脏腑的外风。

【何注及临床体会】

侯氏黑散用以治疗外风直中肌肉、脏腑，出现四肢沉重，心胸中恶寒。《外台秘要》用以治疗风癫，即癫狂的一种。笔者认为，侯氏黑散是治疗高血压的专方，侯氏黑散辨病当属头晕（多为高血压病）。侯氏黑散的方证为：头晕或面色偏红，四肢沉重，胸中怕冷，喜饮温水，多伴高血压病。侯氏黑散的主证是：头晕（多为高血压病）、四肢沉重，胸中怕冷。

表5-1 侯氏黑散的"辨病-方证-主证"

辨病	方证	主证
头晕（多为高血压病）	头晕或面色偏红，四肢沉重，胸中怕冷，喜饮温水，多伴高血压病	头晕（多为高血压病）、四肢沉重、胸中怕冷

方中菊花用量较多，汉代四分为一两，一两13.8g，用量可至138g。菊花在《神农本草经·卷一》中云："主风，头眩肿痛，目欲脱，泪出，皮肤死肌，恶风湿痹。"菊花主疏风散热，此方中用于祛除风邪；细辛、防风、川芎疏散外邪；桔梗升提，除寒热风痹。《本草经集注·草木中品》说："（桔梗）主治胸胁痛如刀刺，腹满，肠鸣幽幽，惊恐悸气。利五脏肠胃，补血气，除寒热风痹，温中消谷，治喉咽痛，下蛊毒。"白术、茯苓健脾长肌肉；人参大补元气；黄芩散郁热，牡蛎主降利气机。此方治疗高血压时，应遵照原方，菊花用量宜大，用量可为40～140g。

【医家选注】

此为中风家夹寒而未变热者，治法之准则也。谓风从外入，夹寒作热，此为大风。证见四肢烦重，岂非四肢为诸阳之本，为邪所痹，而阳气不运乎。然但见于四肢，不犹愈体重不胜乎。证又见心中恶寒不足，岂非渐欲凌心乎？然燥热犹未乘心，不犹愈于不识人乎。故用参苓归芎，补其气血为君。菊花、白术、牡蛎，养肝脾肾为臣。菊花入肝养阴，病因风，必伤肝，故独多，又恐风邪乘虚并入心脏故也。而加防风桂枝，以行痹着之气。细辛干姜，以驱内伏之邪。兼桔梗黄芩，以开提肺热为佐。矾石所至，却湿解毒，收涩心气。酒力运行周身为使。且必为散，酒服至六十日止。又常冷食，使药积腹中不下，填塞胸中之空窍，而邪可不复入。《内经》所谓塞其空窍，是为良工之理也。（清·吴仪洛《成方切用·卷六上》）

心主血，阳脏也。荣卫不布，内无所养，则心中恶寒，不足生焉。是以菊花为君，治风兼治湿；治风以防风佐，治湿以白术佐；桔梗亦能治风痹，通膈气，舟楫诸药；细辛、桂枝助防风，矾石、茯苓助白术；黄芩、干姜、牡蛎开利内外寒热痹气；参、归更与干姜、牡蛎治心中恶寒不足者。初治欲开其痹着，则用温酒以行药势；禁诸热物、宜冷食者，为矾石能固涩诸药，助其久效。而矾石性得冷即止，得热即下故也。（清·周扬俊《金匮玉函经二注·卷之五》）

【原文】

风引汤

除热癫痫[1]。

大黄、干姜、龙骨各四两　桂枝三两　甘草、牡蛎各二两　寒水石、滑石、赤石脂、白石脂、紫石英、石膏各六两

上十二味，杵，粗筛；以韦囊[2]盛之，取三指撮，井花水三升，煮三沸，温服一升。治大人风引，少小惊痫瘛疭，日数十发，医所不疗，除热方。巢氏云：脚气宜风引汤。

【注释】

[1]癫痫：即癫痫病，因惊动而致脏腑气机不平，郁滞而生痰涎阻塞清窍的一种疾病。

[2]韦囊：古代用皮革制成的药袋。

【何注及临床体会】

此方用以治疗热癫痫和高血压病，临床表现为肢体不遂，偏瘫、瘫痪，癫痫发作，肢体抽搐（痉挛）。笔者认为风引汤的方证为：头晕，头痛，或口苦，面色红，大便干，偏怕热，手足痉挛或瘫痪，或见癫痫，或见高血压。

表5-2　风引汤的"辨病-方证-主证"

辨病	方证	主证
热癫痫或高血压	头晕，头痛，或口苦，面色红，大便干，偏怕热，手足痉挛或瘫痪，或见癫痫，或见高血压	头晕头痛，大便干，偏怕热，手足痉挛或瘫痪

方中多用石类药，龙骨、牡蛎、寒水石、滑石、紫石英、石膏等石类药清热潜阳，重镇安神定痫。赤石脂与白石脂同为固涩收敛类药，可用赤石脂代替白石脂，用以敛阳。牡蛎，在《本草经集注·虫兽三品》中说："牡蛎主治伤寒，寒热，温疟洒洒，惊恚怒气，除拘缓，鼠瘘，女子带下赤白。除留热在关节、荣卫虚热去来不定，烦满，止汗，心痛气结，止渴，除老血，涩大小肠，止大小便，治泄精，喉痹，咳嗽，心胁下痞热。"此方中牡蛎除寒热烦满而定痫。寒水石，在《神农本草经·中经·卷二》中云："主身热，腹中积聚、邪气，皮中如火烧，烦满。水饮之，久服，不饥。"寒水石在风引汤中除热和烦满，用以治疗热癫痫和火热亢盛的高血压。

【医家选注】

风者外司厥阴，内属肝木，上隶手经，下隶足经，中见少阳相火；所以风自内发者，由火热而生也，风生必害中土，土主四肢，土病则四末不用，聚液成痰；瘫痪者，以风邪夹痰于四肢故也。痫者，以风热急其筋脉，内应于心主故也。由是二者，尽可用此汤治之。首用大黄之寒走而不止者泻之，俾火退风息，凝痰扫去矣；复用干姜之热止而不走者，何哉？前哲有云大黄之推陈致新，如将军之戡定祸乱，然使将无监军，兵无向导，能独成其功乎？夫一阴一阳之为道，故寒与热相济，行与止相须，然后寒者不惨，热者不酷，行者不疾，止者不停，所以大黄逐热行滞，以通荣卫而利关节，则必以干姜安之，桂枝导之，佐大黄之达四肢脏腑而不肆其峻快；不然，将从诸药石而下走矣。桂枝又散风木，干姜又能治血，祛风湿痹，去风毒痹，二者因得以相制为使，犹虑干姜之热中，更以石膏、滑石制之，禀清肃之金性，以制木救土，泻阳明肺热，解肌肉风痹也。阴水不足，火因妄动而生风，满招损，自役其心，精神不守，非镇重之剂，则不能安其神；益其水，故以寒水石补阴水，紫石英、白石脂、赤石脂、牡蛎、龙骨敛精神，定魂魄，固根本也。（清·周扬俊《金匮玉函经二注·卷五》）

此下热清热之剂，孙奇以为中风多从热起，故特附于此欤。中有

姜、桂、石脂、龙、蛎者，盖以涩驭泄，以热监寒也。然亦猛剂，用者审之。（清·尤在泾《金匮要略心典·卷上》）

【原文】

防己地黄汤

治病如狂状，妄行[1]，独语[2]不休，无寒热，其脉浮。

防己一分　桂枝三分　防风三分　甘草二分

上四味，以酒一杯，渍之一宿，绞取汁。生地黄二斤，咬咀，蒸之如斗米饭久，以铜器盛其汁，更绞地黄汁，和分再服。

【注释】

[1]妄行：指行为反常。

[2]独语：独自一人胡言乱语。

【何注及临床体会】

第一，防己地黄汤是一个神方，笔者临床屡用屡效！

第二，防己地黄汤用以治疗精神类疾病，发病时出现狂躁妄行，夜间自言自语，没有明显的寒热表现，脉象为浮脉。笔者认为防己地黄汤的最主要的方证为：行为无状，独语不休，或言见鬼。

第三，此方中生地黄用量宜大。《千金方·小肠腑·风眩第四》原文云："治言语狂错，眼目霍霍，或言见鬼，精神昏乱。"生地黄用量为五斤，生地黄用以治疗谵语，用量可为90g以上，生地黄是血分药，清血分中热邪，邪热入血则神志被扰，出现神志类变化。此方中防己、桂枝、防风均为祛风药，风邪入里化热而为此病。防己在《新修本草·卷第九·防己》中说："主风寒，温疟，热气，诸痫，除邪，利大小便。疗水肿，风肿，去膀胱热，伤寒，寒热邪气，中风手脚挛急，止泄，散痈肿，恶结，诸蜗疥癣，虫疮，通腠理，利九窍。"其味辛性平，祛风除邪疗水肿。

第四，此方煎服法中，防己、桂枝、防风、甘草浸一夜取汁，生地黄蒸熟取汁，二者合用。在临床过程中，此方可直接煎煮，效果亦佳。

【医家选注】

赵氏云：狂走谵语，身热脉大者，属阳明也。此无寒热，其脉浮者，乃血虚生热，邪并于阳而然。桂枝、防风、防己、甘草，酒浸取汁，用是轻清，归之于阳，以散其邪。用生地黄之甘寒，熟蒸使归于阴，以养血除热，盖药生则散表，熟则补衰，此煎煮法，亦表里法也。

《兰台轨范》云：此方他药轻，而生地独重，乃治血中之风也，此等法最宜细玩。

案此方程氏金鉴，并不载。盖以为宋人所附也。未知果然否？千金风眩门所收，却似古之制，今录于下以备考。（日·丹波元简《金匮玉函要略辑义·卷一》）

此亦风逆入心之治法也。徐灵胎云：此方他药轻而生地独重，乃治血中之风也，此等法最宜细玩。愚按、金匮书寥寥数语，读者疑其未备，然而所包者广也。中风以少阴为主，此节言风逆手少阴之证，出其方治，曰病如狂状，妄行，独语不休者，盖以手少阴心火也。阳邪逆之，则风乘火势，火借风威，其见证无非动象。曰无热者，热归于内，外反无热，即《伤寒论》桂枝二越婢一汤证。外无大热之例也，曰其脉浮者，风火属阳之本象也。然有正面，即有对面，手足少阴，可一而二之，实二而一之者也。考之唐宋后各家之论中风，曰昏迷不醒等证，其不为狂状可知也，曰猝倒口噤等证，其不为妄行独语可知也，曰面如妆朱。可知寒盛于下，格阳于上，不能无热也。曰冷汗不止，可知其四肢厥逆，不止无热也。曰脉脱，曰无脉，又将何以言浮乎？盖以足少阴肾水也，阴邪逆之，则寒水相遭，寒冰彻骨，其见证无非静象，方书用三生饮一两，薛立斋又加人参一两者，盖指此也。若痰涎如涌，三因白散可用，真阳上脱，气喘痰鸣，黑锡丹可用。凡此皆为四逆证之例，究非中风之本证，其证散见于《伤寒论》中，金匮辟之于中风门外，所以示立法之纯也。（清·陈修园《金匮要略浅注·卷二》）

【原文】

头风摩散方

大附子一枚，炮　盐等分

上二味，为散，沐了，以方寸匕，已摩疢[1]上，令药力行。

【注释】

[1]疢：疾病所在部位。

【何注及临床体会】

此方为外用方，用以治疗头风，笔者认为头风摩散的方证为：头痛，头部不适，或脱发，遇寒发作或加重。用附子一味药，加盐磨粉，用纱布包，在病患处摩擦。"疢"，《说文解字》作热病也，亦为病的总称。《类编朱氏集验医方·卷之九·头痛门》云："附子汤治头风至验。大附子（一个，生用，去皮脐），绿豆（一合）。上同入铫子内，煮豆熟为度，去附子，服豆即安。每个可煮五服，后为末服之。"此方与附子汤均可治疗头风，故附子治疗头痛可有考证。此方附子辛热，善走经络，祛经络中邪气，尤善风寒之邪。风寒之邪侵袭头部经络，经络受邪出现疼痛，以附子散经络中邪气，则疼痛得除。

【医家选注】

头风用摩散者，乃寒风入于经络，故用附子味辛大热，摩其患处而散寒，盐能引入血分祛邪故也。（清·沈明宗《张仲景金匮要略·卷五》）

头风，乃偏卓之病，故以附子劫之，盐清其邪。（清·吴仪洛《成方切用·卷六上》）

【原文】

诸肢节疼痛，身体魁羸[1]，脚肿如脱[2]，头眩短气，温温[3]欲吐，桂枝芍药知母汤主之。

桂枝芍药知母汤方

桂枝四两　芍药三两　甘草二两　麻黄二两　生姜五两　白术五两知母四两　防风四两　附子二两，炮

上九味，以水七升，煮取二升，温服七合，日三服。

【注释】

［1］身体尪羸：形容关节肿大，身体瘦弱。

［2］脚肿如脱：形容两脚肿胀，似乎和身体要脱离一样。

［3］温温：作"蕴蕴"解，指心中郁郁不舒。

【何注及临床体会】

此为历节病，对于历节病的记载原文为："味酸则伤筋，筋伤则缓，名曰泄；咸则伤骨，骨伤则萎，名曰枯。枯泄相搏，名曰断泄。荣气不通，卫不独行，荣卫俱微，三焦无所御，四属断绝，身体羸瘦，独足肿大，黄汗出，胫冷。假令发热，便为历节也。"临床表现为遍历周身关节，出现各关节的疼痛红肿，身体乏力，下肢水肿，头晕气短，可有呕吐。笔者以为桂枝芍药知母汤为治疗关节疼痛的第一方，此方中含有甘草附子汤、桂枝附子汤、白术附子汤三个方，笔者认为其方证是：关节疼痛，局部水肿或脚肿，局部怕风怕冷，头晕，气短。主证是：关节疼痛，局部水肿，局部怕风怕冷。

此方中知母在《神农本草经·卷二·中经》中是这样说的："主消渴热中，除邪气，肢体浮肿，下水，补不足，益气。"由此可知知母消水肿，在关节水肿严重时可加量，知母可用至30～60g。

【医家选注】

此风寒湿痹其荣卫。三焦之病，头眩短气。上焦痹也，诸肢节疼痛，身体尪羸，筋骨痹，韵书以尪为火，以羸为筋结也；然湿多则肿，寒多则痛，风多则动，故用桂枝治风，麻黄治寒，白术治湿，防风佐桂，附子佐麻黄、白术，其芍药、生姜、甘草，亦和发其荣卫，如桂枝汤例也。知母治脚肿，引诸药祛邪益气力；附子行药势为开痹大剂，然分两多而水少，恐分其服而非一剂也。《三因方》云："每服四

钱，味酸则伤筋，筋伤则缓，名曰泄，咸则伤骨，骨伤则痿，名曰枯；枯泄相搏，名曰断泄。荣气不通，卫不独行，荣卫俱微，三焦无所御，四属断绝，身体羸瘦，独足肿大，黄汗出，胫冷，假令发热，便为历节也。"（清·周扬俊《金匮玉函经二注·卷五》）

此言肢节疼痛，与历节痛不可屈伸者，因证各别。而主治之汤剂，亦不同也。肢节疼痛者，湿流关节，外因于风湿，搏于皮肤筋骨之间，是以诸肢节疼痛，身体曲偻而羸弱也。脚肿如脱者，湿气下流也。头眩短气者，风气上淫也。风热之阳邪在上，寒湿之阴邪在下，寒热交错于中，是以温温欲吐也。桂枝主行气以驱风，芍药养经荣而胜湿，然治风又先养血，行湿当宜助阳，知母资肺金以行荣卫阴阳，制风木而通调水道，是以三药为主剂也。配附子以温散下焦之寒水，佐白术助脾土以制胜其水邪，防风驱风而胜湿，麻黄通气以宣阳，生姜、甘草，宣助阳明之气以祛风湿之邪，盖阳明主秋金而属土也。（清·张志聪《金匮要略注·卷二》）

【原文】

病历节，不可屈伸，疼痛，乌头汤主之。

乌头汤方

治脚气疼痛，不可屈伸。

麻黄、芍药、黄芪各三两　甘草三两，炙　川乌五枚，咬咀，以蜜二升，煎取一升，即出乌头

上五味，咬咀四味，以水三升，煮取一升，去滓，内蜜煎中更煎之，服七合。不知，尽服之。

【何注及临床体会】

历节病，关节疼痛不可屈伸可用乌头汤。笔者认为其方证为：关节疼痛或伴水肿，不能屈伸，局部怕风怕冷，或阴雨天加重。

此方中川乌最宜深究。《神农本草经·卷三·下经》曰："主中内、恶风洗洗，出汗，除寒湿痹，咳逆上气，破积聚、寒热。其汁，煎之，

名射罔，杀禽兽。"乌头为有毒之品，古人常以其汁狩猎。故此方煎服法最宜深论，川乌在煎服时，应与蜂蜜同时先煮1小时，去乌头，留下的药汤与生麻黄药汤以及其他药同煎，生麻黄单独先煎半小时，去上沫。对于乌头汤的煎服法临床应当格外关注，反复叮嘱患者注意煎服法。

【医家选注】

此历节病之伤饮食滋味而致者也。《经》云：味过于酸，肝气以津（津津然液泄之意），味过于咸，大骨气劳。盖肝合筋，肾合骨，此筋伤则缓，骨伤则痿者，即《难经》所谓筋缓不能收持，骨痿不能起于床者是也。泄者，津液漏泄之意。今人食酸味则口流涎而额与鼻上汗出，此其证也。肾藏精而主骨，咸味走血下泄，故肾虚精竭骨失所养而枯也。《经》云：荣行脉中，卫行脉外。又云：阴在内阳之守也，阳在外阴之使也。今荣气不通，故卫气亦虚，不能独行也。三焦主气，无所御者，气不能主持也。四属，皮肉脂髓也。身体羸瘦，正荣卫俱微处。肝肾主下部，独足肿大，胫冷者，肝肾俱虚，其气已绝于下也。《内经》云：脾胃者，仓廪之官，五味出焉。黄汗出者，脾胃湿热外注，以味伤则脾胃困也。发热者，正气虚而邪气胜也，故为历节。不可屈伸疼痛，乌头汤养正逐邪。麻黄去荣中寒邪，泄卫中风热，更用黄芪实卫，芍药和荣，甘草养正泻邪，不用附子而用乌头者，以病在筋骨荣卫间，附子温中不若乌头走表也，恐其性烈，故用蜜煎解毒，又取甘以缓之之义。（清·李彣《金匮要略广注·卷上》）

此寒湿历节之方也。《经》谓风寒湿三气合而为痹，此风少寒湿居多，痹于筋脉关节肌肉之间，以故不可屈伸疼痛，即寒气胜者，为痛痹是也。所以麻黄通阳出汗散邪，而开痹著，乌头驱寒而燥风湿，芍药收阴之正，以蜜润燥，兼制乌头之毒，黄芪甘草，固表培中，使痹著开而病自愈。谓治脚气疼痛者，亦风寒湿邪所致也。

张氏医通云：乌头善走入肝，逐风寒，故筋脉之急者，必以乌头治之。然以蜜煎，取缓其性，使之留连筋骨，以利其屈伸。且蜜之润，又可益血养筋，兼制乌头燥热之毒，千金大枣汤，治历节疼痛。
（日·丹波元简《金匮玉函要略辑义·卷一》）

【原文】
矾石汤
治脚气冲心[1]。
矾石二两
上一味，以浆水一斗五升，煎三五沸，浸脚良。
【注解】
[1]脚气冲心：脚气病以脚腿肿胀痛重，或软弱无力，麻木不仁为特点，严重时又可发展为脚气冲心，出现心悸、气急、胸中胀闷、呕吐等。

【何注及临床体会】

此方用以治疗脚气冲心，脚气病即两脚软弱无力，脚胫肿满强直，或虽不肿满而缓弱麻木，甚至心胸中筑筑悸动，进而危及生命为特征的一种疾病。《脚气治法总要》曰："在黄帝时，名为厥；两汉之间，名为缓风；宋齐之后，谓为脚弱；至于大唐，始名脚气。其号虽殊，其实一也。"脚气的含义，自宋以后有所改变，更多表现为痹病。此方亦为外用方，单用矾石二两泡脚，因脚气病出现脚胫肿满，《神农本草经·卷一·上经》说其"主寒热泄利，白沃阴蚀，恶创，目痛，坚筋骨齿"。

此方以浆水煎服，浆水在河南南阳一带现在仍经常被老百姓食用，多为用芥菜、包菜、芹菜、曲曲菜、萝卜缨、黄豆芽等为原料，在沸水里烫过后，拌以少量面粉，加温水，酵母发酵而成，浆水呈淡白色，微酸。

"沸"在《茶经》中云："煮茶时，水烧至如鱼目微有声为一沸；缘边如涌泉连珠为二沸；腾波鼓浪为三沸。"

【医家选注】

脚心病者，古人谓感水湿之邪，即《内经》痿痹厥逆证也。东垣有饮乳酪之说，予思足六经起于足五趾间，若天之六淫，饮食寒热劳逸之气，凡留滞于下者，皆足以致其肿痹不仁，屈伸不利，气逆上冲也。岂独水湿之邪？白矾味酸涩性燥，可去湿消肿，收敛逆气，然脚气冲心，水克火也，岂细故哉！（清·周扬俊《金匮玉函经二注·卷五》）

此脚气外治之方也。前云疼痛，不可屈伸，以乌头汤主之。至于冲心重证，似难以外法幸功。然冲心是肾水夹脚气以凌心。而矾能却水兼能护心，所以为妙，想必乌头汤内服，后又此汤浸也。

（正曰）此章论历节，而附及脚气者，借以辨历节之证，有似脚气而非脚气也。乃主中之宾，故治亦仅见一斑，非矾石一味，便足尽脚气之治，读者当会言外之意。盖脚气证，仲景又详于趺蹶转筋门，便知此是主中之宾也。必牵乌头汤解，谬矣。（清·唐宗海《金匮要略浅注补正·卷二》）

【原文】

《古今录验》续命汤

治中风痱，身体不能自收，口不能言，冒昧不知痛处，或拘急不得转侧。姚云：与大续命同，兼治妇人产后去血者，及老人、小儿。

麻黄、桂枝、当归、人参、石膏、干姜、甘草各三两　芎䓖一两　杏仁四十枚

上九味，以水一斗，煮取四升，温服一升，当小汗。薄覆脊，凭几坐，汗出则愈，不汗更服。无所禁，勿当风。并治但伏不得卧，咳逆上气，面目浮肿。

【何注及临床体会】

第一，此方用以治疗风痱、偏瘫，半侧肢体不能自主支配，出现

肢体麻木，肢体偏瘫，言语不清，筋脉拘急而行动不利。风痱在《千金要方·论风状篇》中说："风痓者，身无痛，四肢不收，智乱不甚，言微知，则可治，甚则不能言，不可治，风爵者，奄忽不知人，咽中塞，窒窒然，吞强不能言，病在脏腑。"笔者认为其方证为：肢体瘫痪，言语不清或不能言，肢体麻木。

第二，续命汤中石膏和干姜的配伍最为精妙，陈鼎三先生云："脾主四肢，四肢瘫痪，病在脾胃，此方石膏、干姜寒热并用为调理脾胃之阴阳而设。"

第三，本方中麻黄、桂枝祛风除邪，川芎为血中气分药，理血中郁滞，杏仁畅利气机，当归和血，入血分，养血活血，补而不滞，历来为血分药首选。

第四，此方煎服法应注意汗小出为宜，不可大汗淋漓。

第五，笔者运用此方治疗脑出血或脑梗死后遗症，症见肢体瘫痪，言语不清或不能言，肢体麻木的患者，多获佳效。

【医家选注】

此合后三方，《金匮》取用之意，已发之于本条下。今细玩此方，细详其证，乃知痱即痹之别名也。风入而痹其荣卫，即身体不能自收，口不能言，冒昧不知痛处，或拘急不能转侧也。然荣卫有虚有实，虚者自内伤得之，实者自外感得之。此方则治外感之痹，其荣卫者，故以得小汗为贵。然已变越婢之制，而加芎、归养血，人参益气矣。其内伤而致荣卫之痹者，于补气血药中，略加散风药为制更可知矣。（清·喻嘉言《医门法律·卷三》）

《古今录验》续命汤注云：治中风痱，身体不能自收，口不能言，冒昧不知痛处，或拘急不得转侧。为中风正治也。以桂枝治卫风，以麻黄治营风，兼治夹寒邪者，以当归、芎䓖补血，以人参、甘草补气，以干姜开郁化痰，以杏仁降气豁痰，以石膏清热生津。风寒外因，痰火气内因，一方俱兼理者也。（清·魏荔彤《金匮要略方论本义·卷上》）

【原文】

《千金》三黄汤

治中风，手足拘急，百节疼痛，烦热心乱，恶寒，经日不欲饮食。

麻黄五分　独活四分　细辛二分　黄芪二分　黄芩三分

上五味，以水六升，煮取二升，分温三服，一服小汗，二服大汗。心热加大黄二分，腹满加枳实一枚，气逆加人参三分，悸加牡蛎三分，渴加栝楼根三分，先有寒加附子一枚。

【何注及临床体会】

三黄汤治疗中风，临床表现为手足筋脉挛急，肢体关节疼痛，心中烦热，怕冷，食欲差。麻黄驱邪外出，黄仕沛先生擅用古今录验续命汤治疗神经系统疾病，认为麻黄可以"振奋沉阳"，是神经功能受损不可多得的一味良药。独活、细辛祛风除寒，用以治疗风寒邪气入侵经络所致的中风、面瘫等。黄芪固护正气，在治疗经络病中，黄芪主大风，补虚，排脓止痛，应用时可加大剂量至120g，在后世治疗中风病补阳还五汤中，黄芪用量为四两，足量应用时收获到惊人疗效。黄芩清经络郁热，防郁热伤及血脉。此方应注意古法加减，出现心下有热应加大黄，大黄用量根据患者大便情况进行应用，大便偏干时应用生大黄后下，大便偏溏时生大黄用量宜少且同煎，或可用酒大黄。腹部胀满应加枳实，汉代时期枳实应用枳壳，《新修本草·卷第十三》云："枳实，晒干乃得，阴便湿烂也。用当去核及中瓢乃佳。今云用枳壳乃尔。若称枳实，须合核瓢用者，殊不然也，误矣。"气上冲用人参，以气伤也；心悸加牡蛎，以牡蛎养阴安神也，伴口渴时应用煅牡蛎；口渴严重时加天花粉清热养阴津；患者出现恶寒可用附子，附子走经络散寒。

【医家选注】

注曰：此风入营卫肢节之间，扰乱既久，因而邪袭肾府，手足拘急，阳不运也。百节疼痛，阴不通也。烦热心乱，热收于心也。恶寒，经日不欲饮食，肾家受邪，不能交心关胃也。故以麻黄通阳开痹，而合黄芪以走肌肉，合黄芩以清邪热，独活、细辛专攻肾邪为主，而心热、腹满、气逆、悸、渴及先有寒，各立加法，为邪入内者治法之准绳也。（清·徐彬《金匮要略论注·张仲景金匮要略论注卷五》）

此方治风入营卫肢节之间，扰乱既久证显烦热恶寒不食，邪盛正虚可知，其用麻黄为君者，以麻黄能通阳气而开痹也。故痹非得汗不开。然内虚当虑，须用参芪以佐之。而虚复有寒热之不同，虚热则用黄芩，虚寒则加附子，此仲景所以深取之也。（清·喻嘉言《医门法律·卷三》）

【原文】

崔氏八味丸

治脚气上入，少腹不仁。

干地黄八两　山茱萸、薯蓣各四两　泽泻、茯苓、牡丹皮各三两　桂枝、附子炮，各一两

上八味，末之，炼蜜和丸梧子大。酒下十五丸，日再服。

虚劳腰痛，少腹拘急，小便不利者，八味肾气丸主之。

【何注及临床体会】

此方为治疗脚气病上入少腹或者虚劳病出现腰痛，少腹部疼痛伴小便不利。笔者认为其方证为：虚劳腰酸腰痛，小便不利，口渴，夜尿频，怕冷，或女子转胞。《小儿要证直诀》将此方化裁为六味地黄丸，成为后世治疗肾阴不足的名方。此方中干地黄在临床应用中为生地黄，汉代时用药，干地黄为晒干以后制成饮片应用，鲜地黄绞汁应用，后世出现九蒸九晒的熟地黄，熟地黄善填精髓。《神农本草经·卷一·上经》说其"主折跌绝筋，伤中，逐血痹，填骨髓，长肌肉，作汤，除寒热积聚，除痹，生者尤良"。生地黄既能填精髓又能清热养阴血，为补肾填精要药。山茱萸味酸善收涩，《名医别录·中品·卷第

二》云其"主治肠胃风邪，寒热，疝瘕，头脑风，风气去来，鼻塞，目黄，耳聋，面疱，温中，下气，出汗，强阴，益精，安五脏，通九窍，止小便利。久服明目，强力，长年"。此方中山茱萸主补阴填精，可用于小便不利；山药补中益气、补虚羸，善入中焦，脾胃为后天之本，补后天以养先天；茯苓淡渗健脾，利水补脾；泽泻渗利，驱逐水饮而不伤正气；牡丹皮泄热化瘀，《神农本草经·卷二·中经》说其"主寒热，中风、瘈疭、痉，惊痫邪气，除癥坚，瘀血留舍肠胃，安五脏，疗痈创"。肉桂少量引火归原，附子温阳助气化。本方三补三泄，生地黄、山茱萸、山药为补益之品，牡丹皮、泽泻、茯苓为淡渗泄利之品，补泄兼施，共同治疗虚劳不足引起的腰痛、小便不利。

【医家选注】

腰者肾之府，腰痛为肾气之虚寒可知矣；唯虚寒，故少腹拘急，而膀胱之气亦不化也，苟非益火以助真阳，以消阴翳，恐无以生土，而水得泛溢，不至上凌君火不止矣。主以八味，固补益先天之至要者也。（清·周扬俊《金匮玉函经二注·卷五》）

肾之脉，起于足而入于腹，肾气不治，湿寒之气，随经上入，聚于少腹，为之不仁，是非驱湿散寒之剂所可治者，须以肾气丸补肾中之气，以为生阳化湿之用也。（清·尤在泾《金匮要略心典·卷上》）

【原文】

《千金方》越婢加术汤

治肉极[1]热，则身体津脱，腠理开，汗大泄，厉风气，下焦脚弱。

麻黄六两　石膏半斤　生姜三两　甘草二两　白术四两　大枣十五枚

上六味，以水六升，先煮麻黄，去上沫，内诸药，煮取三升，分温三服。恶风加附子一枚，炮。

【注释】

[1] 肉极：肌肉上高出皮肤的东西（湿疹、丘疹等）。

【何注及临床体会】

此方为治疗湿疹第一方，亦可用以治疗下焦脚弱，即脚部乏力，行动不便。笔者认为其方证为：湿疹，皮炎等（肉极），汗多，双下肢无力，面色偏黄，身面目水肿，脉沉。肉极，六极之一，对于肉极的解释，有两种说法。一为《说文解字》中所说："肌者，肉也。""极者，驴上负也；栋也。"意为肌肉上长包，可用于治疗湿疹。此方中麻黄辛温宣散风邪，石膏甘寒泻热，白术健脾，姜枣补益后天脾胃中气，使后天之源得生。

此方后注古法加减，出现恶风加附子一枚，故若患者出现怕风，后背冷，可以加附子 8～15g。

血痹虚劳病脉证并治第六

【原文】

血痹阴阳俱微[1]，寸口关上微，尺中小紧，外证身体不仁[2]，如风痹[3]状，黄芪桂枝五物汤主之。

黄芪桂枝五物汤方

黄芪三两　芍药三两　桂枝三两　生姜六两　大枣十二枚

上五味，以水六升，煮取二升，温服七合，日三服。一方有人参。

【注释】

[1] 阴阳俱微：此指卫气营血均不足。

[2] 不仁：肌肤麻木失去知觉。

[3] 风痹：以肌肉麻木和疼痛为主症的疾病。

【何注及临床体会】

血痹病出现脉象沉取浮取均为微脉，寸口关上脉微，尺脉紧，肢体麻木不仁，状如风痹，风痹者，游走无定处，方用黄芪桂枝五物汤。

血痹病最早见于《灵枢·九针论》，文曰："邪入于阳，则为狂；邪入于阴，则为血痹。"《金匮要略》云："夫尊荣人，骨弱肌肤盛，重因疲劳汗出，卧不时动摇，加被微风。"说明出现肢体麻木不仁甚或疼痛，属于阴分病，由血脉的痹阻不通而致。笔者认为黄芪桂枝五物汤辨病为：血痹（肢体麻木）；黄芪桂枝五物汤的方证为：肢体麻木，有汗出，体形肥胖，容易疲劳，怕风怕冷，舌淡。黄芪桂枝五物汤的主证：肢体麻木，有汗，怕风怕冷。

表6-1　黄芪桂枝五物汤的"辨病-方证-主证"

辨病	方证	主证
血痹（肢体麻木）	肢体麻木，有汗出，体形肥胖，容易疲劳，怕风怕冷舌淡	肢体麻木，有汗，怕风怕冷

此方为肢体麻木第一方，应用时应注意生黄芪和生姜的剂量，生黄芪一般用41g，生姜83g。此方由桂枝汤去甘草加黄芪而成，用黄芪益气补虚，桂枝通阳为主，辅以芍药除血痹，佐以生姜、大枣调和营卫，合用共奏温阳行痹之功。《本草经集注·草木中品·干姜》说："生姜味辛，微温。主治伤寒头痛鼻塞，咳逆上气，止呕吐。"生姜可温阳止呕，入中焦阳明脾胃；桂枝通行经络阳气，使经络郁滞得疏。此方古法加减时，若患者乏力加人参15～30g，人参可用党参替代。

> 黄芪桂枝五物汤为肢体麻木第一方。
> ——何庆勇 2011

【医家选注】

按：随因出方而更诊其脉。诊血痹之为脉，阴阳俱微。阴，荣之诊也；阳，卫之诊也。营卫之气弱，则脉必阴阳俱微也，胃阳之素虚可知也。然此微在寸口、关上，则上气不足更可知也。独尺中小紧，非肾病也，亦不过胃阳之根复微，故风寒湿三邪得以乘于营卫也。营卫之气根于胃阳，胃阳根于肾阳，尺中小紧，肾阳亦非充裕矣，所以邪中于营卫。其外证在身体或皮肤不仁，如中风之痹状。血痹与风痹有异乎？中于荣则为血痹，中于皮肤则为风痹。风痹兼寒湿者少，血痹兼寒湿者多，总不出胃阳虚而营卫弱之理也，不必拘牵而大贵神明也。此仲景所以主之以黄芪桂枝五物汤，在风痹可治，在血痹亦可治也。以黄芪为主固表补中，佐以大枣；以桂枝治卫升阳，佐以生姜；以芍药入荣理血，共成厥美，五物而营卫兼理，且表营卫、里胃阳亦兼理矣。推之中风于皮肤肌肉者亦兼理矣，固不必多求他法也。即云痹病多端，一方不足备用，然《内经》可考其病源也。中风病中引《伤寒论》太阳中风病诸方，可移取其治法也。寒邪湿邪杂于三阳三阴者，不一而足，其治法亦层见叠出，何必一一列之于痹病中而始可治痹病乎？此乃刻舟求剑之人，岂可与言仲景？市头买数部方书，检查医治可矣。道不同不相为谋。如此立论设想，则请不必观仲景之书可也。若后学必于求按证得方，则喻氏《法律》书中论证出方，尚有可观。上考之《内经》，下证之喻氏，以求仲景之理法，亦可渐得矣。（清·魏荔彤《金匮要略方论本义·卷上》）

承上言阴阳俱微，营卫交痹矣。寸口、关上、尺中俱见虚寒，三焦绝无正气鼓动，其里气已甚惫，而外且见身体不仁征象，是气因血而亦痹，不能融贯百骸肌体，有似风痹，而实不必由风也。但其治法，亦正从同。如桂枝汤本为太阳中风和荣卫之要药，兹特去甘草之和缓，而君以黄芪之峻补者，统率桂、芍、姜、枣，由中达外。俾无形之卫气，迅疾来复，有形之营血，渐次鼓荡，则痹可开，而风亦无容留之处矣。（清·朱光被《金匮要略正义·卷上》）

【原文】

夫失精家[1]少腹弦急，阴头寒，目眩，一作目眶痛。发落，脉极虚芤迟，为清谷，亡血，失精。脉得诸芤动微紧，男子失精，女子梦交[2]，桂枝加龙骨牡蛎汤主之。

桂枝加龙骨牡蛎汤方

《小品》云：虚羸浮热汗出者除桂，加白薇、附子各三分，故曰二加龙骨汤。

桂枝、芍药、生姜各三两　甘草二两　大枣十二枚　龙骨、牡蛎各三两

上七味，以水七升，煮取三升，分温三服。

天雄散方

天雄三两, 炮 白术八两 桂枝六两 龙骨三两

上四味, 杵为散, 酒服半钱匕, 日三服, 不知, 稍增之。

【注释】

[1]失精家：指经常梦遗、滑精的人。

[2]梦交：指梦里性交。

【何注及临床体会】

第一，失精家出现少腹拘急疼痛，会阴部湿冷，头晕眼花，脱发，是由于脾胃大伤，大失血和房劳过度所致；失精家脉象芤动微紧，无论男女均可出现梦交和失精，方用桂枝加龙骨牡蛎汤。笔者认为其方证为：噩梦频频，多梦见死人，少腹拘急，脱发，头晕目眩，梦遗失精，失眠，易疲劳，脉虚；主证为：噩梦，脱发，脉虚。

表6-2 桂枝加龙骨牡蛎汤的"辨病-方证-主证"

辨病	方证	主证
虚劳	噩梦频频，多梦见死人，少腹拘急，脱发，头晕目眩，梦遗失精，失眠，易疲劳，脉虚	噩梦，脱发，脉虚

第三，此方为桂枝类方，桂枝汤加龙骨、牡蛎各三两，龙骨、牡蛎潜阳入阴安心神；此方中牡蛎和龙骨应为生龙骨和生牡蛎，原方两味药后未出现熬，故不宜煅用，且两味药不宜大剂量应用，不可超过30g。本方交通营卫安心神，亦可用以治疗心肾不足所致的自汗、盗汗等。

第四，天雄散中条文缺失，此方属于有方而无证。《医宗金鉴》说："此条'亡血失精'之下等句，与上文义不属，当另作一条。"故有医家认为，"夫失精家，少腹弦急，阴头寒，目眩，发落，脉极虚芤迟，为清谷、亡血、失精"，为天雄散之证。名老中医王雪华则认为："天雄散和桂枝加龙骨牡蛎汤是'一证两方'。对男子梦失精，治疗梦遗，可用桂枝加龙骨牡蛎汤；治无梦而遗之滑精者，则可用天雄散。"

笔者认为天雄散的方证为腰膝冷痛，男子失精。

第五，天雄散由四味药物组成，天雄主温阳，关于天雄、附子、乌头的区别在《神农本草经》中已有记载。《神农本草经·卷三·下经》说："案《广雅》云奚毒，附子也。一岁，为荝子；二岁，为乌喙；三岁，为附子；四岁，为乌头；五岁，为天雄。"桂枝温通心阳，白术温补脾阳，乃温补心脾肾之良方。

【医家选注】

此条"亡血失精"之下等句，与上文义不属，当另作一条在后。失精家，谓肾阳不固精者也。少腹弦急，虚而寒也。阴头寒，阳气衰也。目眩，精气亏也。发落，血本竭也，若诊其脉极虚而芤迟者，当知极虚为劳，芤则亡血，迟则为寒，故有清谷、亡血、失精之证也。

程林曰：肾主闭藏，肝主疏泄，失精则过于疏泄，故少腹弦急也，阴头宗筋之所聚，真阳日亏，故阴头寒也。目眩则精衰，发落则血竭，是以脉虚芤迟也。虚主失精，芤主亡血，迟主下利清谷也。

李彣曰：肝主藏血，肾主藏精，亡血失精，则肝肾俱虚矣。少腹者，肝、肾之部，今少腹弦急，以肝肾两亏，则里气虚而张急加弦也。肝主筋，前阴者，宗筋之所聚，肝衰故阴头寒也。肝藏血，开窍于目，肾主骨，骨之精为瞳子，又肾之华在发，发者血之余，此肝肾两虚，故目眩发落也。芤脉者，浮沉有，中间无，似中空芤草，故名芤脉，此亡血之脉，以脉者血之府，血虚则脉亦虚也。迟为在脏，迟则为寒，脉极虚芤迟，则其证亦虚。清谷者，大便完谷不化也。此虚劳在肝、肾二经者也。（清·吴谦《订正仲景全书金匮要略注·卷二》）

失精家，肾阳大泄，阴寒凝闭，小腹必急。小腹中之筋，必如弦之紧，而不能和缓，阴头必寒，下真寒如是，上假热可征矣。火浮则目眩，血枯则发落，诊其脉必极虚，或浮大、或弱涩，不待言矣。更兼芤迟，芤则中虚，胃阳不治；迟则里寒，肾阳无根，或便清谷，中焦无阳也。或吐衄亡血，上焦浮热也，或梦交遗精，下焦无阳也。此虚劳之所以成而精失血亡，阴阳俱尽也。

巢元虚劳失精候云：肾气虚损，不能藏精，故精漏失。其病小腹弦急，阴头寒，目眩痛，发落，令其脉数而散者。失精脉也，凡脉芤动微紧，男子失精也。

脉得诸芤动微紧者，阴阳并乖，而伤及其神与精也。故男子失精，女子梦交。沈氏所谓劳伤心气，火浮不敛，则为心肾不交，阳泛于上，精孤于下，火不摄水不交自泄，故病失精。或精虚心相内浮，扰精而出，则成梦交者是也。徐氏曰：桂枝汤，外证得之，能解肌去邪气；内证得之，能补虚调阴阳；加龙骨牡蛎者，以失精梦交，为神情间病，非此不足以收敛其浮越也。

恐失精家，有中焦阳虚。变上方，而加天雄白术。

案此疑亦后人所附，为补阳摄阴之用也。

案外台：载范汪疗男子虚失精，三物天雄散。即本方，无龙骨。云：张仲景方，有龙骨。文仲同，知是非宋人所附也。

案天雄，本草大明云：助阳道暖水脏，补腰膝益精。（日·丹波元简《金匮玉函要略辑义·卷二》）

【原文】

虚劳里急[1]，悸，衄，腹中痛，梦失精，四肢酸疼，手足烦热，咽干口燥，小建中汤主之。

小建中汤方

桂枝三两，去皮　甘草三两，炙　大枣十二枚　芍药六两　生姜二两　胶饴一升

上六味，以水七升，煮取三升，去渣，内胶饴，更上微火消解，温服一升，日三服。呕家不可用建中汤，以甜故也。

妇人腹中痛，小建中汤主之。

【注释】

[1]里急：指腹中有拘急感，但按之不硬。

【何注及临床体会】

虚劳病，出现腹中绞痛，心悸，鼻衄，做梦遗精，四肢酸痛，手脚心发热，咽干口燥，方用小建中汤。笔者认为其方证为：体质虚弱，易疲劳，饥饿时出现胃脘或腹痛，心悸，咽干口燥，舌淡，脉弦细。抓其主证则可为：心悸或胃腹痛，多于饥饿时诱发或加重。小建中汤由桂枝、芍药、甘草、生姜、大枣和饴糖6味药组成，为桂枝类方，桂枝汤倍芍药加饴糖；方中桂枝性味甘温，通阳化气而振奋脾阳；白芍酸甘化阴和阴血，临床应用时，芍药的剂量不得少于30g，一般用量为30～60g，量少则止痛效果不显著。若出现腹痛血不利，可用赤芍除血痹。《神农本草经》中芍药"治邪气腹痛，除血痹，破坚积，寒热，疝瘕，止痛，益气"，其中止痛和除血痹为芍药的主要功用。甘草补中益气，药性和缓；生姜温中焦散脾寒；大枣养血补气，更增补益；饴糖健脾胃补中气，适用于脾弱纳差者。六药相伍，共同发挥建立中焦运化之能，使机体气血阴阳得生。饴糖在方中必不可少，《名医别录》中饴糖主补虚乏、止烦渴。清代汪昂说："今人用小建中汤者，绝不用饴糖，失仲景遗意矣。"笔者遵仲景本意，应用饴糖取建中补不足，以甘缓之剂建立中焦的气化机能，恢复中焦脾胃的运化功能，则气血阴阳得以化生，人体各部的虚损症状得除。

【医家选注】

《经》云形气不足，病气不足，此阴阳俱不足也，不可刺之，刺之为重虚，盖气不足者，如中气不健，频欲更衣，心下悸，或阳明内热而血外溢，或腹中痛，或梦接内而遗，种种悉气之不足为之也。形不足者，即如四肢不但不强健而酸疼，甚至手足烦热，津液少而干燥，种种皆形之不足为之也。经谓不可刺，以重虚者，宜补之以甘药。此其意唯仲景遵之，培中央以灌输腑脏百脉，主以小建中，正稼穑作甘之意也。然观此证，则肾虚为多，水亏当壮水之主，以镇阳光。火衰则益火之源，以消阴翳。独仲景不屑于此，而唯以树立中气为第一义者何居？圣人曰精、谷气也，可见肾为藏精之处，伎巧出焉。苟非有五谷之养，五味之调，则亦从何而生？然经又曰精不足者，补之以味。假使胃不能纳，脾不能运，又如之何？故圣人以建中主治，使中州之土，已坏复起，将饮食入胃者，游溢精气，上输于脾，脾气散精，上归于肺。如经所云者，则五脏百脉自裕矣，岂但已病乎哉？（清·周扬俊《金匮玉函经二注·卷六》）

里急以下诸证，用小建中汤，此乃第一篇，所谓治肝脾之方治也，厥阴含少阳胆火，胆实则气壮而强，胆虚则气馁而悸，腹为足太阴部分，肝胆之火逆于太阴，则腹中痛，厥阴之脉络于阴器，胆火下泻，则梦失精，阴泄于下脑应于上，则为衄，脾精不行于四肢，故四肢痛楚而手足烦热，脾精不上承，故咽干而口燥，其病在脾，致病之由则为肝胆，此证肝胆俱虚而不任泻，故特出建中汤以补脾，使肝脏不虚，则胆火潜藏。（曹颖甫《金匮发微·血痹虚劳病脉证并治第六》）

【原文】

虚劳里急，诸不足[1]，黄芪建中汤主之。于小建中汤加黄芪一两半，余依上法。气短胸满者加生姜；腹满者去枣，加茯苓一两半；及疗肺虚损不足，补气加半夏三两。

《千金》疗男女因积冷气滞，或大病后不复常，苦四肢沉重，骨肉酸疼，吸吸少气，行动喘乏，胸满气急，腰背强痛，心中虚悸，咽干唇燥，面体少色，或饮食无味，胁肋腹胀，头重不举，多卧少起，甚者积年，轻者百日，渐至瘦弱，五脏气竭，则难可复常，六脉俱不足，虚寒乏气，少腹拘急，羸瘠百病，名曰黄芪建中汤，又有人参二两。

【注释】

[1] 诸不足：脏腑的气血阴阳均不足。

【何注及临床体会】

此方为小建中汤的变方，用以治疗虚劳病腹痛、诸不足，在小建中汤原方上加黄芪一两半，笔者临床体会到黄芪建中汤的方证为：虚劳，心中悸而烦，胃脘或腹中痛，四肢酸疼，手足烦热，咽干口燥，或劳则自觉心中发空，饥而心悸。

此方应注意古法加减，出现气短胸部憋闷加生姜，生姜在《本草经集注·草木中品·干姜》中载为："味辛，微温。主治伤寒头痛鼻塞，咳逆上气，止呕吐。久服去臭气，通神明。"生姜善入中焦，气短胸满多由大下后伤中焦气分所致。出现腹满应去大枣加茯苓，大枣味甘，易使人胸满。《本草经集注·草木上品·茯苓》说："主治胸胁逆气，忧恚，惊邪恐悸，心下结痛，寒热，烦满，咳逆，止口焦舌干，利小便。止消渴好唾，大腹淋沥，膈中痰水，水肿淋结，开胸腑，调脏气，伐肾邪，长阴，益气力，保神守中。"茯苓主气逆、烦满；肺气虚损不足，加半夏三两，半夏燥湿化痰，交通阴阳，降逆下气，使脏腑功能恢复正常运化，从而达到"不补之中有真补"之效。此方以补中气、建立中焦气化为主，此方中半夏燥湿健脾、降逆下气，合建中汤则补气健脾。

【医家选注】

注曰：小建中汤，本取化脾中之气，而肌肉乃脾之所生也。黄芪能走肌肉而实胃气，故加之以补不足，则桂、芍所以补一身之阴阳，而黄芪、饴糖又所以补脾中之阴阳也。若气短胸满加生姜，谓饮气滞阳，故生姜以宣之。腹满去枣加茯苓，蠲饮而正脾气也。气不顺加半夏，去逆即所以补正也。（清·徐彬《金匮要略论注·张仲景金匮要略论注卷六》）

虚劳属气血两虚。《难经》云：气主煦之，血主濡之。则气能统血而阳生阴长，此血脱者必先益气也。建中汤加黄芪以实卫气。

建中汤既补中宫而卫气未实，则补中者仍未免于外泄，加黄芪以固卫气，则卫实荣生，阳行阴守，八珍汤加黄芪以成十全大补之功，义本诸此。

气短胸满，加生姜以温胃气，且辛以散之也；腹满去枣，恐其滞也，加茯苓，下气行水也；疗肺虚补气，加半夏运枢机以行补剂也。

（清·李彣《金匮要略广注·卷上》）

【原文】

虚劳诸不足，风气[1]百疾，薯蓣丸主之。

薯蓣丸方

薯蓣三十分　当归、桂枝、曲、干地黄、豆黄卷各十分　甘草二十八分　人参七分　芎䓖、芍药、白术、麦门冬、杏仁各六分　柴胡、桔梗、茯苓各五分　阿胶七分　干姜三分　白蔹二分　防风六分　大枣百枚，为膏

上二十一味，末之，炼蜜和丸，如弹子大，空腹酒服一丸，一百丸为剂。

【注释】

[1] 风气：泛指病邪，因风为百病之长，风邪侵入人体，能引起多种疾病。

【何注及临床体会】

虚劳诸不足，即气血阴阳亏损、脏腑功能衰退为病机变化的表现。关于风气百疾，有三种解释：一为泛指各种疾病，如伤寒，既有广义伤寒（所有外感疾病的统称），又有狭义伤寒（伤寒病，东汉时期发生的以寒邪为主的瘟疫）之分；二为风病和气病的总称，《诸病源候论》论风病诸候59候，气病诸候25候；三为风病的总称，如薯蓣丸在《千金要方·风眩第四》中有云"头目眩晕，心中烦郁，惊悸，狂癫"。笔者认同第三种说法。薯蓣丸由21味药组成，脾胃为后天之本，故重用薯蓣健脾补后天；人参、白术、茯苓、干姜、豆黄卷、大枣、甘草、神曲益气健脾调中，当归、川芎、芍药、干地黄、麦冬、阿胶滋阴养血，血行而不滞；柴胡、桂枝、防风祛风散邪，杏仁、桔梗、白蔹理气降气开郁，诸药合用，共奏扶正祛邪之功。

【医家选注】

风气百疾，非辛甘不足以散之。薯蓣、桂枝、黄卷、柴胡、白蔹、干姜、桔梗、防风之辛甘以去风邪。风行于身，则津液枯槁，故用阿胶、杏仁、麦冬、大枣之湿药以润之。曰虚，曰劳，曰诸不足，则脏腑气血俱不足也。气厚者为阳，人参、白术、甘草所以养阳。味厚者为阴，地黄、当归、芍药、川芎所以养阴。茯苓渗诸邪，酒曲行药势，服百丸而成大剂也。（清·程林《金匮要略直解·卷上》）

虚劳之病，率在厥阴风木一经。肝脾阳虚，生气不达，木郁风动，泻而不藏，于是虚劳不足，百病皆生。肺主收敛，薯蓣敛肺而保精，麦冬清金而宁神，桔梗、杏仁，破壅而降逆，以助辛金之收敛。肝主生发，归、胶，滋肝而养血，地、芍，润木而清风，芎䓖、桂枝，疏郁而升陷，以助乙木之生发。土位在中，是为升降金木之枢，大枣补己土之精，人参补戊土之气，苓、术、甘草，培土而泻湿，神曲、干姜，消滞而温寒，所以理中而运升降之枢也。木位在左，是为克伤中气之贼，柴胡、白蔹，泻相火而疏甲木，黄卷、防风，燥湿土而达乙木，所以剪乱而除中州之贼也。（清·黄元御《金匮悬解·卷七》）

【原文】

虚劳虚烦不得眠[1]，酸枣仁汤主之。

酸枣仁汤方

酸枣仁二升　甘草一两　知母二两　茯苓二两　芎䓖二两《深师》有生姜二两

上五味，以水八升，煮酸枣仁，得六升，内诸药，煮取三升，分温三服。

【注释】

[1] 虚烦不得眠：指心中郁郁而烦，虽卧而不得熟睡。

【何注及临床体会】

酸枣仁汤临床中较为常用，用以治疗肝血不足所致的失眠，笔者认为其方证为：失眠，情绪不稳定，虚劳，体虚，神经衰弱，乏力，易疲劳，脉弦细或弦数。主证为：失眠，情绪不稳定，易疲劳。酸枣仁主心烦不得眠，入肝经，补肝血。《新修本草·卷第十二》云："（酸枣仁）主心腹寒热，邪结气，四肢酸疼湿痹，烦心不得眠，脐上下痛，血转、久泄，虚汗、烦渴。补中，益肝气，坚筋大骨，助阴气，令人肥健。"知母清热除烦养阴，茯苓健脾安神，川芎行血中滞气，陈修园在《金匮要略浅注·酸枣仁汤》中说："酸枣仁汤无效，则川芎改为一两。"甘草健脾调和诸药。

此方中酸枣仁用量二升，据考证酸枣仁二升用量为 224g，汉代一两 13.8g，笔者临床酸枣仁常用剂量为 55～224g，《深师方》有生姜二两，《本草经集注·果菜米谷有名无实·菜部药物》曰："生姜，微温，辛，归五脏，去淡下气，止呕吐，除风邪寒热。久服少志，少智，伤心气，如此则不可多食长御，有病者是所宜也尔。"此方生姜，笔者以为补脾气，脾气充则后天之源得以化生，肝血足。

此方煎服法为分温三服，古时机械、网络不发达，路程多以车马或徒步，故服药时若出现困意，可于马车或沿途休憩。今路程多以汽车等，若于开车时睡眠可会出现重大事故，故笔者交代患者服药时于晚饭前半小时及晚饭后半小时服用。

【医家选注】

渊雷案：虚烦不得眠，亦神经衰弱之一种证候。人之睡眠，须血液流向下部，使脑部比较的贫血，方能入寐，所谓人卧则血归于肝也。病虚劳者，因营养不足而神经衰弱，于是神经经常欲摄血以自养。虽睡眠时，脑部仍见虚性充血，故虚烦不得眠。（陆渊雷《金匮要略今释·卷二》）

因虚劳而烦，是虚烦也。因虚烦而不得眠，是虚烦不得眠也。故主以酸枣仁汤，专治虚烦，烦去则得眠也。

李彣曰：虚烦不得眠者，血虚生内热，而阴气不敛也。《内经》云：气行于阳，阳气满，不得入于阴，阴气虚，故目不得瞑。酸枣汤养血虚而敛阴气也。（清·吴谦《订正仲景全书金匮要略注·卷二》）

【原文】

五劳虚极羸瘦，腹满不能食，食伤、忧伤、饮伤、房事伤、饥伤、劳伤，经络营卫气伤，内有干血，肌肤甲错，两目暗黑。缓中补虚，大黄䗪虫丸主之。

大黄䗪虫丸方

大黄十分，蒸　黄芩二两　甘草三两　桃仁一升　杏仁一升　芍药四两　干地黄十两　干漆一两　虻虫一升　水蛭百枚　蛴螬一升　䗪虫半升

上十二味，末之，炼蜜和丸小豆大，酒饮服五丸，日三服。

【何注及临床体会】

关于五劳在《黄帝内经》《诸病源候论》和《高注金匮要略》中均有不同的记载，据考证《金匮要略》中五劳即为五脏精气的耗损，五脏的劳伤。五脏劳伤过度，机体出现虚劳状态腹部胀满不能饮食，又被食、忧、饮、房事、饥、劳、经络营卫气所伤，机体内部出现干血，表现于皮肤外部为肌肤出现不规则干燥脱屑，两只眼睛眼眶周围肤色暗黑。此时疾病在里，病深且重，治疗宜缓中补虚，方用大黄䗪虫丸。此方的缓中补虚应为攻中有补，治宜图缓；此方中大黄攻下逐瘀，给瘀血以出路；黄芩清热，干血耗伤气血，血聚成瘀而有瘀热在里；桃仁，在《本草经集注·果部药物·下品》中有云："主治瘀血，闭瘕邪气，杀小虫。主咳逆上气，消心下坚，除猝暴击血，破癥瘕，通月水，止痛。"此方中桃仁治瘀血，止痛。杏仁利气机，《名医别录·下品·卷第三》载为："主咳逆上气雷鸣，喉痹，下气，产乳金创，寒心奔豚。"内有瘀血，则气机不利，以杏仁利气机，气行则血行；芍药除血痹、止痛，可赤白芍同用；生地黄用量较大，填精髓而养阴血，清阴分热，为此方中重要的补益之药。干漆亦为祛瘀血类药物，《名医别录·上品·卷第一》曰："主治咳嗽，消瘀血，痞结，腰痛，女子疝瘕，利小肠，去蛔虫。"消瘀散结以除干血；虻虫、水蛭、蛴螬、䗪虫

均为虫类活血药，血肉有情之品入药，可达到缓中补虚之效。

【医家选注】

五劳，五脏之劳病也。《素问·宣明五气》：久视伤血，久卧伤气，久坐伤肉，久立伤骨，久行伤筋，是谓五劳所伤。心主血，肺主气，脾主肉，肾主骨，肝主筋，五劳不同，其病各异，而总以脾胃为主，以其为四维之中气也，故五劳之病，至于虚极，必羸瘦腹满，不能饮食，缘其中气之败也。五劳之外，又有七伤，饱食而伤，忧郁而伤，过饮而伤，房室而伤，饥馁而伤，劳苦而伤，经络营卫气伤。其伤则在气，而病则在血，血随气行，气滞则血瘀也。血所以润身而华色，血瘀而干，则肌肤甲错而不润，两目暗黑而不华，肝窍于目，《灵枢》：肝病者眦青（"五阅五使篇"），正此义也。血枯木燥，筋脉短缩，故中急而不缓。大黄䗪虫丸，甘草培土而缓中，杏仁利气而泻满，桃仁、干漆、虻虫、水蛭、蛴螬、䗪虫，破瘀而消癥，芍药、地黄，清风木而滋营血，黄芩、大黄，泻相火而下结块也。

凡五劳七伤，不离肝木，肝木之病，必缘土虚。以中气劳伤，己土湿陷，风木郁遏，生气不达，于是贼脾位而犯中原。脾败不能化水谷而生肌肉，故羸瘦而腹满。肝藏血而窍于目，木陷血瘀，皮肤失荣，故肌错而目黑。大黄䗪虫丸，养中而滋木，行血而清风，劳伤必需之法也。（清·黄元御《金匮悬解·卷七》）

此论虚劳而伤其荣卫，以致血积而成干也。夫脏腑经络，溪谷百骸，总属一阴阳耳。荣卫，阴阳二气也。是以五劳七伤，虚极羸瘦，皆伤荣卫之气所致。荣卫气伤，则血不自行，而有干血矣。血不能濡，故肌肉甲错。目不得血，故两目暗黑也。《难经》云：损其肝者缓其中。肝主血，血伤，则损其肝，故宜缓中补虚。和缓其中，则荣卫自生，补其虚弱，则羸瘦自复，故宜大黄䗪虫丸，行其干血。推陈则新血自生，血生，则荣卫气复。用大黄、桃仁、干漆、虻虫、水蛭、蛴螬、䗪虫，以破瘀；地黄、芍药，以润其干燥；甘草缓中；芩、杏利肺。盖肺者，主行荣卫阴阳。肺气利，则干血去而荣卫行，荣卫行，

则肌肉充而虚劳补矣。（清·张志聪《金匮要略注·卷二》）

【原文】

《千金翼》炙甘草汤

一云复脉汤。治虚劳不足，汗出而闷，脉结悸，行动如常，不出百日，危急者十一日死。

甘草四两，炙　桂枝、生姜各三两　麦门冬半升　麻仁半升　人参、阿胶各二两　大枣三十枚　生地黄一升

上九味，以酒七升，水八升，先煮八味，取三升，去滓，内胶消尽，温服一升，日三服。

【何注及临床体会】

第一，炙甘草汤，用以治疗虚劳诸不足，汗出后胸闷，脉象为结脉，心悸，能够正常活动，此种病证严重的十余天就死亡了，所以对于严重的患者必须提前交代病情。

第二，本方可用于治疗心律不齐，笔者认为其方证为：心悸亢进，精神萎靡，体质虚弱，口干，皮肤干燥，大便干燥。主证为：心悸，乏力，大便干燥。

第三，此方中生地黄一升，《伤寒论》中生地黄一斤，临床笔者常用 48～108g，生地黄性味偏凉，且大便色如漆，故服用时应交代患者大便颜色和大便性质，若大便偏溏，且伴有腹部疼痛，应在此方中加大生姜用量或加干姜暖脾胃。桂枝、甘草合为桂枝甘草汤，用以治疗叉手自冒心。麦门冬滋阴养心阴，《神农本草经·卷一·上经》曰："主心腹结气，伤中、伤饱，胃络脉绝，羸瘦短气。"火麻仁半升，火麻仁为种子类药物，易滑肠，《名医别录·上品·卷第一》云其"主治中风汗出，逐水，利小便，破积血，复血脉，乳妇产后余疾，长发，可为沐药"。在此本草文献里，麻子可复血脉，麻子仁丸用以治疗便秘，故应用炙甘草汤时，患者可出现大便干燥，若大便正常或微溏时，麻仁可从小剂量 6g 开始应用。人参大补元气，此种脉象为心气不

足，人参补心气；阿胶笔者常用黄明胶，临床效果颇佳，在阿胶的本草考证中，唐以前的阿胶原料主要为牛皮，《新修本草·卷第十五·兽上》说："（阿胶）主心腹内崩，劳极洒洒如疟状，腰腹痛，四肢酸疼，女子下血，安胎。丈夫少腹痛，虚劳羸瘦，阴气不足，脚酸不能久立，养肝气。久服轻身益气。一名傅致胶。生东平郡，煮牛皮作之。出东阿。"驴皮熬制阿胶自宋代起方才广泛应用，清代起驴皮代替牛皮成为今日广泛应用的阿胶。

【医家选注】

此仲景治伤寒脉代结，心动悸，邪少虚多之圣方也。《金匮》不载，以《千金翼》常用此方治虚劳，则实可征信，是以得名为《千金》之方也。虚劳之体，多有表热夹其阴虚，所以其证汗出而闷，表之固非，即治其阴虚亦非，唯用此方得汗而脉出热解，俾其人快然，真圣法也。但虚劳之人，胃中津液素虚，非伤寒暴病邪少虚多之比，桂枝、生姜分两之多，服之津液每随热势外越，津既外越，难以复收，多有淋漓沾濡一昼夜者，透此一关，亟以本方去桂枝、生姜二味，三倍加入人参，随继其后，庶几津液复生，乃致营卫盛而诸虚尽复，岂小补哉？（清·喻嘉言《医门法律·卷六》）

虚劳而致汗出，阳虚无以卫外矣。胸闷不舒，阴燥无以内荣矣。阳虚故脉结，阴燥故心悸也。此心营肺卫两伤，病在无形，故能行动如常。然主不出百日危者，以九十日为一时，百日则岁序已更，元气不堪变更故也。若病深而急，死期迫矣。予以十一日者，阴阳衰脱，脏数五，腑数六故也。药用桂、甘、姜、枣以复其阳，地、冬、胶、麻以复其阴，而人参三两于其间，以成位育之功，名之曰复脉，岂虚语哉？（清·朱光被《金匮要略正义·卷上》）

肺痿肺痈咳嗽上气病脉证治第七

【原文】

肺痿吐涎沫而不咳者，其人不渴，必遗尿，小便数，所以然者，以上虚[1]不能制下故也。此为肺中冷，必眩，多涎唾，甘草干姜汤以温之。若服汤已渴者，属消渴[2]。

甘草干姜汤方

甘草四两，炙　干姜二两，炮

上㕮咀，以水三升，煮取一升五合，去滓，分温再服。

【注释】

[1] 上虚：此指肺虚。

[2] 消渴：指口渴不已，饮水即消。包括消渴病及消渴症。

【何注及临床体会】

此条论述肺痿，以咳唾涎沫为主证。《诸病源候论》中用"萎"字，取其弱而不用之意；《说文解字》"痿"作"痹也"，身体某部分机能失去功能。肺痿，不咳嗽，但是出现大量清稀痰涎，若没有渴欲饮水，会出现遗尿或者小便量多，此种病因为上虚不能制下。此种清稀涎唾量多为主症的肺痿是肺脏被寒邪直中而伤所致，出现头晕，涎唾多，方用甘草干姜汤。甘草干姜汤辨病当属肺痿或脚挛急，甘草干姜汤的方证为：咳痰，大量的稀水痰，吐涎沫，遗尿，脚挛急，局部怕冷，舌淡或舌体萎缩，苔白。甘草干姜汤的主证为：大量稀水痰，或脚抽筋，局部怕冷。

表7-1 甘草干姜汤的"辨病–方证–主证"

辨病	方证	主证
肺痿或脚挛急	咳痰，大量的稀水痰，吐涎沫，遗尿，脚挛急，局部怕冷，舌淡或舌质萎缩，苔白	大量稀水痰，或脚抽筋，局部怕冷

此方由甘草和干姜两味药组成，甘草四两，干姜二两，笔者主张应用原方原量，即甘草∶干姜=2∶1。甘草常用30～55g，干姜常用15～28g。

干姜主胸满咳逆，温中，《本草经集注·草木中品》云其"主治胸满，咳逆上气，温中，止血，出汗，逐风湿痹，肠澼下痢。寒冷腹痛，中恶，霍乱，胀满，风邪诸毒"。此方（甘草干姜汤）中干姜辛温，甘草甘温，辛甘温补肺之阳气，促进阳气运化布散。

【医家选注】

此举肺痿之属虚冷者，以见病变之不同。盖肺为娇脏，热则气烁，故不用而痿，冷则气沮，故亦不用而痿也。遗尿、小便数者，肺金不用而气化无权，斯膀胱无制而津液不藏也。头眩、多涎唾者，《经》云上虚则眩，又云上焦有寒，其口多涎也。甘草、干姜，甘辛合用，为温肺复气之剂。服后病不去而加渴者，则属消渴。盖小便数而渴者为消，不渴者，非下虚即肺冷也。（清·尤在泾《金匮要略心典·卷上》）

上二章，论气之所生在肾，此复论气之所主在天。盖所生者先天，所主者后天，上下先后，互相生化者也。夫肺属乾金而主天，帅辖周身之气，气不施化，则小便为闭为癃。气不能制，则又为遗为数。是先天生气之原，又借后天之气化也。肺痿吐涎沫而不咳者，乃肺中因冷而痿，不能通调水液，非热在上焦之为肺痿也。其人不渴者，又非重亡津液之所致也，此因肺中冷而气虚，必致遗尿而小便频数，所以然者，以上虚不能制下故也。夫气不能上充而必眩，不能下制而必遗，不能中化而涎唾。上下中焦，靡不由气之煦化也。宜甘草、干姜，温补其中，虚则补其母也。若服汤已渴者，属消渴，此又虚寒在下，以致小便遗数。下章所谓男子消渴，肾气丸主之是也。夫气发原于下焦肾，生于中焦胃，主于上焦肺，是下而中，中而上者也。此章以上虚不能制下，是又上而下也。用甘草干姜汤以补中焦，是又中而上，上而下也。如服汤已渴者，属消渴，此又生气之原本虚寒，不能上与阳明合化，虽温补其中，反燥阳明而成渴，是又仍归于下而中，中而上也。天地之气，上下循环，周而复始，学者能法天之纪，用地之理以治人，进乎技矣。（清·张志聪《金匮要略注·卷二》）

【原文】

咳而上气[1]，喉中水鸡声[2]，射干麻黄汤主之。

射干麻黄汤方

射干十三枚，一法三两　麻黄四两　生姜四两　细辛、紫菀、款冬花各三两　五味子半升　大枣七枚　半夏大者，洗，八枚，一法半升

上九味，以水一斗二升，先煮麻黄两沸，去上沫，内诸药，煮取三升，分温三服。

【注释】

[1]上气：指气逆而上。

[2]水鸡声：即田鸡，俗称蛙；形容喉间痰鸣声连连不断，好像田鸡的叫声。

【何注及临床体会】

第一，咳嗽气喘，喉中有哮鸣音，可用射干麻黄汤。笔者认为其方证为：咳嗽，喉中水鸡声（哮鸣音），咳痰稀白，舌淡苔白。射干麻黄汤高度特异性的方证为：喉中水鸡声。

表7-2　射干麻黄汤的"辨病-方证-主证"

辨病	方证	主证
咳嗽	咳嗽，喉中水鸡声（哮鸣音），咳痰稀白，胸膈满闷，舌淡苔白	咳嗽，喉中水鸡声（哮鸣音），咳痰稀白

第二，关于水鸡声，有两种说法：一即蛙鸣声，水饮内发，闭塞肺气，喉中痰声辘辘；二为古代儿童玩具，一种陶制口哨，儿童玩耍时注水入其腹内，吹其尾部，其声辘辘，恰似喉中痰鸣。

第三，此方中紫菀、款冬花为止咳要药，《千金方》曰："治三十年嗽方：紫菀二两，款冬花三两。右二味治下筛，先食以饮服一方寸匕，日三服，七日差。"《神农本草经·卷二·中经》说："味苦，温。主咳逆上气，胸中寒热结气，去蛊毒痿蹶，安五脏。""款冬花主咳逆上气，善喘，喉痹，诸惊痫寒热邪气。"此二味药主咳逆上气。射干主咳逆，味苦平，入肺经。《神农本草经·卷三·下经》曰："（射干）主咳逆上气，善喘，喉痹，诸惊痫寒热邪气。"生麻黄先煮去上沫，但不可将麻黄与上沫同去；五味子、干姜、细辛为《伤寒论》中化寒饮的重要组药，细辛有小毒，临床应用时需谨慎，细辛入汤剂可以超过3g，笔者一般从小剂量10g开始应用。

【医家选注】

治外寒包内热，嗽喘胸高，喉中如水鸡声。其用与华盖散同，但此邪稍甚，故此治法亦宜散外寒为主。是以用麻黄、生姜、细辛等以散在表之风邪，射干以散胸中之结热，助半夏豁痰以定喘，紫菀茸、五味子、款冬花等润肺止嗽。（明·汪机《医学原理·卷之五》）

风寒外闭，肺气郁阻，逆冲咽喉，泻之不及，以致呼吸堵塞，声如水鸡。此缘阳衰土湿，中气不运，一感外邪，里气愈郁，胃土上逆，肺无降路，而皮毛既阖，不得外泄，是以逆行上窍，冲塞如此。射干麻黄汤，射干、紫菀、款冬、五味、细辛、生姜、半夏，下冲逆而破壅塞，大枣补土而养脾精，麻黄发汗而泻表寒也。（清·黄元御《金匮悬解·卷十五》）

【原文】

咳逆上气，时时吐唾浊[1]，但坐不得眠，皂荚丸主之。

皂荚丸方

皂荚八两，刮去皮，用酥炙

上一味，末之，蜜丸梧子大，以枣膏和汤服三丸，日三夜一服。

【注释】

[1] 吐唾浊：指吐出浊黏稠痰。

【何注及临床体会】

咳嗽气喘，常常咳吐浊唾，痰质黏稠难出，但坐不得卧（端坐式呼吸），方用皂荚丸。皂荚丸由单味药皂荚组成，在《新修本草·卷第十四》中载为："皂荚有小毒，主风痹，死肌，邪气，风头泪出，下水，利九窍，杀鬼、精物，疗腹胀满，消谷，破咳嗽囊结，妇人胞不落，明目益精。"此为燥痰在里，以皂荚破咳嗽囊结；由于皂荚药房不备，故笔者临床中未用此方，不再论述。

【医家选注】

《经》谓上气者阴气在下，阳气在上，诸阳气浮，无所依从也。今咳逆上气，是浊气上干，清虚之位，反为浊阴所据。故虽时时唾，而浊不为唾减也。皂荚性能驱浊，其刺又能攻坚，且得直达患处，用意神巧，诚不可思议者。嘉言云大热之毒，聚结于肺，表之温之，曾不少应，坚而不可攻者，用此丸豆大三粒，朝三服，暮一服，吞适病所，如棘针遍刺，四面还攻。如是多日，庶几无坚不入，聿成荡涤之功，不可以药之微贱而少之也，胸中手不可入，即谓为代针丸可矣。（清·周扬俊《金匮玉函经二注·卷七》）

此风邪致痰之病也。风邪壅逆肺气，上而不下则咳逆上气，津液不布，化为痰涎，而时时唾浊，痰壅气滞，但坐不得眠矣。设迁延时日，热过于营，脓成则死，此风邪骤至之病，而无积饮相夹，故以皂荚一味，能开诸窍，而祛风痰最疾，服三丸者，是取峻药缓散之意也。（清·沈明宗《张仲景金匮要略·卷七》）

【原文】

咳而脉浮者，厚朴麻黄汤主之。

厚朴麻黄汤方

厚朴五两　麻黄四两　石膏如鸡子大　杏仁半升　半夏半升　干姜二两　细辛二两　小麦一升　五味子半升

上九味，以水一斗二升，先煮小麦熟，去滓，内诸药，煮取三升，温服一升，日三服。

【何注及临床体会】

咳嗽出现浮脉用厚朴麻黄汤，《金匮要略》中的脉象值得深究，据考证仲景脉象为人体内气机变化的直观表达。此文中的脉浮与下文中的脉沉为确定饮邪的在表在里，从而来定解表为主还是降里为主的治疗策略。《金匮要略论注》云："咳而脉浮，则表邪居多，但此非在经之表，乃邪在肺家气分之表也。故以小青龙汤去桂枝、芍药、甘草三味，而加厚朴以下气，石膏以清热，小麦以戢心火而安胃。"厚朴麻黄汤以疏表化饮止咳为主，厚朴降气通腑，气机上逆可出现喘和咳嗽。《名医别录·中品·卷第二》说："厚朴主温中，益气，消痰，下气，治霍乱及腹痛，胀满，胃中冷逆，胸中呕逆不止，泄痢，淋露，除惊，去留热，止烦满，厚肠胃。"麻黄宣肺可平喘，石膏清气分郁热，此邪在表在气分，石膏既可清热又可制衡麻黄太过辛温，杏仁降利肺气，半夏化痰散结，干姜、细辛、五味子为仲景止咳化寒饮常用组药。

【医家选注】

浮则为风，厚朴麻黄汤以散风邪。沉者为寒，泽漆汤以温肺气。麻黄、石膏、细辛，开腠理而致津液；半夏、干姜、杏仁，止喘咳而下逆气；厚朴平胃；小麦补脾；五味补肺，九味治咳而脉浮者用之。（清·程林《金匮要略直解·卷中》）

咳均属肺病，而亦有表里之别。表主于风，里主于饮，而脉之浮沉应之。浮用厚朴、麻黄，沉用泽漆、紫菀，治法较然矣。（清·朱光

被《金匮要略正义·卷上》)

【原文】

脉沉者，泽漆汤主之。

泽漆汤方

半夏半斤　紫参五两，一作紫菀　泽漆三斤，以东流水五斗，煮取一斗五升　生姜五两　白前五两　甘草、黄芩、人参、桂枝各三两

上九味，㕮咀，内泽漆汁中，煮取五升，温服五合，至夜尽。

【何注及临床体会】

咳嗽出现沉脉用泽漆汤，此方病邪在里。泽漆汤的方证为：咳嗽日久，剧烈咳嗽，多伴水肿，脉沉。泽漆为方中要药，用量为三斤48两，一两3g则需要用144g，故临床过程中泽漆量可较其他药量大。《神农本草经·卷三·下经》说："（泽漆）主治皮肤热，大腹水气，四肢面目浮肿，丈夫阴气不足。利大小肠，明目，轻身。"泽漆利水下气，咳嗽伴双下肢水肿时应用此方效果颇佳；紫参散结利水，《神农本草经·卷二·中经》云："紫参主心腹积聚，寒热邪气，通九窍，利大小便。"后医家认为紫菀即为紫参，紫菀主咳逆上气，与紫参散结利水相差甚远。

【医家选注】

按：脉沉者，泽漆汤主之。脉沉与咳而脉浮者对言，言咳而脉沉不浮，则表邪变热入里矣。故咳而脉沉，里病也，热病也，必素日形寒饮冷，伤其肺脏，变热入里，耗其正津，瘀其痰血，而欲成痈也。主之以泽漆，泽漆，大戟苗也，较大戟寒性虽减而破瘀清热、利水降气，有同性也，但性缓于大戟，故宜于上部用。佐以半夏开之，黄芩泄之，白前、紫参润之，生姜、桂枝升散之，人参、甘草补益之。煮取五升，至夜尽服，可谓预治肺痈，稍从急治者矣。(清·魏荔彤《金匮要略方论本义·卷上》)

咳而脉沉者，其病在下，是水邪上泛，相火壅阻，肺金伤克而不归也。泽漆汤，人参、甘草，补中而培土，生姜、半夏，降逆而驱浊，紫参、白前，清金而破壅，桂枝、黄芩，疏木而泻火，泽漆决瘀而泻水也。（清·黄元御《金匮悬解·卷十五》）

【原文】

大逆上气，咽喉不利，止逆下气者，麦门冬汤主之。

麦门冬汤方

麦门冬七升　半夏一升　人参二两　甘草二两　粳米三合　大枣十二枚

上六味，以水一斗二升，煮取六升，温服一升，日三夜一服。

【何注及临床体会】

大逆上气，一为火逆上气，因用辛温类药物出现气喘、咽喉不适，方用麦门冬汤。笔者认为其方证为：喘憋，咳嗽，咽干，咽部有似冒火的感觉，舌红，脉细。

此方中麦门冬七升，半夏一升，据考证麦门冬与半夏由于密度相近，剂量可相等。麦冬：半夏=7：1，此方中麦冬养阴清热，《神农本草经·卷一·上经》说："（麦冬）主心腹结气，伤中、伤饱，胃络脉绝，羸瘦短气。"麦门冬既入肺经又入胃经，性味甘平，清热不伤正气，养阴不碍胃；半夏散结消痞，在《伤寒论》中半夏散及汤和半夏苦酒汤均可用于治疗咽喉不适、疼痛，半夏可散咽喉部结滞；人参生津止渴，此方中加粳米养阴津而养胃，补后天脾胃。

【医家选注】

大逆上气，则为喘为咳，咽喉为之不利，麦门冬、半夏以下气；粳米、大枣以补脾；甘草、人参以补肺。脾肺相生，则气得归原而大逆上气自止。（清·程林《金匮要略直解·卷中》）

火热夹饮致逆，为上气，为咽喉不利，与表寒夹饮上逆者悬殊矣。故以麦冬之寒治火逆，半夏之辛治饮气，人参、甘草之甘，以补益中

气。盖从外来者，其气多实，故以攻发为急；从内生者，其气多虚，则以补养为主也。（清·尤在泾《金匮要略心典·卷上》）

【原文】

肺痈，喘不得卧，葶苈大枣泻肺汤主之。

葶苈大枣泻肺汤方

葶苈熬令黄色，捣丸如弹子大　大枣十二枚

上先以水三升，煮枣取二升，去枣，内葶苈，煮取一升，顿服。

肺痈胸满胀，一身面目浮肿，鼻塞清涕出，不闻香臭酸辛，咳逆上气，喘鸣迫塞，葶苈大枣泻肺汤主之。

方见上，三日一剂，可至三四剂，此先服小青龙汤一剂乃进。

支饮不得息，葶苈大枣泻肺汤主之。

【何注及临床体会】

肺痈病，即发生于肺部的疮痈，以咳吐浊唾腥臭痰为特征。肺痈病，出现气喘不能平卧，可用葶苈大枣泻肺汤；出现支饮，喘息不能平卧，亦可用葶苈大枣泻肺汤。笔者认为其方证为：喘憋，或咳嗽，不能平卧，吐黄脓痰。此方由葶苈子、大枣两味药组成。葶苈子在煎煮过程中应包煎，因葶苈用种子入药，其子小而轻，易漂浮于水面，故于《金匮要略》中葶苈先煎捣丸，后入大枣汤内服用。《神农本草经·卷三·下经》云："葶苈味辛，寒，主癥瘕、积聚、结气，饮食、寒热，破坚。"葶苈泄痰饮散结气，临床用量可用至 30～50g。

《千金方·卷第二十一·水肿第四》云："治水肿，甄权为安康公处此方。又方葶苈（生用四两），桂心（一两）。上二味为末，蜜丸如梧子大，饮下七丸，日二，以知为度。"此方治疗水肿加桂枝。《千金方·卷第二十一·水肿第四》云："治大水，头面遍身肿胀方。又方，葶苈、桃仁各等分。上二味皆熬，合捣为丸，服之，利小便。一方用杏仁。"头面遍身肿胀可加桃仁。

此治肺痈吃紧之方也；肺中生痈，不泻何待？恐日久痈脓已成，泻之无益，日久肺气已索，泻之转伤，唯血结而脓未成，当急以泻肺之法夺之。况喘不得卧，不云甚乎？经云是动则病肺胀满，膨膨然而喘咳，胃气不升，大肠之气亦不降，则鼻塞不闻香臭，遂使周身肿浮，有种种之证也。然此表证尚多，岂可专泻，不知肺痈始因邪由外入，及其成痈，则证复自内显出。故论其常，当升散开提者，且未可下夺。论其亟当下夺者，倘牵制于外，反昧脓成则死之大戒，安得不审所轻重哉？（清·周扬俊《金匮玉函经二注·卷七》）

痈生于肺，隔碍上焦故喘。喘则不得卧，与葶苈以泻肺定喘，则邪去；大枣以补脾益胃，则正复；而葶苈又过于泻肺，缓以大枣之甘也。（清·程林《金匮要略直解·卷中》）

【原文】

咳而胸满，振寒脉数，咽干不渴，时出浊唾腥臭[1]，久久吐脓如米粥者，为肺痈，桔梗汤主之。桔梗汤方亦治血痹。

桔梗一两　甘草二两

上二味，以水三升，煮取一升，分温再服，则吐脓血也。

少阴病，二三日，咽痛者，可与甘草汤，不差，与桔梗汤。

【注释】

[1] 浊唾腥臭：吐出脓痰，气味腥臭。

【何注及临床体会】

出现咳嗽胸满，怕冷但是脉数，咽部干而不觉渴，时而出现咳吐浊唾腥臭痰，疾病拖延时间长久后开始吐脓血痰，如同米粥状，此为肺痈中期，宜用桔梗汤排脓。《伤寒论》中，出现少阴病，咽痛时可用桔梗汤。笔者认为其方证为：少阴病，咽痛，局部色偏红，属热证者，肺痈。此方桔梗、甘草的比例为1∶2，桔梗为药食同源类药材，故临床应用时可大剂量应用；桔梗在韩国、朝鲜和中国许多地区作为泡菜食用。《本草经集注·草木中品》云："主治胸胁痛如刀刺，腹满，肠鸣幽幽，惊恐悸气。利五脏肠胃，补血气，除寒热风痹，温中消谷，治喉咽痛，下蛊毒。"故可用以治疗咽喉痛和胸胁部疼痛。

【医家选注】

咳而胸满，振寒，脉数，咽干不渴，时出浊唾腥臭，久久吐脓如米粥者，此为肺痈。但肺痈未成脓，实邪也，故以葶苈之逐邪主之。今既成脓，则为虚邪，当以桔梗汤之解肺毒，排痈脓主之。（清·唐宗海《金匮要略浅注补正·卷三》）

邪结上焦，故胸满。火伏于里，故外振寒也。脉数咽干，邪火燔灼何等。但干而不渴者，以有浊唾时出故也。此痈脓已成，吐如米粥，若不急为排散，则肺叶溃尽，将成不救矣。唯以桔梗开结排脓，甘草清热解毒，极轻极清，为开上焦血痹之要药。（清·朱光被《金匮要略正义·卷上》）

【原文】

咳而上气，此为肺胀，其人喘，目如脱状[1]，脉浮大者，越婢加半夏汤主之。

越婢加半夏汤方

麻黄六两　石膏半斤　生姜三两　大枣十五枚　甘草二两　半夏半升

上六味，以水六升，先煮麻黄，去上沫，内诸药，煮取三升，分温三服。

【注释】

[1] 目如脱状：是形容两目胀突，如将脱出的样子。

【何注及临床体会】

肺胀病，《黄帝内经》云："肺胀者，虚满而喘咳。"患者出现喘憋，眼睛突出而脉象浮大，方用越婢加半夏汤。笔者认为其方证为：咳嗽，喘憋，两目发胀或头痛，身浮肿，恶风，脉浮或脉浮大。此方中麻黄、石膏共用，在仲景方中为常用的药物配伍，麻黄宣散，石膏防麻黄宣散太过，又清热除烦渴，在《医学衷中参西录》中，张锡纯善用石膏清热除烦，此方中石膏助麻黄疏风利水。越婢汤为治疗风水病的方剂，"风克皮间，水溢肌表"。此方疏风解表，宣肺利水。半夏散胸膈间痞满、心下坚、头眩胸胀，脉浮大为邪气在表，在表之邪宜发散，故用越婢加半夏汤治疗肺胀。

【医家选注】

咳而上气，此为肺胀，其证肩息而喘，目突如脱之状。今脉浮大，则可知浮则为风，大则为实，故以越婢加半夏汤主之，外疏皮毛，内降气逆也。

赵良曰：咳而上气，则其气之有冲而不下，可知矣；其咳之相连而不已，可知矣。此皆属肺之胀使之也。邪入于肺则气壅，气壅则欲不喘不可得，唯喘极，故目如脱，所以肺胀与喘之至也。脉浮，邪也，兼大则邪实。而所以遗害于肺，正未有已，故必以辛热发之，亦兼以甘寒佐之，使久合之邪，涣然冰释，岂不快乎？然久蓄之饮，何由得泄，故特加半夏于越婢汤中，一定之法也。

尤怡曰：外邪内饮，填塞肺中，为胀、为喘、为咳而上气，越婢汤散邪之力多，而蠲饮之力少，故以半夏辅其未逮。不用小青龙者，以脉浮且大，病属阳热，故利辛寒，不利辛热也，目如脱状者、目暗胀突，如欲脱落之状，壅气然也。

李彣曰：脾运水谷，主为胃行津液，职卑如婢也。汤名越婢者，取发越脾气，通行津液之义也。今治肺胀，则麻黄散表邪，石膏清内热，甘草、大枣养正缓邪，半夏、生姜散逆下气也。

上气喘而躁者，属肺胀，欲作风水，发汗则愈。

上气咳逆喘而躁急者，属肺胀也。乃风郁于外，水逆于中之候也，故曰：欲作风水。当发其汗，故曰：发汗则愈也。

徐彬曰：有邪者，尚可治也。若上气但喘而躁，则喘为风之扇，躁为风之烦，其逆上之涎沫，将夹风势而为风水。今使先泄于肌表，

水无风战，自然顺趋而从下，故曰：可汗而愈。（清·吴谦《订正仲景全书金匮要略注·卷二》）

此方加半夏者，与小青龙加石膏同法。彼方治咳上气喘，烦躁脉浮，与此主治相似，俱为胃热犯肺之病。小青龙方中有半夏，而无石膏；越婢方中有石膏，而无半夏。观二方加法，则胃热犯肺者之治，当半夏、石膏并用也。竹叶石膏汤症，虚烦气逆，亦半夏、石膏并用。徐大椿说：此方与小青龙加石膏汤，为治喘之主方。泉谓：肺受风寒而喘者，麻黄、杏仁并用，治在肺；肺受胃热而喘者，半夏、石膏并用，治在胃又皆卫分之治法也。厚朴麻黄汤，麻、杏、半、石合用，是肺分既受风寒，复受胃热者之治法。凡欲穷经方，必合数方以治一方，始了然于圣人用意之精矣。又《局方》玉真丸，以石、半合硝、硫，治肾厥之头痛，亦平胃之意，故亦用石、半，其硝、硫，特因肾有大寒故也。（清·莫枚士《经方例释·经方例释上》）

【原文】

肺胀，咳而上气，烦躁而喘，脉浮者，心下有水，小青龙加石膏汤主之。

小青龙加石膏汤方

《千金》证治同，外更加胁下痛引缺盆。

麻黄、芍药、桂枝、细辛、甘草、干姜各三两　五味子、半夏各半升　石膏二两

上九味，以水一斗，先煮麻黄，去上沫，内诸药，煮取三升。强人服一升，羸者减之，日三服，小儿服四合。

【何注及临床体会】

肺胀病，出现咳而喘满，心情烦躁，脉象为浮脉，此为心下有水，方用小青龙加石膏汤。笔者认为其方证为：咳嗽或喘憋，咳痰清稀或鼻涕清稀，或遇寒诱发或加重，烦躁，口渴，脉浮。《千金方》亦可用以治疗胁下痛引缺盆。方中麻黄发汗解表，宣肺平喘兼以利水；桂枝

解肌散寒、助阳化气；麻黄、桂枝、甘草辛甘化阳，共奏增强阳气的升发能动的功用，从而达到恢复机体营卫功能。干姜、细辛、半夏散寒温肺，化饮行水，温中降逆；五味子敛肺止咳、芍药养血和营，因水饮在心下，出现烦躁，加石膏清热除烦。此亦为水饮在表，宜宣散从汗而去。

【医家选注】

心下有水，则水寒射肺，故致肺胀，而有喘咳烦躁之证，水病脉宜沉，而反浮者，水气泛溢上壅，又心肺居上焦，其脉原属浮也。

龙能变化施雨水，《经》云，阳之汗以天地之雨名之。故发汗用大青龙，行水用小青龙，此命名制方之本意也。

心下有水，麻黄、桂枝发汗，以泄水于外；半夏、干姜、细辛温中，以散水于内；芍药、五味子收逆气，以平肺；甘草益脾土以制水；加石膏以去烦躁，兼能解肌出汗也。（清·李彣《金匮要略广注·卷中》）

此互上条肺胀治法也。风寒之邪，入于营卫，夹痰上逆，则咳而上气，烦躁而喘，肺气壅逆，谓之肺胀，即肺痈未成之初也。此气分邪多，故脉见浮，然气逆则津液化为痰饮，而痰饮乃属阴邪，内积胸膈，为心下有水，当用小青龙涤饮散表，此风多寒少，表里相半，故加石膏以清风化之热。（清·沈明宗《张仲景金匮要略·卷七》）

【原文】

《千金》甘草汤

甘草

上一味，以水三升，煮减半，分温三服。

【何注及临床体会】

此方可用以治疗咽痛，生甘草一味入药，在《伤寒论》中治疗少阴病二三日出现咽痛。此方生甘草用以治疗疮疡在本草古籍中均有记载，《神农本草经·卷一·上经》说："甘草，味甘，平。主五脏六腑寒热邪气，坚筋骨，长肌肉，倍力，金创瘑，解毒。"

【原文】

《千金》生姜甘草汤

治肺痿咳唾涎沫不止，咽燥而渴。

生姜五两　人参二两　甘草四两　大枣十五枚

上四味，以水七升，煮取三升，分温三服。

【何注及临床体会】

生姜甘草汤用以治疗肺痿吐涎沫，咽干而渴，此为肺中寒而津液不布散上承，故出现咽干而渴。方中人参补肺气生阴津，生姜温中散寒，补后天脾胃而养肺；甘草、大枣补益脾胃，使肺部阳气生化有源。此方注意煎服法，治疗肺痿时，要一日三服。

【医家选注】

元犀按：中者土也，土能生金，金之母即资生之源也。夫肺痿咳唾涎沫不止，咽燥而渴者，是中土虚，水气逆，阻其正津不能上滋也。方用生姜破阴行阳，蒸津液上滋；佐以人参入太阴，振脾中之阳，育肺中之阴；又以枣、草助之，为资生之始，则土旺则生金制水矣。（清·唐宗海《金匮要略浅注补正·卷三》）

此方即从前甘草一味方中，而广其法，以治肺痿，胃中津液上竭，肺燥已极，胸咽之间，干槁无耐之证。以生姜之辛润上行为君，合之人参、大枣、甘草，入胃而大生其津液，于以回枯泽槁，润咽快膈，真神方也。（清·喻嘉言《医门法律·卷六》）

【原文】

《千金》桂枝去芍药加皂荚汤

治肺痿吐涎沫。

桂枝、生姜各三两　甘草二两　大枣十枚　皂荚一枚，去皮子，炙焦上五味，以水七升，微微火煮，取三升，分温三服。

【何注及临床体会】

此方用以治疗肺痿吐涎沫，寒邪未伤血分，未出现化热，故去血分之芍药，方义同生姜甘草汤；桂枝通阳化气，调动一身阳气抗邪，因虚寒肺痿清稀痰涎较多，故加皂荚化痰。

【医家选注】

此必见壅闭喘咳之象，故加皂荚于温中药内，以助开导之势。（清·朱光被《金匮要略正义·卷七》）

按：以上诸方，俱用辛甘温药，以肺既枯痿，非湿剂可滋者，必生气行气以致其津，盖津生于气，气至则津亦至也。又方下俱云，吐涎沫多不止，则非无津液也，乃有津液而不能收摄分布也，故非辛甘温药不可。加皂荚者，兼有浊痰也。（清·尤在泾《金匮要略心典·卷上》）

【原文】

《外台》桔梗白散

治咳而胸满，振寒脉数，咽干不渴，时出浊唾腥臭，久久吐脓如米粥者，为肺痈。

桔梗、贝母各三分　巴豆一分去皮，熬，研如脂

上三味，为散，强人饮服半钱匕，羸者减之。病在膈上者吐脓血，膈下者泻出，若下多不止，饮冷水一杯则定。

【何注及临床体会】

桔梗白散为笔者临床常用方，用以治疗咳痰如米粥。此方原文解为用以治疗肺痈咳嗽胸闷，怕冷脉数，时而咳吐浊唾腥臭痰，疾病日久痰成米粥状。笔者认为其方证为：咳痰如米粥状，块状痰，质黏稠难咳。此方由桔梗、贝母和巴豆组成，临床过程中，因巴豆有毒，药房不具备，应用时可用桔梗、贝母两味药。桔梗具有升提作用，故可用以排脓痰。浙贝母散结，《神农本草经·卷二·中经》云："贝

母味辛，平。主伤寒烦热，淋沥，邪气，疝瘕，喉痹，乳难，金创，风痉。"贝母散结祛邪而疗疮痈；巴豆又称鼠豆，《神农本草经·卷三·下经》载其"味辛，温。主伤寒、温疟、寒热，破癥瘕、结聚、坚积、留饮、痰癖。大腹水胀，荡练五脏六腑，开通闭塞，利水谷道，去恶肉，除鬼毒蛊注邪物（《御览》作鬼毒邪注），杀虫鱼"。用以散结破癥坚留饮，具有温通泻下的作用，因其峻烈之性，应用时也制成巴豆霜，且为丸散剂型；煎服法中强调强人服用半钱匕，羸人减量，不可大剂量应用，以免误治。治疗时，疾病在膈上时会出现吐脓血，膈下者，出现泻下，若下利不止，可饮用一杯冷水。故临床应用时应仔细交代患者。

【医家选注】

咳而胸满七证，乃肺痈之明证。用此方深入其阻，开通其壅遏，或上或下，因势利导，诚先着也。虽有葶苈大枣泻肺汤一方，但在气分不能深入，故用此方，于其将成脓未成脓之时，早为置力，庶不犯脓成则死之迟误，岂不超乎？（清·喻嘉言《医门法律·卷六》）

此即前桔梗汤证也，病势危急，恐甘、梗二物不胜其任，因去甘草之甘缓，而用巴豆之极峻利者，以扶危定倾于旦夕。贝母可以助桔梗之开，亦可以驯巴豆之烈，命曰三物，以别甘梗汤之二物耳。（清·朱光被《金匮要略正义·卷上》）

【原文】

《千金》苇茎汤

治咳有微热，烦满，胸中甲错，是为肺痈。

苇茎二升　薏苡仁半升　桃仁五十枚　瓜瓣半升

上四味，以水一斗，先煮苇茎，得五升，去滓，内诸药，煮取二升，服一升，再服当吐如脓。

【何注及临床体会】

苇茎汤用以治疗肺痈出现咳嗽而发热，患者心烦腹满，胸中自觉不适感。笔者认为其方证为：咳嗽，咳吐黄脓痰，喘憋，烦躁，皮肤甲错，舌苔黄腻，舌暗或有瘀点。临床应用时，尝以芦根替代苇茎，芦根生于水下，善滋阴清热，苇茎生于水上，取象比类，因其中空似肺，故用以消痈排脓；二者应用似麻黄与麻黄根区别，麻黄善发汗解表，宣肺，麻黄根止汗，此二者因药用部位不同而效果差异较大，故笔者不主张用芦根代替苇茎。

薏苡仁和冬瓜仁均为药食同源类药材，应用时可加大剂量使用，二者均消痈排脓。《名医别录·上品·卷第一》载："薏苡仁无毒。主除筋骨邪气不仁，利肠胃，消水肿，令人能食。"桃仁破瘀血消积聚，入血分，利于肺中痈脓排出。

【医家选注】

盖咳而有微热，是邪在阳分也，烦满则夹湿矣。至胸中甲错，是内之形体为病，故甲错独见于胸中，乃胸上之气血两病也。(清·徐彬《金匮要略论注·张仲景金匮要略论注卷七》)

尤在泾云：此方具下热散结通瘀之力，而重不伤峻，缓不伤懈，可以补桔梗汤、桔梗白散二方之偏，亦良法也。(清·陈修园《金匮要略浅注·卷三》)

奔豚气病脉证治第八

【原文】

师曰：奔豚[1]病，从少腹起，上冲咽喉，发作欲死，复还止，皆从惊恐得之。奔豚气上冲胸，腹痛，往来寒热，奔豚汤主之。

奔豚汤方

甘草、芎䓖、当归各二两　半夏四两　黄芩二两　生葛五两　芍药二两　生姜四两　甘李根白皮一升

上九味，以水二斗，煮取五升，温服一升，日三夜一服。

【注释】

[1]奔豚：豚为小猪。此处奔豚指奔豚气病，指气之上冲症状如豚之奔窜。

【何注及临床体会】

奔豚病，以特殊的上气之候为其特点；豚者，《说文解字》云："豚，小豕也。"意为小猪，象形字。《金匮要略》奔豚病记载以少腹部病起，气从少腹部上冲至咽喉，发作时期有濒死感，后又气从咽喉退至少腹，此病皆有惊恐而发。奔豚病，出现气上冲，腹部疼痛，寒热往来表现者，方用奔豚汤。奔豚汤辨病当属奔豚，奔豚汤的方证为：自觉气从小腹上冲，或发作胸闷，或发作心悸，或咽部不适，多伴腹痛，又怕冷又怕热。奔豚汤的主证为：气从小腹上冲，或发作胸闷、心悸，或咽部不适，又怕冷又怕热。

表8-1 奔豚汤的"辨病-方证-主证"

辨病	方证	主证
奔豚	自觉气从小腹上冲,或发作胸闷,或发作心悸,或咽部不适,多伴腹痛,又怕冷又怕热	气从小腹上冲,或发作胸闷、心悸,或咽部不适,又怕冷又怕热

奔豚汤中当归、芍药入血分,补血、养血而止疼痛,川芎行气,为血中气药,使血得以补养不留瘀;半夏散结消痞,奔豚病气从少腹上冲心胸,散结气消痞结;黄芩除热逐水,奔豚病本为气血水互结,结必有热,以黄芩清热利水;此方中生葛用五两,在葛根的考证中,生葛为鲜葛根净洗晾晒后的切制使用,具有起阴气之功用,助其他药物平冲降逆;甘李根白皮为治疗奔豚气的重要药物,《药性论》中记载李根白皮:"根白皮,主治消渴,止心烦逆奔豚气。"关于李根白皮有两种,甘李根白皮和苦李根白皮,李时珍对于两种李根白皮的描述较为细致:"根白皮(指甘李根白皮),大寒,无毒、主治消渴,止心烦逆奔豚气;苦李根白皮,味咸,治脚下气,主热毒、烦躁,煮汁服,止消渴。"干李根白皮为蔷薇科李树的根白皮,临床用药时,因李根白皮难寻,故多用桑白皮替代,效果大打折扣。桑白皮,《神农本草经》原文说:"桑根白皮,味甘,寒。主伤中,五劳六极,羸瘦,崩中脉绝,补虚益气。"与李根白皮的功效相差甚远。

此方煎服法亦需注意,原文中每日服四次,日三夜一,可参照原方煎服法,笔者常嘱患者早、中、晚、睡前日四服。

【医家选注】

夫惊者,实有可畏触于我也。因其可畏而惴惴焉恐,惕惕焉惧,则曰恐。故惊则伤心,恐则伤肾;肾为作强之官,受伤则邪气斯盛。心为神明之出,受伤则正气以衰。水本克火者也,于是肾邪欲上凌心,斯从少腹而上冲咽喉也。何也?夫少阴脉循喉咙,因其所系之经,而上冲殊便。纵使土可制水,乃由惊病肝,则木气足以胜土,且因惊病心,则火气又不足以生土。然则水气之止,亦其势衰而复还耳。岂诚阳明太阴足以堤防之耶?气上冲胸,较冲咽喉稍缓,然腹痛,明系木来乘土；若往来寒热，少阳本病，以厥阴与少阳相表里也。故以作甘者益土为制水，半夏、生姜消散积滞，以辛温去寒，以苦寒解热，当归益营，芍药止痛。凡发于惊者，皆以本汤主治，即以病名汤。（清·周扬俊《金匮玉函经二注·卷八》）

豚为水畜，逆冲而上，有若奔然，故曰奔豚。其起少腹，以邪本厥阴也。上冲咽喉，汲引肾邪也。发作欲死，复还止，以厥阴为病，必发厥，正气少复，厥气还止也。总之病发于肝而鼓动少阴阴邪，攻冲为患，连肾亦不复有宁止矣，故曰从惊恐得之也。

前条言气冲咽喉，以激发肾邪使然，此条言冲胸，并腹痛及往来寒热，见奔豚气正不必借资肾邪，而自能攻冲脾胃，且邪迫少阳，而为往来寒热，其惊发为祸烈矣。故特用专经之药，以疏肝和中为治，使肝气畅，则奔豚不治而自止也。（清·朱光被《金匮要略正义·卷上》）

【原文】

发汗后，烧针令其汗，针处被寒，核起而赤者，必发奔豚，气从小腹上至心，灸其核上各一壮，与桂枝加桂汤主之。

桂枝加桂汤方

桂枝五两　芍药三两　甘草二两，炙　生姜三两　大枣十二枚

上五味，以水七升，微火煮取三升，去滓，温服一升。

【何注及临床体会】

运用发汗法后，再行烧针让其汗出，烧针所在位置受寒，出现了针处红肿，这种情况下会出现奔豚气，气从小腹部上冲至心胸，在针处进行灸法，方用桂枝加桂汤。笔者认为其方证为：气从小腹部上冲至心胸，或发作胸闷，或发作心悸，伴怕风怕冷。

表8-2　桂枝加桂汤的"辨病-方证-主证"

辨病	方证	主证
奔豚	气从小腹部上冲至心胸，或发作胸闷，或发作心悸，伴怕风怕冷	气从小腹部上冲至心胸，或发作胸闷，或发作心悸，伴怕风怕冷

　　桂枝加桂汤为桂枝汤原方加桂枝二两，总计桂枝五两，用以平冲降逆。由此可知，桂枝可用以治疗气上冲。此方煎服法中，煮取三升后，去掉药渣，本应当剩余三升药汤，今温服一升后无文字，猜测此处可能有错简，在温服一升后可有不瘥更服。

【医家选注】

　　汗者心之液，汗后又加烧针，则损阴血而惊心气，心虚则肾气凌心而上逆，发为奔豚。因针处被寒，先灸核上以散寒。芍药养阴；生姜散邪；桂枝导引阳气，以泄肾邪；甘草、大枣补土以克水也。（清·李彣《金匮要略广注·卷中》）

　　烧针，即温针也。烧针取汗，亦汗法也；针处宜当避寒，若不知谨，外被寒袭。火郁脉中，血不流行，所以有结核肿赤之患也。夫温针取汗，其法亦为迅烈矣。既针而营不奉行作解，必其人素寒阴盛也；故虽有温针之火，但发核赤，又被寒侵，故不但不解，反召阴邪。而加针之时，心既惊虚，所以肾水阴邪，得上凌心阳，而发奔豚也。奔豚者，肾水阴邪之气，从少腹上冲于心，若豚之奔也，先灸核上各一壮者，外祛其寒邪，继与桂枝加桂汤者，内伐其肾邪也。

　　灸后与桂枝加桂汤主之，意取升阳散邪，固卫补中，所以为汗后感寒，阳衰阴乘之奔豚立法也。与前条心动气驰，气结热聚之奔豚，源流大别也。

　　柯氏方论云：更加桂者，益火之阳，而阴自平也。桂枝更加桂，治阴邪上攻，只在一味中加分两，不于本方外求他味，不即不离之妙如此。茯苓桂枝甘草大枣汤证已在里，而奔豚未发，此证尚在表，而奔豚已发，故有不同。（日·丹波元简《金匮玉函要略辑义·卷二》）

【原文】

发汗后，脐下悸者，欲作奔豚，茯苓桂枝甘草大枣汤主之。

茯苓桂枝甘草大枣汤方

茯苓半斤　甘草二两，炙　大枣十五枚　桂枝四两

上四味，以甘澜水一斗，先煮茯苓，减二升，内诸药，煮取三升，去滓，温服一升，日三服。甘澜水法：取水二斗，置大盆内，以杓扬之，水上有珠子五六千颗相逐，取用之。

【何注及临床体会】

发汗法后，出现脐下悸动，此为奔豚病将发之时，方用茯苓桂枝甘草大枣汤。笔者认为其方证为：气从脐下上冲，欲作奔豚，或发作胸闷，或发作心悸。此方中茯苓用量最大，茯苓半斤，汉代一两为13.8g，半斤为110g，茯苓为药食同源类药材，古时和今人均做茯苓饼或糕点服用，故临床用量可至最大量。此方由四味药物组成，原方比例为茯苓：桂枝：甘草 =8：4：2。此方为苓桂剂，用以治疗水饮上逆，桂枝、甘草辛甘化阳，温煦心阳，大枣调补脾胃，恢复中焦运化之能；茯苓通利水饮从小便而去。此方煎服用甘澜水，关于甘澜水，柯琴《伤寒论注》曰："甘澜水状似奔豚，而性则柔弱，故又名劳水，用以先煮茯苓，取其下伐肾邪，一唯趋下也。"据文献考证，甘澜水一为淘米水，一为手扬水，此法取水使水中氧合度增高，增加药物在水中的溶解度。

表8-3　桂枝加桂汤、茯苓桂枝甘草大枣汤与奔豚汤之比较

方剂	原文	药物组成	方证
桂枝加桂汤	发汗后，烧针令其汗，针处被寒，核起而赤者，必发奔豚，气从小腹上至心，灸其核上各一壮，与桂枝加桂汤	桂枝五两，芍药三两，甘草二两，炙，生姜三两，大枣十二枚	气从小腹部上冲至心胸，或发作胸闷，或发作心悸，伴怕风怕冷

方剂	原文	药物组成	方证
茯苓桂枝甘草大枣汤	发汗后,脐下悸者,欲作奔豚,茯苓桂枝甘草大枣汤主之	茯苓半斤,甘草二两,大枣十五枚,桂枝四两	气从脐下上冲,欲作奔豚,或发作胸闷,或发作心悸
奔豚汤	奔豚气上冲,腹痛,往来寒热,奔豚汤主之	甘草、芎䓖、当归、半夏、黄芩、生葛、芍药、生姜、甘李根白皮	患者自觉气从小腹上冲,或发作胸闷,或发作心悸,或咽部不适,多伴腹痛,又怕冷又怕热

【医家选注】

汗亡血中温气,木郁风动,摇荡不宁,则生振悸。轻则枝叶振惕而悸在心下,重则根本撼摇而悸在脐间,若脐下悸生,则奔豚欲作矣。苓桂甘枣汤,茯苓、桂枝,泻癸水而疏乙木,甘草、大枣,补脾精而滋肝血也。(清·黄元御《金匮悬解·卷九》)

悸者,跳动之状,与心下之虚悸不同。此条着眼在"发汗后,脐下悸"六字,故知其欲作奔豚也;盖汗为心液,发汗后则上虚,上虚而脐下跳动,是下焦将匀其有余,以上赴空处之渐,故知之。但脐下动悸,是脐下之实者,当责也。故君淡渗之茯苓,以肾脏不可泻,泻膀胱之腑以泻肾阴耳;桂树嫩枝,辛温而柔软,具少火生气之妙;甘草以浮之,大枣以托之,是使桂枝生阳之性,确乎在心肺之夹空,而填其上焦,如雾之氤氲矣。夫桂、甘、大枣,意在补上,而且降奔豚之上逆者,亦须凭高弹压,水性下趋,况与茯苓先煮,则尤渗泄易下,恐失上焦之部位。故扬作甘澜,以乱其下趋之性,使少少留连,以完全其补高治上之功用而已。真穷工极巧之方也,此篇当与惊悸门方论参看。(清·高学山《高注金匮要略·奔豚气病脉证治第八》)

胸痹心痛短气病脉证治第九

【原文】

师曰：夫脉当取太过不及^[1]，阳微阴弦^[2]，即胸痹而痛，所以然者，责其极虚也。今阳虚知在上焦，所有胸痹、心痛者，以其阴弦故也。平人无寒热，短气不足以息，实也。胸痹之病，喘息咳唾，胸背痛，短气，寸口脉沉而迟，关上小紧数^[3]，栝楼薤白白酒汤主之。

栝楼薤白白酒汤方

栝楼实一枚，捣　薤白半升　白酒七升

上三味，同煮，取二升，分温再服。

【注释】

［1］太过不及：指脉象改变，盛于正常的为太过，弱于正常的为不及。太过主邪盛，不及主正虚。

［2］阳微阴弦：关前为阳，关后为阴。阳微，指寸脉微；阴弦，指尺脉弦。

［3］关上小紧数：指关脉稍弦，为第1条阴脉的互辞。

【何注及临床体会】

《金匮要略》的编著，以师徒对话讲解模式完成，足以说明中医重视师带徒的方式进行传承，故今日年轻中医亦应多访名师，跟其学习。

《伤寒论》中脉象与后世不同，仲景不仅重视寸口脉的诊法，还重视全身切脉法，对杂病、危症参以趺阳、人迎、少阴等脉象。取脉当取疾病时出现的太过或不及的脉象，胸痹病的脉象为阳微阴弦，据考证阳微主里阳不足，阴弦主疼痛和痰饮；胸痹病，以胸膺部及背部的疼痛为主要表现，应与真心痛相区别，真心痛类似于现代心绞痛，发作欲死。《肘后备急方·卷四》载："胸痹之病，令人心中坚痞忽痛，肌中苦痹，绞急如刺，不得俯仰。其胸前皮皆痛，不得手犯，胸满短气，咳嗽引痛，烦闷自汗出，或彻引背膂。不即治之，数日害人。"胸痹病，出现喘息咳嗽吐涎沫，胸膺部、后背疼痛，气短，寸口脉象沉而迟，疾病在里，关上脉紧数，方用栝楼薤白白酒汤。栝楼薤白白酒汤辨病当属胸痹心痛，栝楼薤白白酒汤的方证为：胸背痛，胸闷、气短，或喘息，严重时喘憋，咳黄稠痰，怕冷，苔腻，脉沉细或沉紧。栝楼薤白白酒汤的主证是：胸痹之胸闷。

表9-1　栝楼薤白白酒汤的"辨病–方证–主证"

辨病	方证	主证
胸痹心痛	胸背痛，胸闷、气短，或喘息，严重时喘憋，咳黄稠痰，怕冷，苔腻，脉沉细或沉紧	胸痹之胸闷

此方由栝楼实、薤白、白酒三味药组成。栝楼实治疗胸痹，《名医别录·中品·卷第二》说："栝楼实，名黄瓜，治胸痹，悦泽人面。茎叶，治中热伤暑。"现今药房中只有全栝楼和栝楼皮，用药时用全栝楼代替栝楼实。薤白去痰饮，温中散结。《本草经集注·菜部药物·中品》云："（薤白）味辛、苦，温，无毒。主治金创创败，轻身，不饥，耐老，归骨。菜芝也。除寒热，去水气，温中，散结，利病人。诸疮中风寒水肿以涂之。"

此方煎服法最为重要，栝楼、薤白、白酒同时煎服，煎煮过程中酒会挥发，故平时不饮酒者，服用此药亦可。切不可白酒后下或煎药完成后放酒，失其与药的共同作用。

【医家选注】

痹者痞闷而不通也。经云：通则不痛，故唯痛为痹。而所以为痹者，邪入之，其所以为邪入者，正先虚也。故曰：脉取太过不及，不及为阳微，太过即阴弦。阳虚故邪痹于胸，阴盛故心痛，仲景已自申说甚明。乃知此证，总因阳虚，故阴得以乘之，设或不弦，则阳虽虚而阴不上干可知也。然胸痹有微甚之不同，则为治因亦异。微者但通上焦不足之阳，甚者且驱其下焦厥逆之阴。通阳者，以薤白、白酒、半夏、桂枝、人参、杏仁之属，不但苦寒不入，即清凉尽屏，盖以阳通阳，阴分之药不得预也。甚者用附子、乌头、蜀椒大辛热，以驱下焦之阴，唯阴退而阳可以渐复耳，可不留意乎。

寒浊之邪，滞于上焦，则阻其上下往来之气，塞其前后阴阳之位，遂令为喘息、为咳唾、为痛、为短气也。阴寒凝泣，阳气不复自舒，故沉迟见于寸口，理自然也，乃小紧数复显于关上者何耶？邪之所聚，自见小紧，而阴寒所积，正足以遏抑阳气，故反形数。然阳遏则从而通之，栝楼实最足开结豁痰，得薤白、白酒佐之，既辛散而复下达，则所痹之阳自通矣。（清·周扬俊《金匮玉函经二注·卷九》）

阳微，阳气不及也；阴弦，阴气太过也。唯阳微故致阴弦。关前为阳，主胸部，阳脉宜大，而微则阳虚甚矣。阳虚，则阴益无所忌，必上干清道，蒙蔽微阳，妨碍呼吸，心为之痛，气为之短，胸中遂成晦蒙痞塞之区矣。可见胸之所以痹，纯在阳脉微上，切不可以其阴之弦，误以为实，而执通而不痛之说也。若平人初无阳微阴弦之脉，又非有寒热表邪，而短气至于不足以息，此非痰实气壅而何？又不可以其短气误认胸痹，而执阳虚法治之也。合二此条，以示人辨虚实之法。

寸口脉迟，正阳脉微之互词也。关上小紧数，正阴脉弦之互词也。沉迟小紧，俱是阴脉，而数脉为阳，尚见于关部，可见上焦之微阳，已为阴邪锢蔽，不能四布于下焦，而止稽留于胸膈之间，前冲后突，不得舒展，于是胸背两面相引作痛。斯时攻之不可，补之无益，唯有开痹着之气，以助微阳升降之权为当耳。栝楼苦润下降，薤白辛温上升，白酒气升质降，开痹行阳，庶几清阳得令，而浊阴不敢犯境矣。（清·朱光被《金匮要略正义·卷上》）

【原文】

胸痹^[1]不得卧，心痛彻背者，栝楼薤白半夏汤主之。

栝楼薤白半夏汤方

栝楼实一枚　薤白三两　半夏半斤　白酒一斗

上四味，同煮，取四升，温服一升，日三服。

【注释】

[1]胸痹：喘息咳唾，胸背痛，短气。

【何注及临床体会】

此方为胸痹第一方，胸痹病出现心痛连及左后背，不能够正常睡眠，方用栝楼薤白半夏汤。笔者认为其方证为：胸痹之胸闷，或胸部疼痛，左后背心痛，苔腻。

表9-2　栝楼薤白半夏汤的"辨病-方证-主证"

辨病	方证	主证
胸痹心痛	胸痹之胸闷，或胸部疼痛，气短，憋气，左后背心痛，苔腻	胸痹之胸闷，左后背心痛，苔腻

此方亦为栝楼薤白类方，栝楼实治胸痹，薤白温中散结化痰饮。据考证栝楼一枚大小为15～25g，临床常用栝楼剂量15～35g，薤白40g。半夏散心胸中痰结，消胸中痞结，加白酒以助药力，《新修本草·卷第十九》云："大寒凝海，唯酒不冰，明其热性独冠群物。药家多须，以行其势。人饮之，使体弊神昏，是其有毒故也。"白酒与其他三味药同煎。

> 栝楼薤白半夏汤为冠心病第一方。
> ——何庆勇 2011

【医家选注】

"胸痹"二字，包括上条之脉症在内，后仿此。前条之症，因胸中自虚，下吸胃气，胃家本无上犯之意，犹胸中之谩藏冶容，诲其淫盗耳。故以填阳通气之外，略无余议下及者，此也；本条之症，胸中之虚未甚，却以胃家之浊邪方实，以盛凌衰而贯注之，浊气上浮而不下伏，故不得卧。且胸分虚而客气上乘，犹之盗贼所经，于墙垣门径之低小残缺者，则一往趋之。心后之络，外通于背，阳虚而痹，墙垣之低小，门径之残缺是也。浊气从胸之心后而贯痹，故痛如在心；又从痹之络脉而贯背，故痛彻背矣。于前汤中，减辛温填气之薤白过半，故知胸中之虚未甚。君平胃降气之半夏而用至半升，故知以盛凌衰，为胃中之邪过实也。是此汤即第一条太过不及而两责之者，盖以栝楼薤白本汤，责胸分之阳虚者十之三，加半夏为君，而责胃中之气实者十之七也。岐黄论卧与不卧，明明说是气伏于阴分，则神明收藏，故得卧；气出于阳分，则灵醒发越，故不得卧，半夏粳米汤治之，覆杯即卧者，以半夏乘春发生，入夏将半，即归根复命而苗便枯，故名。是圣人取半夏之性降，能伏其气以入于阴分故也；佐粳米者，滋胃中之阴液以覆庇阳神，犹之衣被之用而已。李氏旧注：引甲乙本灵枢之意，而以半夏治不眠，谓半夏入少阳经，已乖仲景用在阳明之旨。至其谓为转运阴阳之药，阴阳得通，其卧立至，则平人之白日不欲卧者，其阴阳俱不通者耶，冤哉！（清·高学山《高注金匮要略·胸痹心痛短气病脉证治第九》）

尤氏云：胸痹不得卧，是肺气上而不得下也。心痛彻背，是心气塞而不和也，其痹为尤甚矣。所以然者，有痰饮以为之，援也。故于胸痹药中加半夏，以逐痰饮。渊雷案：依前条徐注，则此条不云喘息咳唾短气者，省文也，且栝楼薤白半夏汤，即是前方加半夏一味，则前条之证，亦为此条所有；故知不得卧者，喘息咳唾短气之甚也，胸背痛之甚也。（清·陆渊雷《金匮要略今释·卷三》）

【原文】

胸痹心中痞[1]，留气结在胸，胸满，胁下逆抢心[2]，枳实薤白桂枝汤主之；人参汤亦主之。

枳实薤白桂枝汤方

枳实四枚　厚朴四两　薤白半斤　桂枝一两　栝楼实一枚，捣

上五味，以水五升，先煮枳实、厚朴，取二升，去滓，内诸药，煮数沸，分温三服。

人参汤方

人参、甘草、干姜、白术各三两

上四味，以水八升，煮取三升，温服一升，日三服。

【注释】

[1]心中痞：此是指胸中及胃脘有痞塞不通之感。

[2]胁下逆抢心：指胁下气逆上冲心胸。

【何注及临床体会】

胸痹病，出现心胸中胀满，此为气结聚在胸中，患者自觉有气体从胁下上冲至心胸，方用枳实薤白桂枝汤，也可用人参汤。笔者认为其方证为：胸痛，胸中气塞痞满，胸胁胀满，或自觉有气从胁下向上窜至心胸或咽喉，生气后加重。笔者认为枳实薤白桂枝汤为胸部胀痛第一方，此方偏于有实邪，人参汤侧重于人体正气的不足。痞，《说文解字》作痛也，腹内结痛。

方中枳实行气开痞，《名医别录·中品·卷第二》载："枳实味酸，微寒，无毒。主除胸胁淡癖，逐停水，破结实，消胀满、心下急、痞痛、逆气、胁风痛，安胃气、止溏泄，明目。"厚朴下气通腑，给邪以出路；薤白在此方中用量较大，《千金方·卷十三·心脏方》云："枳实薤白桂枝汤治胸痹心中痞气，气结在胸，胸满胁下逆抢心方。枳实（四枚）、薤白（一斤）、桂枝（一两）、厚朴（三两）、栝楼实（一枚）。上五味㕮咀，以水七升煮取二升，半分再服，仲景方用厚朴四两，薤白半斤，水五升煮取二升，分三服。"此方中薤白用量一斤，临床应用

时，薤白用量可为40～80g；《灵枢·五味第五十六》说："五宜心病者，宜食麦、羊肉、杏、薤。"在国家规定的药食同源类药物里，薤白为其中之一，古往今来薤白均为百姓饭桌上常吃药物，故用量可大；配合桂枝温阳化气，枳实破痞气散结聚。人参汤为理中丸改为汤剂，由人参、甘草、白术、干姜四味药组成，温补中气，使胸中之气得以充养。

【医家选注】

胸痹，心中痞塞，浊气留结在胸，胸膈壅闷，胁下气逆，上抢于心，是皆胆胃逆升，浊阴不降之故也。枳实薤白桂枝汤，枳、朴、薤白，破壅塞而消痹结，栝楼、桂枝，涤浊瘀而下冲气也。人参汤，参、术，燥土而益气，姜、甘，温中而缓急，亦主治之。（清·黄元御《金匮悬解·卷十六》）

心中痞气，气痹而成痞也；胁下逆抢心，气逆不降，将为中之害也。是宜急通其痞结之气，否则速复其不振之阳。盖去邪之实，即以安正，养阳之虚，即以逐阴，是在审其病之久暂，与气之虚实而决之。（清·尤在泾《金匮要略心典·卷中》）

【原文】

胸痹，胸中气塞，短气，茯苓杏仁甘草汤主之，橘枳姜汤亦主之。

茯苓杏仁甘草汤方

茯苓三两　杏仁五十个　甘草一两

上三味，以水一斗，煮取五升，温服一升，日三服，不差更服。

橘枳姜汤方

橘皮一斤　枳实三两　生姜半斤

上三味，以水五升，煮取二升，分温再服。

《肘后》《千金》云：治胸痹愊愊如满，噎塞习习如痒，喉中涩燥，唾沫。

【何注】

胸痹病，出现胸中气塞，气短，可用茯苓杏仁甘草汤，也可用橘枳姜汤。橘枳姜汤在《千金方》中用以治疗胸满和噎塞，喉中发紧。《千金方·卷第十三·胸痹第七》原文说："胸痹之候，胸中愊愊如满，噎塞，习习如痒，喉中涩燥，唾沫，宜此方。"笔者认为茯苓杏仁甘草汤的方证为：胸痹之短气，气塞，短气重于气塞，小便不利，舌苔白厚。橘枳姜汤方证为：心前区闷痛或胀痛，咽喉发紧，胸中气塞，气短，情志不畅时诸症加重，后背冷。

此二方用量宜原方原量，笔者茯苓常用 42g，杏仁 14g，生甘草 14g。茯苓散结气利小便，给邪气以出路，引邪从小便而去；杏仁利气机；甘草补中气，用于治疗虚证为主的短气。

橘枳姜汤中橘皮下气利小便，亦可用于止呕，《新修本草·卷第十二·橘柚》云："味辛，温，无毒。主胸中瘕热逆气，利水谷，下气，止呕咳，除膀胱留热，下停水，五淋，利小便，主脾不能消谷，气冲胸中吐逆，霍乱，止泄，去寸白。久服去臭，下气通神，轻身长年。"枳实破气除痞，生姜温中止呕，药性平和。此方可用以治疗气塞或胸中胀满为主的患者。

表9-3　橘枳姜汤与茯苓杏仁甘草汤之比较

方名	方证	药物组成	原文
橘枳姜汤	心前区闷痛或胀痛，咽喉发紧，胸中气塞，气短，情志不畅时诸症加重，后背冷	橘皮一斤，枳实三两，生姜半斤	胸痹之候，胸中愊愊如满，噎塞，习习如痒，喉中涩燥，唾沫，宜此方
茯苓杏仁甘草汤	胸痹之短气，气塞，短气重于气塞，小便不利，舌苔白厚	茯苓三两，杏仁五十个，甘草一两	胸痹，胸中气塞，短气

【医家选注】

《千金·胸痹门》《外台·胸痹短气门》引千金载此条并无末句七

字，别有橘枳姜汤主疗一条，引见下：金鉴云，胸中急痛，胸痹之重者也；胸中气塞，胸痹之轻者也。汤本氏云此二方之证，以气塞短气为主证，其喘息咳唾胸背病，不过是客证而以。二方虽共治气塞短气，又以茯苓方主治短气，橘皮方主治气塞。渊雷案：茯苓方所主，病变在呼吸器；橘皮汤所主，病变在消化器，求之药效证候，皆显然可知者也。（清·陆渊雷《金匮要略今释·卷三》）

尤在泾云：此亦气闭气逆之证，视前条为稍缓矣。二方皆下气散结之剂，而有甘淡苦辛之异，亦在酌其强弱而用之。（清·陈修园《金匮要略浅注·卷四》）

【原文】

胸痹缓急[1]者，薏苡仁附子散主之。

薏苡附子散方

薏苡仁十五两　大附子十枚，炮

上二味，杵为散，服方寸匕，日三服。

【注释】

[1] 缓急：偏义复词，侧重于急字，胸背痛等症突然发作，且痛势急剧。

【何注及临床体会】

此文中缓急在各代古籍中有多种解释：一为时缓时急，二为四肢筋脉拘急，三为口目有急有缓，且偏痛一侧，四为急症之意；当代伤寒大家刘渡舟认为缓急应作治法，要作缓解胸痹急剧疼痛解。笔者认为缓急应为时缓时急；薏苡附子散主治的患者多为阳虚湿阻型胸痹心痛患者，于阴雨天胸痹心痛加重。笔者认为薏苡附子散的方证为：胸痹心痛，遇寒湿加重，面色㿠白，畏寒肢冷，周身困倦乏力，食少眠差，舌淡苔白腻，脉缓。此方仅附子、薏苡仁两味药，附子温心阳，薏苡仁除湿痹，《神农本草经》原文："薏苡仁，味甘，微寒。主筋急拘挛，不可屈伸，风湿痹，下气。"二药配合，可除寒湿之痹。且薏苡仁甘而微寒，恐有助寒之弊，附子辛温可制薏苡仁之寒，二药合用，温凉相配，辛甘相化，共奏扶阳通痹之功。

此寒湿痹于经络，即寸口脉沉而迟，虚寒之方也。胸中阳虚，风寒湿阴之邪混合上逆，痹着胸背经络，筋脉不和，或缓或急而痛，曰胸痹缓急。所以附子补阳驱寒，同薏苡舒筋燥湿，俾邪去则不缓急矣。（清·沈明宗《张仲景金匮要略·卷九》）

按：缓急是病气之为缓为急。盖湿性如脂滞，其气缓；寒性劲切，其气急也。时缓时急，循环无端，缓则百体懈驰，急则四肢拘急，其胸中痹痛之象有如此者，此元阳亏而为寒湿所痹故也。药用薏苡去湿，附子散寒，阴邪退听，阳运不失其常度矣。（清·朱光被《金匮要略正义·卷上》）

【原文】

心中痞，诸逆[1]，心悬痛[2]，桂枝生姜枳实汤主之。

桂枝生姜枳实汤方

桂枝、生姜各三两　枳实五枚

上三味，以水六升，煮取三升，分温三服。

【注释】

[1] 诸逆：泛指阴寒、痰饮向上冲逆。

[2] 心悬痛：指心窝部向上牵引疼痛。《医宗金鉴》说："心悬而空痛，如空中悬物动摇而痛也。"

【何注及临床体会】

胸中痞塞胀满，心胸部出现牵扯一样的疼痛感觉，可用桂枝生姜枳实汤。"悬"，《说文解字》云"系也"，即倒挂之意，笔者认为悬痛即为牵扯痛。笔者认为其方证为：胸中胀满，心牵扯痛，喜饮温水。方中桂枝温阳化饮，平冲降逆；生姜散寒化饮，开结除痞；枳实开结下气，消痞除满。此条用以治疗寒饮上逆胸痛，寒饮停聚，结于胸中，故出现胸中痞，寒饮冲逆故心悬痛。

【医家选注】

痞及诸逆之由于胸阳虚馁者，详已见。心之所以如有依辅者，真气为之旁薄故也；真气上虚，则心无凭藉，有如空悬之状，故曰心悬。胸为阳位，阴邪留之，则阴阳不相宜，而阴沁作痛，故曰心悬痛也。以辛温之桂枝、生姜填真气者，所以治其心之虚悬；以苦温开痞之枳实破留气者，所以除其痛耳。大概即五条枳实薤白之汤意而变易之者也。此及下文二条，又就胸痹之症而推广言之，盖谓胸痹者，见种种等候，固宜主此，然不必执定胸痹。凡上虚而下气上犯，以致留而不散者，俱主之。故于条端，既不冠胸痹字，而且曰诸逆云尔。（清·高学山《高注金匮要略·胸痹心痛短气病脉证治第九》）

湿痰阻于膈上，则心阳以不运而痞，心阳不运，则胸中之阳气虚，阳虚于上，肾邪凌之，卫气逆之，而心为之绞痛，治之者当伏其所主，扶心阳破湿痰，则痞去而痛止矣，此用桂枝枳实生姜之意也。（曹颖甫《金匮发微·胸痹心痛短气病脉证治第九》）

【原文】

心痛彻背，背痛彻心，乌头赤石脂丸主之。

乌头赤石脂丸方

蜀椒一两，一法二分　乌头一分，炮　附子半两，炮，一法一分　干姜一两，一法一分　赤石脂一两，一法二分

上五味，末之，蜜丸如梧子大，先食服一丸，日三服。不知，稍加服。

【何注及临床体会】

出现心痛连及后背，后背疼痛连及心胸，方用乌头赤石脂丸，此方用以治疗阴寒偏盛的胃脘部疼痛。蜀椒和干姜均为温性药物且走中焦脾胃，除中焦阴寒之邪；炮附子善走全身，温全身的阳气，此方用以温中焦阳气；赤石脂性收涩，《神农本草经》云其"主黄疸，泄痢，肠澼脓血，阴蚀下血赤白，邪气痈肿，疽痔恶疮，头疡疥瘙"，善治下利；古代本草中将川乌和草乌统称为乌头，据记载川乌为毛茛科植物乌头的干燥母根，草乌为毛茛科植物北乌头的干燥块根。川乌多为种植所得，草乌多野生，故古代临床应用乌头亦不明确，《伤寒杂病论》中所用乌头应为草乌。此方中乌头量为一分，且煎服法中以中病即止为佳，临床应用时需谨慎掌握附子与川乌的用量及其作煎剂时的减毒之法。

【医家选注】

寒邪客上焦，近于前则心痛彻背，近于后则背痛彻心，故用辛热之剂，以散寒邪行结气。按：上证必有陈寒在胃，而虫动于膈，故用乌、附、石脂以温胃，干姜、蜀椒以杀虫，与上八方不侔也。（清·程林《金匮要略直解·卷中》）

经曰："寒气客于背俞之脉，其俞注于心，故相引而痛也。"乌头、附子、椒、姜振阳气，逐寒邪，赤石脂安心气，填塞厥气横冲之孔道，俾胸背之气各不相犯，其患乃除。（清·王旭高《退思集类方歌注·乌头汤类》）

【原文】

九痛丸

治九种心痛。

附子三两，炮　生狼牙一两，炙香　巴豆一两，去皮心，熬，研如脂　人参、干姜、吴茱萸各一两

上六味，末之，炼蜜丸，如梧子大，酒下，强人初服三丸，日三服，弱者二丸。兼治卒中恶，腹胀痛，口不能言；又治连年积冷，流注心胸痛，并冷肿上气，落马坠车血疾等，皆主之。忌口如常法。

【何注及临床体会】

九痛丸用以治疗九种心痛。《千金方·卷十三》云："一虫心痛，二注心痛，三风心痛，四悸心痛，五食心痛，六饮心痛，七冷心痛，

149

八热心痛，九去来心痛。此之谓九痛。"亦可用以治疗腹部胀痛兼见不能说话的急症以及由于心胸部常年受冷引起的疼痛。笔者认为其方证为：胸闷或胸痛，遇寒诱发或加重，舌淡苔白，脉沉弦紧。

附子甘温善走全身，温煦全身阳气，巴豆辛温通腑，破癥瘕积聚，故九痛丸以附子、巴豆为君，以温通荡涤五脏六腑之沉寒痼冷、癥瘕积聚，吴茱萸、干姜、狼牙三药有温中散寒、除痹祛痰之功，以之为臣，以逐脏腑之寒热。佐以人参以补五脏、除邪气。

因巴豆药房不备，故弃之不用，生狼牙以仙鹤草代替，据考证此文中狼牙应为《神农本草经》中的牙子，即为现代的鹤草芽。现代的仙鹤草与狼牙同为一种植物来源，仙鹤草为龙牙草的地上部分，狼牙为其根芽，故临床中可用仙鹤草替代狼牙。一些医家认为狼牙为狼毒，据考证二者有差别，不可混为一谈。

【医家选注】

丹溪云：凡心膈之痛，虽分久新，心痛，即胃脘痛。若明知身犯寒气，口得寒物而病，于初得之时，当用温散温利之药，若病久则成郁矣。郁则成热，河间所谓久痛无寒，暴痛非热者是矣。（明·万全《保命歌括·卷之三十》）

丸以九名，能治九种心痛，吾不知其治何者为九也。且兼治卒中恶腹胀痛，口不能言，又治连年积冷，流注心胸痛，并冷冲上气，落马堕车血疾等，皆主之。由此言之，则知热以去冷，辛以开郁，降以治逆，香以散结，甘以补正，毒以攻毒，萃群力于一方，合诸毒而不顾，用力少而成功多者，正以君主之地，无使窃发，故无礼于侧。鹰鹯逐之，况于胞络受害，不啻震惊辇毂者乎！此宁速无宁缓者也。然则火痛亦可治欤？曰可。何也？此从治之法也，观落马堕车以及血疾，则皆因伤而滞，或素有瘀，所痛即不关于心者，无不可治也明矣。（清·周扬俊《金匮玉函经二注·卷九》）

腹满寒疝宿食病脉证治第十

【原文】

病腹满，发热十日，脉浮而数，饮食如故，厚朴七物汤主之。

厚朴七物汤方

厚朴半斤　甘草、大黄各三两　大枣十枚　枳实五枚　桂枝二两　生姜五两

上七味，以水一斗，煮取四升，温服八合，日三服。呕者加半夏五合；下利去大黄；寒多者加生姜至半斤。

【何注及临床体会】

发热数日并见腹部胀满，脉象浮数，饮食正常，可用厚朴七物汤。此脉象不主表，在《疮痈肠痈浸淫病脉证并治第十八篇》开篇有云："诸浮数脉，应当发热。"此浮数脉应当主发热。厚朴七物汤辨病当属腹满，厚朴七物汤的方证为：腹部胀满，发热，饮食正常，大便干或数日一行，脉浮数。厚朴七物汤的主证为：腹部胀满，发热，大便干或数日一行。

表10-1　厚朴七物汤的"辨病-方证-主证"

辨病	方证	主证
腹满	腹部胀满，发热，饮食正常，大便干或数日一行，脉浮数	腹部胀满，发热，大便干或数日一行

厚朴七物汤中厚朴下气通腑，厚朴配枳实、生姜、大黄，以行气消满除胀，以甘草配大枣补脾气，则腹满自消；另桂枝二两配上大黄

三两以清热活血祛瘀，再加上厚朴、枳实等行气药，行气以活血，则发热、脉浮数可解。此方应注意古法加减，若出现呕吐加半夏，半夏又分为生半夏、清半夏、姜半夏和法半夏四种。生半夏因其毒性大，临床多不用；清半夏为白矾炮制，善散结消痞；姜半夏善止呕降逆气，用生姜和白矾炮制，增强其止呕之性；法半夏毒性较小，性缓力弱，善入中焦，用甘草、石灰依法炮制；出现呕吐，可用姜半夏。出现下利，于原方中减去大黄，大黄在《神农本草经》中记载为推陈致新。善入胃肠通腑，下利去大黄，由此可知大黄善用于通腑，大便干燥为其适应证。寒多加生姜至半斤，生姜善入中焦止呕散寒，《名医别录·中品·卷第二》说："生姜，味辛，微温。主治伤寒头痛、鼻塞，咳逆上气，止呕吐。"生姜味辛善发散，此条出现发热伴腹满，生姜既入中焦又可外散使热退。

表10-2　厚朴七物汤与厚朴三物汤之比较

方剂	原文	药物组成	方证
厚朴七物汤	病腹满，发热十日，脉浮而数，饮食如故	厚朴半斤，甘草、大黄各三两，大枣十枚，枳实五枚，桂枝二两，生姜五两	发热，腹部胀满，饮食正常，大便干或数日一行，脉浮数
厚朴三物汤	痛而闭者	厚朴八两，大黄四两，枳实五枚	腹痛胀满、疼痛，大便不通

【医家选注】

腹满者，内有实热也，脉浮而数，浮则为风，风为表邪，故发热十日，数则为热，热则消谷，故饮食如故，与下方荡腹满而除表热。夫表里俱实，当先解表，乃可攻里，今表邪微而里邪甚，故用承气桂枝二汤相合，以和表里，如伤寒之用大柴胡汤，此其义也。（清·程林《金匮要略直解·卷中》）

解外与攻里同治，此俗医所诃，系为厉禁者也，病见腹满发热是为表里同病，十日脉数，饮食如故，则里实未甚，而表邪未去，表邪为风，故用中风证之桂枝汤而去芍药；里实为大便硬，故用和燥气之小承气汤；此仲师参变方治，不从先表后里之例者也；辛未秋七月，予治虹雨庙弄，吴姓小儿，曾用此方，下后热退腹减，疑用补脾温中法，病家不信，后仍见虚肿，延至八月而死，可惜也。（曹颖甫《金匮发微·腹满寒疝宿食病脉证治第十》）

【原文】

腹中寒气，雷鸣切痛[1]，胸胁逆满，呕吐，附子粳米汤主之。

附子粳米汤方

附子一枚，炮　半夏半升　甘草一两　大枣十枚　粳米半升

上五味，以水八升，煮米熟，汤成，去滓，温服一升，日三服。

【注释】

[1] 雷鸣切痛：形容肠鸣重，如同雷鸣；腹痛剧，如刀切之状。

【何注及临床体会】

第一，腹中雷鸣冷痛，胸胁部胀满、呕吐，方用附子粳米汤；笔者认为其方证为：腹痛，喜温喜按，肠鸣音亢进，胸胁胀满，呕吐。

表10-3　附子粳米汤的"辨病-方证-主证"

辨病	方证	主证
腹满或呕吐	腹痛，喜温喜按，肠鸣音亢进，胸胁胀满，呕吐	腹痛喜温，肠鸣音亢进，呕吐

第二，此方中出现附子与半夏同用，由此可见，后世的"十八反""十九畏"的药物应进行考辨。据考证"十八反"中"半蒌贝蔹及攻乌"，此种乌头为草乌；附子、乌头、天雄均为同一种植物的块根，乌头又分为川乌和草乌，川乌附属侧根为附子；在李时珍的《本草纲目》中明确记载"十八反"中乌头为草乌。附子、天雄及川乌中未曾记载。

第三，附子粳米汤以附子温胸胁部及脘腹部阳气，半夏消痞散结降逆气，止呕吐，甘草、大枣补脾气，保护中焦脾胃；粳米走中焦，既能充养脾胃，又能降低附子、半夏毒性。此方应注意煎服法，米熟汤成，切不可再煎第二遍。

第四，另外，治疗脾胃的汤药适宜一日三次饭后服用。

【医家选注】

腹中者，脾胃过脉之处，雷鸣切痛，胸胁逆满，呕吐，皆脾胃受寒，虚而上逆，为肝木所侮也（肝经循胁）。

脾胃喜温恶寒，附子温中为主，半夏散逆，甘草、大枣、粳米，以实脾也。（清·李彣《金匮要略广注·卷中》）

下焦浊阴之气，不特肆于阴部，而且逆于阳位，中土虚而堤防撤矣，故以附子辅阳驱阴，半夏降逆止呕，而尤赖粳米、甘、枣，培令土厚，而使敛阴气也。（清·尤在泾《金匮要略心典·卷中》）

【原文】

痛而闭[1]者，厚朴三物汤主之。

厚朴三物汤方

厚朴八两　大黄四两　枳实五枚

上三味，以水一斗二升，先煮二味，取五升，内大黄，煮取三升，温服一升。以利为度。

【注释】

[1] 闭：即大便闭结不通。

【何注及临床体会】

腹部疼痛伴有大便不通用厚朴三物汤，笔者认为其方证为：腹痛胀满、疼痛，大便不通。此方与小承气汤药物组成相同，小承气汤中大黄四两，厚朴二两，枳实大者，三枚，且小承气汤以治疗阳明内热，大便不畅伴有谵语为主；厚朴三物汤以腹部气滞不通为主，且病情较小承气汤严重，厚朴、枳实下气、破气除痞满，大黄通腑泄浊气；小承气汤中，以泻下为主，通大便给邪以出路，厚朴、枳实行气助大黄通腑。大黄分为生大黄、熟大黄、酒大黄和大黄炭。生大黄泻下作用强，后下增强其泻下；熟大黄缓泄；酒大黄善温通化瘀；大黄炭善止血，泻下力度较小。此二方均可用生大黄，厚朴三物汤大黄后下，小承气汤大黄与他药同煎，由此可知，厚朴三物汤病情较重。此方中病即止，以患者反应为度。

表10-4　厚朴三物汤与小承气汤之比较

方剂	原文	药物组成	方证
厚朴三物汤	痛而闭者	厚朴八两，大黄四两，枳实五枚	腹痛胀满、疼痛，大便不通
小承气汤	下利谵语者，有燥屎也	大黄四两，厚朴二两，炙，枳实大者，三枚	大便干，大便数日一行或热结旁流，或伴有谵语

【医家选注】

此及下条，当从上文作一节，盖腹中寒气之症治。上文已完，此又因上文之症，旁及风寒入腹而化热者，与下卷十六篇吐衄门病人面无血色一条同例。《金匮》之省笔，多用此法，细读前后三条之文气自见。言下利里虚，固宜大温大补如彼。若雷鸣等症全具，其人痛而便闭者，则又以气不下通，而实热之邪势由上逆。故见种种急切之候也，厚朴降气，枳实泄气，大黄下气，则闭者下通，而诸症自息，岂止痛止云乎哉？（清·高学山《高注金匮要略·腹满寒疝宿食病脉证治第十》）

痛而内闭不通，必郁而生热，直用寒泻，不须温下。厚朴三物汤，枳、朴，泻其满，大黄通其闭也。（清·黄元御《金匮悬解·卷十七》）

【原文】

按之心下[1]满痛者，此为实也，当下之，宜大柴胡汤。

大柴胡汤方

柴胡半斤　黄芩三两　芍药三两　半夏半升，洗　枳实四枚，炙　大黄二两　大枣十二枚　生姜五两

上八味，以水一斗二升，煮取六升，去滓，再煎，温服一升，日三服。

太阳病，过经十余日，反二三下之，后四五日，柴胡证仍在者，先与小柴胡。呕不止，心下急，郁郁微烦者，为未解也，与大柴胡汤，下之则愈。

伤寒十余日，热结在里，复往来寒热者，与大柴胡汤。

【注释】

[1] 心下：阳明胃脘及少阳两胁之处。

【何注及临床体会】

古人云心下即胃脘部也。胃脘部出现胀满疼痛，此病为实邪，应当用下法，方用大柴胡汤。《伤寒论》中大柴胡汤用以治疗呕吐不止，胃脘部不适，心烦或者伤寒十几日后出现热结在里，往来寒热。笔者认为其主证为：口苦，大便干或按之心下满痛。大柴胡汤为柴胡类方，为小柴胡汤去人参、甘草，加大黄、枳实和芍药。大黄、枳实破气通腑除痞散结，因方中大黄量少，且与他药同煎，故其泻下作用较弱，芍药入血分止疼痛、除血痹。大柴胡汤主要用以治疗阳明少阳合病，具有泻下通里的作用，据考证大柴胡汤应用以治疗少阳枢机不利、胆腑郁滞。在此条文中以大柴胡汤泻胃脘部实邪。

此方煎服法为去滓再煎，清代徐灵胎曾说："煎药之法，最宜深讲，药之效与不效，全在乎此。"大黄与他药同煎，煎煮时应叮嘱患者注意煎服法。在《伤寒论》和《金匮要略》中去滓再煎方子总结如下：大柴胡汤、小柴胡汤、半夏泻心汤、生姜泻心汤、甘草泻心汤、柴胡桂枝干姜汤和旋覆代赭汤。

【医家选注】

丹波氏云：《脉经》无"宜大柴胡汤"五字，接前七物汤、三物汤

为一条。今据《脉经》而味经旨，此亦厚朴三物汤之证，"宜大柴胡汤"五字恐是衍文，其方亦错出。

尤氏云：按之而满痛者，为有形之实邪，实则可下，满痛则结处尚高，与腹中满痛不同，故不宜大承气，而宜大柴胡。

渊雷案：推杂病论之本意，丹波说是然，尤注亦有可通。今所当知者，腹膜之病，可用阳明太阴一类之方；胸膜之病，即可用少阳一类之方，七物、三物，阳明之类方也。附子粳米、大建中，太阴之类方也，皆治胃肠病，兼治腹膜病。至于胸膜炎、肋间神经痛，则小柴胡汤、小柴胡合小陷胸汤、柴胡桂姜汤、延年半夏汤，蕴要柴胡枳桔汤，入门柴桔半夏汤，皆屡所经效者，本篇附方柴胡桂枝汤，亦是胸膜炎兼胃有蓄水之证，是皆少阳柴胡剂兼治胸膜病之例。由是言之，大柴胡汤可治胸膜炎之实证；犹七物汤、三物汤治腹膜炎之实证矣。（陆渊雷《金匮要略今释·卷三》）

此论外因之邪，由形层次第而入于内者，为实也。夫瘦人中风，即入于腹，虽属阳邪，亦属风冷，如邪从皮肤肌腠，而入于腹胃者，虽寒邪而亦化为实热矣。按之心下满痛者，此邪从胸胁而入于内膈之间，邪在内膈有形之分，故为实也。当下之，宜大柴胡汤。此邪从外而内，故仍用小柴胡之柴胡、半夏、黄芩、姜、枣，以解外入之邪。脏腑之经络，皆贯于膈，故加芍药以疏经，配枳实以破泄。取其下，故去其甘草、人参。（清·张志聪《金匮要略注·卷二》）

【原文】

腹满不减，减不足言，当须下之，宜大承气汤。

大承气汤方

大黄四两，酒洗　厚朴半斤，去皮，炙　枳实五枚，炙　芒硝三合

上四味，以水一斗，先煮二物，取五升，去滓，内大黄，煮取二升，内芒硝，更上火微一二沸，分温再服，下，余勿服。

【何注及临床体会】

腹满病中，出现实证腹满，持续腹满或者应用行气药后依旧腹部胀满，此时应当用下法，方用大承气汤。笔者认为其方证为：大便干或大便数日一行，或热结旁流，胸满口噤，卧不着席，龂齿，腹满，手足微微汗出。大承气汤中大黄和芒硝均为泻下药，《神农本草经·卷一·上经》载："硝石，味苦寒。主五脏积热，胃胀闭，涤去蓄结饮食，推陈致新，除邪气。"大黄的推陈致新与芒硝推陈致新相同，均为泻下之品，且芒硝散结软坚，可用于大便干硬。枳实、厚朴量大，行气以助大黄、芒硝泻下。此方需注意煎服法，芒硝煎服法更宜深究，此方大黄后下，待大黄煎好后，把芒硝放入药汤中，继续煮沸到芒硝充分融化。现代医家要求患者芒硝后下，未交代把芒硝充分融化，故临床应注意。

此方亦中病即止，患者出现腹泻，即大便溏，不成形或排便时出现腹痛应停药或减量。

【医家选注】

此外因之邪，而内入于腹胃者，又宜大承气以下之也。夫外邪入内，必由外之胸胁，内之中膈，而下入于腹胃。如在外胸胁之间者，宜小柴胡汤，以和解之。在内之中膈间者，宜大柴胡汤以下之。在下之腹胃间者，宜大承气汤泄之。此邪入之有次第，而汤剂之亦有浅深也。腹满不减者，邪入于腹胃也，即虽减，亦不足言其虚寒，当须下之而愈，宜大承气汤。用大黄之苦寒，荡涤其肠胃。芒硝之咸冷，消解其热邪。枳实苦泄，厚朴破坚，此急方之泄剂也。按此证乃寒伤阳明悍热之气，病气而不病经，非肠胃实满燥坚之比。《本经》引《伤寒论》中之此一条者，以明外因之腹满，牙卜在空郭气分之间，而不在经络肠胃也。饮食如故，邪不在胃也。（清·张志聪《金匮要略注·卷二》）

（正曰）以时减，解减不足言，谬矣。盖时减，是一二时，或二三时。腹已不满，空空然也，故责其虚。此减不足言，是微微轻减而腹中仍实，并无一时之空空然也。故责其实而当下之，与时减迥然不同，若误以微减为时减，而妄用温药，岂不大谬哉？（清·唐宗海《金匮要略浅注补正·卷四》）

【原文】

心胸中大寒痛，呕不能饮食，腹中寒，上冲皮起[1]，出见有头足，上下痛而不可触近，大建中汤主之。

大建中汤方

蜀椒二合，去汗　干姜四两　人参二两

上三味，以水四升，煮取二升，去滓，内胶饴一升，微火煎取一升半，分温再服；如一炊顷[2]，可饮粥二升，后更服，当一日食糜[3]，温覆之。

【注释】

[1] 上冲皮起，出见有头足：指腹皮因寒气攻而出现犹如头、足般的块状肠形在起伏蠕动。

[2] 如一炊顷：意即大约烧一餐饭的时间。

[3] 食糜：即喝粥。

【何注及临床体会】

此条为大建中汤适应证，心胸中冷痛，呕吐不能吃饭，腹部发凉发僵，腹部出现胃肠活动的形状，疼痛而患者自觉不能触碰。笔者认为其方证为：胃脘部或腹部发凉发僵而疼痛，喜温喜按，或腹部有鼓出大包，呕吐，兼手足逆冷，舌质淡有齿痕，苔薄白，脉沉浮。大建中汤一般用于中阳不足，脘腹冷痛，阴寒内盛上逆的患者，此方由人参、川椒、干姜、饴糖四味药组成。人参主治肠胃中冷，心腹鼓痛，胸胁逆满，霍乱吐逆，调中，《本草经集注·草木上品·人参》说："味甘，微寒、微温，无毒。主补五脏，安精神，定魂魄。止惊悸，除邪气，明目。开心益智，治肠胃中冷，心腹鼓痛，胸胁逆满，霍乱吐逆，调中，止消渴，通血脉，破坚积，令人不忘。"干姜主治胸满，咳逆上气，温中，寒冷腹痛。川椒温中下气，《神农本草经·卷三·下经》说："蜀椒味辛，温。主邪气、咳逆，温中，逐骨节，皮肤死肌，寒湿痹痛，下气。"取饴糖一升建中补虚，和里缓急，为方中不可缺少之药。

【医家选注】

心胸大寒痛，呕不能饮食者，土火俱败，寒水上凌，胃气奔逆，不能下降也。腹中寒气，上冲皮起，头足出见，上下走痛，而不可触近者，寒水与风木合邪，肆行无畏，排击冲突，势不可当也。大建中汤，胶饴、人参，培土而建中，干姜、蜀椒，补火而温寒也。（清·黄元御《金匮悬解·卷十七》）

心胸寒痛，呕不饮食，寒在上膈也。腹中寒上冲，寒在中焦也，皮起出见有头足，乃寒气上冲之象，非真有一物具头足也。寒气凝结，故上下痛不可触近，非里实不可按之痛也，故但宜建中，不可攻下。

人参、胶饴甘温，以补里虚；干姜辛热，以散内寒；蜀椒温中下气，以腹中寒上冲也。方名建中者，建立也，脾主中州，则上下四旁寒邪悉散，阳春舒布矣。（清·李彣《金匮要略广注·卷中》）

【原文】

胁下偏痛，发热，其脉紧弦，此寒也，以温药下之，宜大黄附子汤。

大黄附子汤方

大黄三两　附子三枚，炮　细辛二两

上三味，以水五升，煮取二升，分温三服；若强人煮二升半，分温三服。服后如人行四五里，进一服。

【何注及临床体会】

出现发热、胁下偏痛，脉象紧弦，此为实寒，应以温药下法，方用大黄附子汤。此胁下偏痛不局限于胁下，可以将其扩大为身体一侧的疼痛。笔者认为其方证为：身体一侧偏痛，全身畏寒肢冷，大便干，数日一行。此方中大黄其性苦寒，气味重浊，直降下行，走而不守，"荡涤肠胃，推陈出新，通利水谷"；附子、细辛温经散寒止痛，三者合用，寒热并投，攻逐腹中冷积。

【医家选注】

夫脉浮而紧乃弦，状如弓弦，按之不移。脉数弦者，当下其寒。胁下偏痛，其脉紧弦，此寒也，以温药下之，宜大黄附子汤。（晋·王叔和《脉经·脉经卷第八》）

上证胁痛啬啬恶寒，今胁痛发热，则胁痛亦令人发热恶寒也。《灵枢经》曰："回肠当脐左环回。"则脐左与胁相近，此必有寒实结于肠间，故脉弦紧而胁下偏痛也，当以温药下其寒实。

大黄苦寒，走而不守，非寒者所宜，佐附子、细辛之大热，则寒性散而走泄之性存，亦反佐以取之之法也。（清·程林《金匮要略直解·卷中》）

【原文】

寒气厥逆[1]，赤丸主之。

赤丸方

茯苓四两　半夏四两，洗，一方用桂　乌头二两，炮　细辛一两，《千金》作人参

上四味，末之，内真朱[2]为色，炼蜜丸如麻子大，先食酒饮下三丸，日再夜一服；不知，稍增之，以知为度。

【注释】

[1]厥逆：这里并言症状与病机，犹如《伤寒论》337条："厥者，阴阳气不相顺接，便为厥；厥者，手足逆冷者是也。"

[2]真朱：即朱砂。

【何注及临床体会】

赤丸用以治疗寒气上逆所致的腹痛，《伤寒论》有云："阴阳气不相顺接而为逆。"赤丸中乌头、半夏相反，据考证古代所用乌头多为川

乌，川乌与半夏相配，无明显毒性，可以临床使用。

反药源于陶弘景的《本草经集注》与北齐徐之才的《药对》，金元时期，出现十八反的歌诀，对于后世用药产生了较大的影响。《伤寒论》与《金匮要略》中所用的反药有乌头和半夏，附子与半夏，附子与天花粉，甘遂与甘草。这些笔者临床应用均未发现不良反应。

《千金方·卷十六·痼冷积热第八》云："赤丸主寒气厥逆方。茯苓、桂心各四两，细辛一两，乌头、附子各二两，射罔如大枣一枚。右六味末之，内真朱为色，蜜丸如麻子，空腹酒服一丸那，日再夜一服。不知，加至二丸，以知为度。一方用半夏四两，而不用桂。"赤丸以朱砂裹，具有镇降寒气、保护心神的作用，但其具有一定毒性，服用时以知为度，中病即止，不可长期大量服用。

【医家选注】

寒气厥逆，此四逆汤证也，然则仲师何以不用四逆汤而用赤丸，知此意者，方可与论赤丸功用，尽汤剂过而不留，可治新病，不可以治痼疾，且同一厥逆，四逆汤证，脉必微细，赤丸证脉必沉弦。所以然者，伤寒太阴少阴，不必有水气，而寒气厥逆即从水气得之，肾虚于下，寒水迫于上，因病腹满，阳气不达四肢，乃一变而为厥逆。方用炮乌头二两，茯苓四两，细辛一两，生半夏四两，朱砂为色，取其多，炼蜜成丸，但取其足用也，方治重在利水降逆，便可知厥逆由于水寒，即乌头细辛有回阳功用，实变足以行水而下痰，朱砂含有铁质，足以补血镇心，使水气不得上越，丸之分量不可知。如麻子大则甚小，每服三丸，日再服，夜一服者，欲其缓经留中，使得渐拔病根也，此则用丸之旨也。（清·曹颖甫《金匮发微·腹满寒疝宿食病脉证治第十》）

王履曰：仲景言四逆与厥者非一，未尝分逆为不温，厥为冷也。既曰不温，则冷矣，尚何异乎？然四肢与手足，却有所分。凡举四逆者，是通指手足臂胫以上言也，若手足厥逆，手足厥冷等，及无手足字者，是独指手足言也。伤寒少阴证，四逆而死者二条，其手足厥冷

烦躁者，治以吴茱萸汤，可见四逆重于厥冷，成氏谓厥甚于逆，谬矣。（清·李彣《金匮要略广注·卷中》）

【原文】

腹痛，脉弦而紧，弦则卫气不行，即恶寒，紧则不欲食，邪正相搏，即为寒疝。绕脐痛，若发则白汗[1]出，手足厥冷，其脉沉弦者，大乌头煎主之。

乌头煎方

乌头大者五枚，熬，去皮，不㕮咀

上以水三升，煮取一升，去滓，内蜜二升，煎令水气尽，取二升，强人服七合，弱人服五合。不差，明日更服，不可一日再服。

【注释】

[1] 白汗：即剧痛时所出冷汗。

【何注及临床体会】

此条开始论述寒疝，寒疝以脐腹疼痛、甚至寒凝气滞腹内结块、出冷汗、手足逆冷、脉弦紧为主证的阴寒性腹痛。大乌头煎因其驱寒助阳力度强，故用以治疗绕脐痛的寒疝。笔者认为其方证为：脐周疼痛，遇寒加重，喜温喜按，手足厥冷，腹痛，不欲饮食。方中乌头，剂量不宜过大，可以从5～6g开始应用，逐渐加量。此方仅乌头和蜂蜜两味药，乌头大辛大热，散寒温阳，蜂蜜味甘制约乌头毒性，缓解疼痛，性缓延长药性，二味药相合达到助阳散寒止痛的效果。

此方煎服法应当注意，乌头宜先煎久煎，且与蜂蜜同煎以降低毒性；服药时应注意根据个人体质，中病即止。

【医家选注】

弦为痛，痛则气行于内而不卫于外，故外则恶寒。紧为寒，寒则不能以消谷，故不欲食，此寒邪在于腹中如此。若寒邪与正气相搏，结于下焦，则为寒疝。寒疝绕脐痛苦，痛则白汗出。白汗者，冷汗也。以汗出则阳虚而阴胜，阳气不能充于四末，故手足厥冷。当其寒在腹

中，则腹痛，脉弦紧；及寒邪结于下焦，则为疝痛而脉沉紧也。大乌头煎以散下焦之寒。（清·程林《金匮要略直解·卷中》）

弦紧脉皆阴也，而弦之阴从内生，紧之阴从外得。弦则卫气不行而恶寒者，阴出而痹其外之阳也；紧则不欲食者，阴入而痹其胃之阳也。卫阳与胃阳并衰，而外寒与内寒交盛，由是阴反无畏而上冲，阳反不治而下伏，所谓邪正相搏，即为寒疝者也。绕脐痛，发则白津出，手足厥冷，其脉沉紧，皆寒疝之的证。白津，汗之淡而不咸者，为虚汗也，一作自汗，亦通。大乌头煎大辛大热，为复阳散阴之峻剂，故云不可一日更服。（清·尤在泾《金匮要略心典·卷中》）

【原文】

寒疝腹中痛，及胁痛里急者，当归生姜羊肉汤主之。

当归生姜羊肉汤方

当归三两　生姜五两　羊肉一斤

上三味，以水八升，煮取三升，温服七合，日三服。若寒多者，加生姜成一斤；痛多而呕者，加橘皮二两、白术一两。加生姜者，亦加水五升，煮取三升二合、服之。

【何注及临床体会】

此条为食疗方，用以治疗寒疝腹痛，两胁疼痛及产后的调理。笔者认为其方证为：腹痛或寒疝，腹部怕风怕冷，喜温喜按，或胁肋疼痛，舌淡苔白，脉沉迟。此方中当归、生姜以及羊肉均可作为食物，当归补血和血，调经止痛，润肠通便，生姜温散寒邪，降逆止呕，羊肉助元阳、补精血、益劳损。《黄帝内经》云："形不足者，温之以气，精不足者，补之以味。"以血肉有情之品的食疗方补益虚损，此为仲景治疗杂病的经典名方。

此方注意古法加减，患者怕冷多寒加生姜，从五两加到一斤，生姜既为药食同源类药物，又可散寒温阳；出现疼痛伴有呕吐的，加橘皮和生白术；橘皮主下气，止呕咳，气冲胸中，吐逆；生白术健脾除满，消痰食，暖胃消谷。

【医家选注】

《衍义》云：张仲景治寒疝，用生姜羊肉汤，服之无不应验。有一妇人产当寒月，寒气入产门，腹脐以下胀满，手不敢犯此寒疝也，师将治之，以抵当汤谓有瘀血，非其治也，可服张仲景羊肉汤，二服遂愈。（明·楼英《医学纲目·卷之十四肝胆部》）

此连冲脉为疝，治当温补也。肝木受邪，乘脾则腹中痛，本经之气不疏，故胁亦痛，连及冲脉，则里急矣。所以当归补养冲任而散风寒，羊肉温补营卫之气，俾邪散而痛自止。方后云"痛多而呕"，乃肝气上逆临胃，故加橘、术补之。（清·沈明宗《张仲景金匮要略·卷十》）

【原文】

寒疝腹中痛，逆冷，手足不仁，若身疼痛，灸刺诸药不能治，抵当[1]乌头桂枝汤主之。

乌头桂枝汤方

乌头

上一味，以蜜二斤，煎减半，去滓，以桂枝汤五合解之[2]。得一升后，初服二合，不知，即服三合，又不知，复加之五合。其知者，如醉状，得吐者，为中病。

桂枝汤方

桂枝三两，去皮　芍药三两　甘草二两，炙　生姜三两，大枣十二枚

上五味，锉，以水七升，微火煮服三升，去滓。

【注释】

[1]抵当：一为只宜之意；一为抵当汤。

[2]解之：即混合、稀释之意。

【何注及临床体会】

寒疝出现腹中冷痛，因阴寒邪气入腹，寒主收引，气机痹阻不通出现手足不仁，严重者出现手足逆冷，阳气痹阻于内，不能温煦出现身体疼痛，以针灸或者其他治疗寒疝方法治疗无效，可用抵当乌头桂枝汤。笔者认为其方证为：寒疝，腹中疼痛，局部喜温喜按，或伴身疼痛，手足逆冷或麻木。

另外，一说抵当乌头桂枝汤应为抵当汤、大乌头汤和桂枝汤的合方，方中应有水蛭和桃仁、虻虫，用以治疗寒瘀互结所致的肠梗阻、嵌顿性的下腹部疾病；方中乌头与白蜜同煎，温阳散寒通滞，抵当汤活血化瘀散瘀滞，桂枝汤温经通阳助乌头散寒凝。此方中病即止，多数医家认为如醉状为内之冷结将散，笔者认为是药后患者神志渐复而为。

【医家选注】

按：上二方皆内治其寒邪者。如有内外合邪为寒疝证，则表里俱寒，阳衰阴独，久将成无阳之证矣，仲景又立内外兼治之法。如寒疝腹中痛，逆冷，俱内寒也；手足不仁，若身疼痛，兼外寒矣，灸刺诸药不能治之，得其抵当。盖灸刺外治其寒，而遗其内治也；诸药内治其寒，而遗其外治也，此所以俱不能治之抵当也。仲景为立表里兼治，一了百当之法，为乌头桂枝汤。方以乌头温中胜寒治内，以桂枝汤升阳驱邪治外。服之不知者，渐加。知者如醉状，阳气得升，必发越而上。仲景言得吐为中病，吐亦发散阴邪之法也，使极下极寒之邪得以高越，而吐之时身必微汗出，阳达而阴寒立散矣。所以不用发汗者，正恐内外阴寒，更发汗以亡其阳，必致大误也。所以用桂枝汤治寒邪，明犯《伤寒论》中固卫闭邪之禁，而反立取神效也。盖伤寒病内无寒，却有表郁而生之内热，故不取于固卫闭邪以益其内热。兹内外一味寒邪，内服乌头之辛热，温而且行，外有桂枝之升阳，驱而带补，又岂可与《伤寒论》伤寒病不用桂枝同日语乎？医中神理，仲景独能心得，一条有一条之妙意，不容牵混而妄议之。此世医之所以见仲景之书，茫然莫解，尊而不信，信而不好，率谓其难用也。非难用也，以其不能用故耳。如此数方，何一非神妙不可思议者乎？而知之者恐鲜矣。（清·魏荔彤《金匮要略方论本义·卷上》）

腹痛至于逆冷，俱寒疝所由之证。独至手足不仁，一身疼痛，是不独里气虚寒，而寒邪兼夹风邪，荣卫交痹，初无一定病所，故灸刺诸药皆不能治也。且证本寒疝，由腹痛而兼见身痛，是寒为本而风为标，本多而标少，则治法亦分轻重。唯用乌头为主，以攻里寒，桂枝汤为佐以和营卫，斯为中病也。（清·朱光被《金匮要略正义·卷上》）

【原文】

问曰：人病有宿食，何以别之？师曰：寸口脉浮而大，按之反涩，尺中亦微而涩，故知有宿食，大承气汤主之。

脉数而滑者，实也，此有宿食，下之愈，宜大承气汤。

下利不饮食者，有宿食也，当下之，宜大承气汤。

大承气汤方 见前痉病中。

【何注及临床体会】

此为宿食病，脉象出现寸口脉浮取浮大，沉取为涩，尺脉微涩，方用大承气汤；脉象滑数，此病有实邪，腹内有宿食，宜用下法。

【医家选注】

寸口，即气口也。宿食停滞，关与寸浮大有力，是不待言。若按之反涩，知中有所伤，阻抑中气，不得宣越，遂令尺中亦微涩。所滞之物，原已深重，设不大下，所伤不亦多乎！然余观伤寒下例，用大承气，非试不敢漫投，甚以不可轻攻为戒，何至宿食更无顾忌耶？盖既无外感，则不致有结胸痞痛之变证可知也。且有恶食不大便，或实满之里证可知也，又何惮而不为此。

数为在腑，食积于胃而为热，故显数。遂使各部显有余之象，乃兼滑，苟不急下，其为热耗津液何限乎！不欲食，言伤食恶食也。脾土受伤不能健运，岂能去故而新是谋乎？盖言受病未几，而利数旁流，虽下利而积聚未消也，苟久利之后，中州败坏，致不能食者，即欲温补，尚恐难救，岂可反用承气？读者当于下利不欲食句着眼，始知下利为宿食，不欲食亦止因宿食也。（清·周扬俊《金匮玉函经二注·卷十》）

寸口脉浮大，非宿食也，以按之反涩则知上焦之气不行。《灵枢经》曰："上焦开发，宣五谷味。"今宿食积于中焦，则上焦不能宣发，故寸口脉涩也；宿食积而不行，则下焦不能济泌别汁，成糟粕而俱下于大肠，则尺中亦微而涩也。与大承气汤以推荡其宿食。（清·程林《金匮要略直解·卷中》）

【原文】

宿食在上脘，当吐之，宜瓜蒂散。

瓜蒂散方

瓜蒂一枚，熬黄　赤小豆一分，煮

上二味，杵为散，以香豉七合煮取汁，和散一钱匕，温服之。不吐者，少加之，以快吐为度而止。亡血及虚者不可与之。

【何注及临床体会】

宿食积在上腹部，应当用吐法，方用瓜蒂散。瓜蒂散中瓜蒂主吐下，《神农本草经·卷一·上经》云："瓜蒂味苦，寒。主大水身面四肢浮肿，下水，杀蛊毒，咳逆上气，及食诸果，病在胸腹中，皆吐下之。"赤小豆主吐逆，利小便；此方以豆豉同煎，和胃气，在催吐同时顾护胃气。此方用以治疗实邪引起的宿食病，亡血和虚证的患者不宜服用。

【医家选注】

疸证腹满欲吐，鼻燥，脉浮者，宜以此方吐之。酒疸欲吐者同。

腹满欲吐，邪在上也。鼻燥者，邪在气分也。脉浮者，邪未尽入于里也。吐中有发散之义，故吐于浮脉正宜。瓜蒂苦而善涌，赤小豆平而解热，淡豆豉腐而胜燥，此古人之宣剂也。如头额两太阳痛者，

令病人噙水一口，以瓜蒂散一字，吹入鼻中，泄出黄水而愈。（明·吴昆《医方考·卷之四》）

此骤食停滞胃之上脘也。食壅上脘胸膈之间，脾气不得转输，当遵《内经》高而越之之法，用瓜蒂、香豉、赤小豆煎汤，涌吐，其邪立解矣。（清·沈明宗《张仲景金匮要略·卷十》）

五脏风寒积聚病脉证并治第十一

【原文】

肝着[1]，其人常欲蹈其胸上[2]，先未苦时，但欲饮热，旋覆花汤主之。

寸口脉弦而大，弦则为减，大则为芤，减则为寒，芤则为虚，虚寒相搏，此名曰革，妇人则半产漏下，旋覆花汤主之。

旋覆花汤方

旋覆花三两　葱十四茎　新绛少许

上三味，以水三升，煮取一升，顿服之。

【注释】

[1] 肝着：着，同"著"，本义为依附、附着。此引申为留滞之意。肝着指肝经气血郁滞，着而不行所致之病名。

[2] 蹈其胸上："蹈"原为足踏之意，此处可理解为推、揉、捶、按胸部。

【何注及临床体会】

肝着病，"着"与"著"相通，有接触、附着、留滞的意思，此病为在经不在脏。《备急千金要方》云："风寒客于肝经，不能散精，气血凝留，故着于胸上。"肝着病表现为蹈其胸上。"蹈"字在《说文解字》中意为"践也，从足，舀声，徒到切"。由此可知，"蹈其胸上"意为脚踩其胸上，较捶打其胸程度更为深。此外，亦可用以治疗妇人半产漏下。旋覆花汤辨病当为胸痛或胸痹，旋覆花汤的方证为：心胸部不适感，胸闷，或胸痛，喜捶打，脉沉。旋覆花汤的主证为：胸痛或胸闷，喜捶打。

表11-1 旋覆花汤的"辨病-方证-主证"

辨病	方证	主证
胸痛或胸痹	心胸部不适感，胸闷，或胸痛，喜捶打，脉沉	胸痛或胸闷，喜捶打

此方用以治疗肝郁气滞，湿瘀交阻所致的心胸部疾病。笔者读叶天士《临证指南医案·胁痛》云："姚，胁痛久嗽。旋覆花汤加桃仁、柏子仁。"故在临床应用上仿叶天士用药，久病入络加桃仁、柏子仁和当归。《金匮要略》妇人病篇旋覆花汤用以治疗妇人半产漏下。旋覆花汤中新绛一药，现代用以茜草，陶弘景以茜草为染绛，《本草经集注·草木上品·茜根》说："味苦，寒，无毒。主治寒湿风痹，黄疸，补中。止血，内崩，下血，膀胱不足，踒跌，蛊毒。"此方中茜草可止血下血，配合旋覆花散胁下结气，消心胸痰饮。

【医家选注】

肝主疏泄，着则气郁不伸，常欲人蹈其胸上，以舒其气（蹈者，按摩之谓）。又以寒气固结于中，欲饮热以散其寒，旋覆花咸能软坚，且主下气，温能解散，可利心胸也。（清·李彣《金匮要略广注·卷中》）

肝以阳气为贵，木得春而枝叶融和，性情舒畅之理也。着者，留滞之义。脏中阳虚，而阴寒之气，不能融和舒畅，且肝络从少阳之胁而上贯于胸，故其黏滞之气，留着于胸也。夫肝之阴气，既着于胸，则其胸中常有似板似紧之候。重按之少可者。其理有三：盖按则以动而微开肝气之郁者，一也；按则以实而下驱着气之浮者，二也；又按则以他人手足之阳热借温至阴之寒逆者，三也。曰常欲蹈其胸上，甚言其欲得重按之意。苦，即胸中所谓扳紧者是。先未苦时，常欲饮热者。热乃阳类，胸将着而求救于外火也，不言食热而曰饮热，从木性之喜水，而尤宜伏雨也。旋覆花从春以及秋杪，丛生而繁花，得阴阳之气最胜，故为肝经之气药，且体轻（体轻、就其瓣落，而花蒂如耳捻之状而言）味盐。体轻，则盘旋于上焦；味盐，则终覆为下润，故又为胸中之降药，以之主胸上之肝着宜矣。独是名存方缺，深为恨惜，以愚鄙拟之，或合桂、甘、姜、半，及细辛等味，以为佐使乎？或问：肝在下焦，何以病肝着者，其症却在上焦耶？答曰：肝木藏精汁于下，而浮神气于上，胸中者，神气之所荣也，木衰而颠顶之枝柯，先见枯劲，此肝着之象也。（清·高学山《高注金匮要略·五脏风寒积聚病脉证治第十一》）

【原文】

跌阳脉浮而涩，浮则胃气强，涩则小便数，浮涩相搏，大便则坚，其脾为约[1]，麻子仁丸主之。

麻子仁丸方

麻子仁二升　芍药半斤　枳实一斤　大黄一斤　厚朴一尺　杏仁一升

上六味，末之，炼蜜和丸梧子大，饮服十丸，日三，以知为度。

【注释】

[1]其脾为约：约者约束，指胃热强盛而脾阴不足，脾为胃所制约。

【何注及临床体会】

第一，麻子仁丸治疗脾约证，脾约表现为跌阳脉即足背动脉浮且涩，浮脉胃气尚可，涩脉小便频，浮涩脉出现大便干硬。笔者认为其方证为：大便干，或大便数日一行，饮食正常，小便数，口唇干裂。脾开窍于唇四白，脾约证病在脾胃，亦出现脾脏其他部位的表现，如口唇干裂。

表11-2　麻子仁丸的"辨病-方证-主证"

辨病	方证	主证
便秘	大便干，或大便数日一行，饮食正常，小便数，口唇干裂	大便干，小便数，口唇干裂

第二，此方为丸剂，笔者曾经亲自为患者粉碎为散后，嘱患者每服用时加两大勺蜂蜜，患者诉味道十分醇香。方中麻子仁润肠泻下，芍药入血利水，可通腑；枳实、厚朴行气除痞，助大黄泻下；杏仁降逆气且润肠，六药共同作用，发挥润肠泻下之功。

第三，此方应以患者感觉为度；患者每日三服，若大便干燥，可嘱患者加量服用；若患者出现大便溏，即患者大便一日超过 3 次或出现腹中疼痛，可减少服用剂量。

【医家选注】

太阳阳明本太阳病，若汗、若下、若利小便，无津液，胃中燥，转属阳明，故大便坚，小便利，是为脾约，脾约丸（麻子仁丸）主之（宋·杨士瀛《仁斋伤寒类书·卷三》）

此条当在《腹满篇》中便难之下，必是错简在此。

趺阳胃脉也，若脉涩而不浮，脾阴虚也，则胃气亦不强，不堪下矣，今脉浮而涩，胃阳实也，则为胃气强，脾阴亦虚也。脾阴虚不能为胃上输精气，水独下行，故小便数也；胃气强，约束其脾，不化津液，故大便难也。以麻仁丸主之，养液润燥，清热通幽。不敢恣行承气者，盖因脉涩终是虚邪也。

徐彬曰：脾约病用丸不作汤者，取其缓以开结，不敢骤伤元气也。要知人至脾约，皆因元气不充，津液不到所致耳！

李彣曰：趺阳胃脉也。胃为水谷之海，浮为阳脉，故胃气强而能食；小便数则津液亡，故脉涩。盖脾主为胃行津液，此以胃强脾弱，约束津液，不能四布，但输膀胱，致小便数而大便坚也。麻子仁丸通幽润燥。（清·吴谦《订正仲景全书金匮要略注·卷三》）

【原文】

肾着[1]之病，其人身体重，腰中冷，如坐水中，形如水状，反不渴，小便自利，饮食如故，病属下焦，身劳汗出，衣里冷湿，久久得之，腰以下冷痛，腹重如带五千钱，甘姜苓术汤主之。

甘草干姜茯苓白术汤方

甘草、白术各二两　干姜、茯苓各四两

上四味，以水五升，煮取三升，分温三服，腰中即温。

【注释】

[1]肾着：主症是腰及腰以下冷痛，身体沉重，口不渴等。

【何注及临床体会】

肾着为病，古人认为其外受风冷，内有水湿，风水相搏，内着于肾，或劳作汗出，衣里冷湿，湿气着而不去，日久得之。肾着病，出现身体沉重，腰部冷痛，如同坐在冷水中，小便正常，饮食照常，此病在下焦，由于劳作汗出，衣衫尽湿，日久所得。笔者以为此中有寒湿伏于下焦，肾经受寒湿而经脉不利，出现腰部发凉、沉重感。笔者认为肾着汤的方证为：腰重腰沉，腰部酸痛，局部怕冷，腹股沟潮湿，无口渴，大便不成形或大便有解不干净感，大便不易冲干净。

此方由甘草、干姜、茯苓、白术四味药组成，应用时应注意剂量，甘草、白术用量为28g，干姜、茯苓用量为56g，在患者出现寒湿表现比较明显时，可以苍术代替白术。《本草经集注》中说："郑山，即南郑也。今处处有。以蒋山、白山、茅山者为胜。"由此可知，汉代所用白术可为苍术。此方亦以患者自觉腰中温为度，临床应重视患者的自觉症状。

【医家选注】

肾受冷湿，着而不去，则为肾着。身重，腰中冷，如坐水中，腰下冷痛，腹重如带五千钱，皆冷湿着肾，而阳气不化之征也。不渴，上无热也；小便自利，寒在下也；饮食如故，胃无病也，故曰病属下焦。身劳汗出，衣里冷湿，久久得之，盖所谓清湿袭虚，病起于下者也。然其病不在肾之中脏，而在肾之外腑，故其治法，不在温肾以散寒，而在燠土以胜水。甘、姜、苓、术，辛温甘淡，本非肾药，名肾着者，原其病也。（清·尤在泾《金匮要略心典·卷中》）

由肾达膀胱，为水道所自出，古人谓之下焦，西医谓之输尿管，故有谓三焦有名无形者，不特与《内经》不符，求之仲师意旨，亦然未合，此可见汉以后医家无通才也，即以肾着一证言之。仲师言其人身体重，腰中冷，如坐水中，反不渴，小便利，饮食如故，病属下焦，身体重，为水湿泛滥渗入肌肉，肌肉著湿，故体重，腰中冷，如坐水中，形如水肿，则寒湿壅阻，寒水之藏也，水气阻于腰下，则津不上承而当渴，小便当不利而反见口中不渴，小便自利，里藏无阳热，则小便色白，不言可知，日饮食如故，病在下焦者，明其病在水道，原其得病之始，则以身劳汗出，里衣冷湿，久久得之，尽上焦在胸中，西医谓之淋巴干，为发抒气水作汗之枢机，汗出而里衣沾渍，则毛孔闭塞，而水气内积，下注寒水之藏，则腰以下冷痛，水道难通于下，而水之上源不能化气外出，则积日并僭于下，输尿管不能相容，水乃溢入腹部与湿并居，故黏滞不下利而腹重如带五千钱，师主以甘草干姜茯苓白术汤者，作用只在温脾去湿，尽以腹为足太阴部分，腹部之寒湿去，不待生附走水，而腰部当温也。（曹颖甫《金匮发微·五脏风寒积聚病脉证并治第十一》）

痰饮咳嗽病脉证并治第十二

【原文】

问曰：夫饮有四，何谓也？师曰：有痰饮，有悬饮，有溢饮，有支饮。问曰：四饮何以为异？师曰：其人素盛今瘦[1]，水走肠间，沥沥有声[2]，谓之痰饮。饮后水流在胁下，咳唾引痛，谓之悬饮。饮水流行，归于四肢，当汗出而不汗出，身体疼重，谓之溢饮。咳逆倚息[3]，短气不得卧，其形如肿，谓之支饮。夫病人饮水多，必暴喘满。凡食少饮多，水停心下。甚者则悸，微者短气。病痰饮者，当以温药和之。

心下有痰饮，胸胁支满[4]，目眩，苓桂术甘汤主之。

茯苓桂枝白术甘草汤方

茯苓四两　桂枝、白术各三两　甘草二两

上四味，以水六升，煮取三升，分温三服，小便则利。

夫短气有微饮[5]，当从小便去之，苓桂术甘汤主之。方见上。肾气丸亦主之。方见脚气中。

伤寒若吐、若下后，心下逆满，气上冲胸，起则头眩，脉沉紧，发汗则动经，身为振振摇者，茯苓桂枝白术甘草汤主之。

【注释】

[1]素盛今瘦：谓痰饮病人在未病之前，身体很丰满；既病之后，身体消瘦。

[2]沥沥有声：指水饮在肠间流动时所发出的声音。

[3]咳逆倚息：谓咳嗽气逆，不能平卧，须倚床呼吸。

[4]胸胁支满：是指胸胁有支撑胀满感。

[5]微饮：指饮邪之轻微者。

【何注及临床体会】

《金匮要略》中，广义痰饮病分为痰饮、悬饮、溢饮和支饮四饮。狭义痰饮病在胃肠，肠间有水饮停留，病人脾胃化生无源，故素盛今瘦；悬饮为饮水后水饮停留在胁下，咳嗽吐唾牵引胸胁部疼痛；溢饮病为痰饮留聚于四肢，出现身体四肢疼痛沉重，无汗出；支饮病出现咳嗽喘息，气短，不能平卧，患者身肿。

西医学认为，急性心衰患者、肺心病心衰患者应限制入量，而《金匮要略》的"病人饮水多，必暴喘满"限制入量思想比西医早提出1600年。在重症监护室，服用汤药要浓煎，分三次或多次少量服用，文中提出饮水过多，水停留在胃脘部，较轻的患者出现心悸，较重的患者出现喘憋。出现痰饮病，治疗应用温药，此法温化痰饮的提出对于现代中医学发展依旧具有重要意义。温化痰饮，此痰饮为寒痰，以苓桂术甘汤或小青龙汤化痰饮。

痰饮留在心下，胸胁部出现胀满，头晕，可用苓桂术甘汤。《伤寒论》中吐法、下法后，出现心下胀满，有气上冲至心胸中，患者坐起后头晕，再次发汗后，津液损伤，出现经脉的失于濡养，方用苓桂术甘汤。苓桂术甘汤辨病当为头晕或心悸，苓桂术甘汤的方证为：动则头晕（头晕与体位变换有关），动则心悸，气上冲胸，胸满，心悸，短气，面色黧黑或有水斑，苔水滑（欲滴）。苓桂术甘汤的主证为：动则头晕，动则心悸。

痰饮咳嗽病脉证并治第十二

表12-1　苓桂术甘汤的"辨病-方证-主证"

辨病	方证	主证
头晕或心悸	动则头晕（头晕与体位变换有关），动则心悸，气上冲胸，胸满，心悸，短气，面色黧黑或有水斑，苔水滑（欲滴）	动则头晕，动则心悸

茯苓主胸胁逆气，利小便，桂枝辛温通阳化气，助温化痰饮，白

术运脾化痰饮，若出现大便干燥，生白术可加量使用；若出现小便不利，加大茯苓用量以利小便，生甘草健脾和中，四药合用，共同温化痰饮，治疗痰饮内停引起的头晕。

【医家选注】

水性走下，而高原之水，流入于川，川入于海，塞其川，则洪水泛溢，而人之饮水亦若是。《内经》曰：饮入于胃，游溢精气，上输于脾，脾气散精，上归于肺，通调水道，下输膀胱，水精四布，五经并行。今所饮之水，或因脾土壅塞而不行，或因肺气涩滞而不通，以致流溢，随处停积。水入肠间者，大肠属金主气，小肠属火，水与火气相搏，气火皆动，故水入不得流走肠间，沥沥有声，是名痰饮。然肠胃与肌肤为合，素受水谷之气，长养而肥盛，今为水所病，故肌肉消瘦也。水入胁下者，属足少阳经，少阳经脉从缺盆下胸中，循胁里，过季胁之部分。其经多气，属相火，今为水所积，其气不利，从火上逆胸中，遂为咳吐，吊引胁下痛，是名悬饮。水泛溢于表，表阳也，流入四肢者，四肢为诸阳之本。十二经脉之所起，水至其处，若不胜其表之阳，则水散当为汗出。今不汗，是阳不胜水，反被阻碍经脉荣卫之行，故身体疼重，是名溢饮。水流入肠间，宗气不利，阳不得升，阴不得降，呼吸之息，与水迎逆于其间，遂作咳逆倚息，短气不得卧，荣卫皆不利，故形如肿也，是名支饮。

饮水多留于膈，膈气不行则喘满；食少胃气虚，复多饮，胃土不能运水，水停心下，心火畏水，甚则神不安，为怔忡惊悸。微者阳独郁，而为短气。夫脉弦者，痰饮由水停也，得寒则聚，得温则行，况水行从乎气？温药能发越阳气，开腠理，通水道也。（清·周扬俊《金匮玉函经二注·卷十二》）

人身不过阴阳二气，阳少替，阴即盛矣。饮即有形之阴邪也，人之中气常不足，故病饮者居多。但饮有浅深表里之不同，故分四项以纲维之。此分释四饮之证象也。肥人素多聚湿，因湿生痰，因痰致饮，积渐而成，其病气最为深远。素盛今瘦者，肥人元气素虚，而更为饮邪困之，形气大伤，饮食不复为肌肉也。以致浊饮横逆，清气不运，水邪错综，走于肠间，沥沥作声。知其小便必少，大便必溏，脾气伤极矣。悬饮为困于酒所致，故曰饮后，而不曰伤水饮也。盖酒之气入肝，酒之味入脾，胁下正属肝脾之位，水湿浸淫，悬悬莫解，阻塞升降之气机，故咳唾引痛也。溢饮由于饮水过多，多则溢，溢则不能循其利顺之性，而但泛溢于四肢。于是卫阳坐困，不能行令于皮毛肌体，当汗无汗，身体疼重，表阳痹而不用，一至于此。夫饮之邪，结于心肺之下，膈膜之交，以其屈曲盘处于上焦之支络，故曰支饮，言不同于痰饮之正中盛大也。咳逆倚息者，肺为饮阻，气不下行而但上逆，逆之甚，则呼吸促而无定息，若必欲倚着于物而稍获安者然。由是胸中之宗气不布而为之短，肺魄不纳而不得卧。形如肿者，气逆上浮，而非真肿也。按悬饮悬于内，溢饮溢于外，为骤致之病，故于悬饮用下法，而于溢饮用汗法也。痰饮由于元虚而邪盛，故多用温法。支饮则属气郁而邪结，故每用攻法也。然痰饮、支饮，病气深重，法难划一，故各随现证以施治。

此明饮邪有实有虚，而所致异途，脉亦迥殊也。"饮水多"二句，是言饮之骤致者，若溢饮之类是也。"食少饮多"四句，是言饮之积渐者。为悸，为短气，据证则痰饮有之，而悬饮亦有之。溯其病根，由于食少饮多，食少则中必虚，饮多则邪必实，中虚宜温，邪实宜攻。此痰饮、悬饮主治霄壤也，是唯凭之于脉。如两手皆见弦脉，夫弦则为减，当以正气虚寒论治。设一手独弦，明是病气有偏着。偏着者为实邪，则又当以攻邪论治矣。"皆大下后虚"五字，疑属衍文。

上文辨证辨脉，此下乃因证以立治法也。四饮中推痰饮为正气虚寒所致，故当以温药和之，谓温补其正，则邪自无容留之地也。心下属上焦地分，清阳一虚，浊阴得以盘踞。胸胁支满，目眩者，饮邪横逆，攻冲清道所致也。茯苓宁辑上焦清气，渗泄饮邪为君，桂枝通太阳导饮下行为臣，白术健脾，甘草和胃，使中土有权。饮邪不复泛滥，用以为佐为使也。即温药和之之谓也。

苓桂术甘为治虚饮之圣方，非必痰饮证宜也。凡水停心下，短气有微饮者，皆当主此方法，何也？苓桂术甘，温化上中两焦之气，真从膀胱而出，凡清阳虚者，均为合治。若下焦无阳，水泛为饮，又非此方所能胜任。盖肾开窍于二阴，膀胱之气化实藉真火以流行，此肾气丸尤为祛饮补元之神圣也。并主二方者，以痰饮本乎阳虚，果其中阳虚也，则用苓桂术甘法。如属下焦之真阳虚也，则宜肾气丸法。是又当以病气为权衡矣。（清·朱光被《金匮要略正义·卷下》）

【原文】

病者脉伏[1]，其人欲自利[2]，利反快，虽利，心下续坚满[3]，此为留饮欲去故也，甘遂半夏汤主之。

甘遂半夏汤方

甘遂大者，三枚　半夏十二枚，以水一升，煮取半升，去滓　芍药五枚　甘草如指大一枚，炙，一本作无

上四味，以水二升，煮取半升，去滓，以蜜半升，和药汁煎取八合，顿服之。

【注释】

[1] 脉伏：指脉象重按接着骨始得，细而有力。

[2] 自利：不用攻下药而大便自行下利。

[3] 续坚满：心下仍然有坚满之症存在。

【何注及临床体会】

第一，甘遂半夏汤治疗痰饮将除，患者出现脉伏，下利后心下依旧坚满，甘遂破积聚，消浮肿，《神农本草经·卷三·下经》有云："甘遂味苦，寒。主大腹疝瘕，腹满，面目浮肿，留饮宿食，破癥坚积聚，利水谷道。"配以"消心腹胸膈痰热满结"之半夏，主"邪气腹痛，除血痹，破坚积"之芍药，主"五脏六腑寒热邪气"之甘草，其势倾泻而下，故又用甘草、白蜜以甘缓之，饮去而正自安。

表12-2　甘遂半夏汤的"辨病-方证-主证"

辨病	方证	主证
痰饮（久泻）	久泻，多晨起即泻，胃脘或腹部胀满或疼痛，泻后即减，减而复满，苔白滑，脉伏或沉	多晨起即泻，胃腹部胀满或疼痛，泻后即减，减而复满，脉伏或沉

第二，方中甘遂与甘草为"十八反"内容，甘遂峻下逐水，对于腹水和水肿具有良好效果。《本草备要》汪昂称甘遂"能泻肾经及隧道水湿，直达水气所结之处，以攻决为用，为下水之圣药"。此方以白蜜缓和甘遂峻下之性，甘草亦和中缓药性，且在《神农本草经》中未有甘草反甘遂的记载。笔者临床体会到甘遂和甘草是可以同用的。

【医家选注】

脉伏者，有留饮也，其人欲自利，利反快者，所留之饮，从利而减也。虽利、心下续坚满者，未尽之饮，复注心下也。然虽未尽而有欲去之势，故以甘遂、半夏因其势而导之。甘草与甘遂相反，而同用之者，盖欲其一战而留饮尽去，因相激而相成也。芍药、白蜜，不特安中，抑缓药毒耳。（清·尤在泾《金匮要略心典·卷中》）

留饮在下，故脉伏而欲自利。若利反捷快，是留饮下行，肠胃滋濡也。虽水随利下，心下犹续续坚满，以水下未尽，浊阴不得遽消，然已非从前痞结之象，此为留饮欲去，故稍觉松软也。甘遂半夏汤，甘遂、半夏，泻水而涤饮、甘草、芍药，培土而泻木，蜂蜜滑肠而行水也。眉批：甘草与甘遂相反，盖借其反乱之势，以收拨正之功。以蜜和之，亦恐急烈太骤，伤真气也。俗医多认错，以为痰饮复聚。（清·黄元御《金匮悬解·卷十四》）

【原文】

病悬饮者，十枣汤主之。

十枣汤方

芫花熬[1]**、甘遂、大戟各等分**

上三味，捣筛，以水一升五合，先煮肥大枣十枚，取八合，去滓，内药末。强人服一钱匕，羸人[2]服半钱，平旦[3]温服之；不下者，明日更加半钱，得快下后，糜粥自养。

咳家，其脉弦，为有水，十枣汤主之。

夫有支饮家，咳烦，胸中痛者，不卒死，至一百日或一岁，宜十枣汤。

《伤寒论》太阳中风，下利呕逆，表解者，乃可攻之。其人漐漐汗出，发作有时，头痛，心下痞硬满，引胁下痛，干呕短气，汗出不恶寒者，此表解里未和也，十枣汤主之。

【注释】

[1]熬：《说文解字》："熬，于煎也。"此指用文火焙干的一种炮制方法。

[2]羸人：指身体瘦弱的人。

[3]平旦：指日出之时，即早晨。

【何注及临床体会】

十枣汤用以治疗悬饮、支饮日久和腹水。咳嗽日久的人，出现弦脉，此为有水饮，宜用十枣汤；支饮的患者，出现咳嗽，胸中痛，可用十枣汤。笔者认为其方证为：严重胸水、严重腹水，胸胁腹部胀满。临床上可用以治疗顽固性心衰、肥厚性心肌病、胸水、腹水等。此方用药峻猛，甘遂、大戟、芫花均为峻下逐水药。甘遂破积聚消浮肿，对于水肿和积聚具有较好的临床效果；大戟利水消肿满，因其峻烈之性而被列入下品药。《神农本草经·卷三·下经》云："大戟味苦，寒。主蛊毒、十二水，肿满急痛，积聚，中风，皮肤疼痛，吐逆。"芫花峻下逐水，消喘满，《神农本草经·卷三·下经》说："芫花味辛，温。主咳逆上气，喉鸣、喘、咽肿、短气，蛊毒、鬼疟，疝瘕、痈肿，杀虫鱼。"三者合用，增强逐水之功；服药时，因其药性峻烈，要根据个人体质服药剂量，草木散剂一方寸匕据考证为 0.9～1g，切不可大剂量应用或改为汤剂，否则出现腹泻不止，患者体内电解质紊乱。服用此药应在早上，可白天随时观察患者用药情况。在中医古籍中记载的有毒药物，均可用以治疗难治性疾病，故在临床中可大胆应用，但需关注其剂量和患者反应，及时补充腹泻过度引起的电解质紊乱。

笔者曾治疗一个中老年妇人，心肌病合并严重心衰的患者，该患者有大量胸腔积液，大量腹水，肚脐外翻，不能系裤带，服药十枣汤，一次性服药3g（注：该剂量偏大，应该用一次1g比较合适）。患者服药后一夜腹泻20余次，开始大便成形，之后大便越来越稀，最后成水样大便，呕吐3次，前2次为食物残渣，后1次大量痰涎。患者第2天即胸水、腹水全消。此患者第2天复查，出现严重低钠血症，经及时输液纠正电解质紊乱，患者症状很快全消。

【医家选注】

此言悬饮之脉症治例也。脉弦为饮，又为痛；脉沉为留饮，故知为悬饮而胁下并缺盆内痛也。重言病悬饮者，又推开内痛而广言之耳。盖谓凡属胁下有悬饮，无论内痛与否，俱以十枣汤为主治也，方论见伤寒注。

此言悬饮之未及逼肺，而但以饮气上射而咳者，其脉症治例如此也。弦脉为阳虚外削之诊，阳虚外削，则不能运饮，故弦为水脉，久咳成家者而见此。则知其咳为悬饮在胁下，而水气上射之应，故曰为有水；十枣汤治悬饮，已详二十二条，并伤寒注，其主之也宜矣。

此言支饮日久，必从中脘而旁渗为悬饮，故其治同悬饮之例也。支饮从肠而积满至胃，从胃而积满至脘，以致从脘外渗而至胸，支架撑鼓，故谓之支饮。支饮留久成家，其气上射于肺，则咳。且水饮化热，则烦，又胸中孙络，灌满胀满者，多致饮高气绝而卒死。若不卒死，延至百日，或一岁，是其中路之支饮旁渗，于胁下而为悬饮。故支饮之势中衰而不死也，因其机而治从悬饮之例，则主十枣汤为的对矣。（清·高学山《高注金匮要略·痰饮咳嗽病脉证治第十二》）

水寒木郁，则脉沉而弦，法当悬饮在胁，咳唾引痛。病悬饮者，木旺土虚，不能行水，宜扶土而泻水。十枣汤，芫、遂、大戟，决渠而泻水饮，大枣补土而保脾精也。

咳家脉弦，此为有水，缘湿旺木郁，是以脉弦，疏泄不行，是以有水。宜十枣汤，补土而泻水也。

咳烦胸痛者，支饮阻格，胆肺不降也。其病虽久，而支饮未去，犹宜十枣汤也。（清·黄元御《金匮悬解·卷十四》）

【原文】

病溢饮者，当发其汗，大青龙汤主之；小青龙汤亦主之。

大青龙汤方

麻黄六两，去节　桂枝二两，去皮　甘草二两，炙　杏仁四十个，去皮尖　生姜三两　大枣二十枚　石膏如鸡子大，碎

上七味，以水九升，先煮麻黄，减二升，去上沫，内诸药，煮取三升，去滓，温服一升，取微似汗。汗多者，温粉粉之。

小青龙汤方

麻黄去节，三两　芍药三两　五味子半升　干姜三两　甘草三两，炙　细辛三两　桂枝三两，去皮　半夏半升，汤洗

上八味，以水一斗，先煮麻黄，减二升，去上沫，内诸药，煮取三升，去滓，温服一升。

咳逆，倚息不得卧，小青龙汤主之。

【何注及临床体会】

溢饮病，当用发汗的方法，可用大青龙汤，也可用小青龙汤。小青龙汤亦可用于治疗喘促不能平卧。笔者认为大青龙汤方证为：发热，恶寒，无汗，身痛，烦躁。小青龙汤的方证为：咳喘，咳痰或流涕清稀（落地成水），量多，后背恶寒，咳喘遇寒诱发或加重，水滑苔。

大青龙汤为麻黄汤的变方，加石膏清气分热，佐制麻黄的宣发之性，不至于发散太过伤阳气；生姜、大枣健脾补中，顾护中焦胃气，使中焦脾土运化有常，不致生湿；小青龙汤后世医家总结为治疗外寒内饮，以麻黄、桂枝发散外寒，祛除寒邪；细辛、干姜、五味子、半夏内化痰饮，此为仲景治疗咳嗽寒痰常用药物；芍药入血分，既可制

约辛散药物太过峻猛，又可引药入血分，血不利则为水，芍药除血痹。

小青龙汤临床应用时，笔者认为应注意以下几点：

（1）适用于水一样的鼻涕，水一样的痰，咳痰或流涕清稀。

（2）痰质可黏稠，遇寒加重，即"冰，水为之，而寒于水"。

（3）临床细辛的用量可从 10g 开始，细辛虽为有毒药品，中药药典规定用量为 3g，据考证细辛在应用丸散剂不应超过药典用量，但细辛在煎服时，会随着煎煮时间的延长而毒性大大降低，且细辛的有毒物质会随着煎煮时间挥发，故煎煮时要打开窗户和锅盖煎药，汤剂用量可超过 3g。

（4）小青龙汤不宜长久应用，要注意根据患者情况应用转用方，出现阴伤可用大补阴丸，气血虚损可用归脾汤。

（5）要注意小青龙汤的加减，在《伤寒论》中小青龙汤条文下出现了古法加减：如果患者出现口干口渴，减去性燥伤津的半夏，加上主消渴的天花粉；如果出现下利，减去宣散阳气的麻黄，防止机体里阳被伤，加上止利的荛花；出现噎塞，减去麻黄，防止麻黄宣散太过，加上温阳散结的炮附子；出现小便不利、少腹部胀满，去宣阳亦耗伤津液的麻黄，加上主腹部胀满利水的茯苓；出现喘满，减去宣阳太过引起阳伤的麻黄，加上降逆气的杏仁。

【医家选注】

溢饮病属经表，虽当发汗，然不无寒热之别也。热者以辛凉发其汗，大青龙汤；寒者以辛温发其汗，小青龙汤。故曰：大青龙汤主之，小青龙汤亦主之也。

尤怡曰：水气流行，归于四肢，当汗出而不汗出，身体重痛，谓之溢饮。夫四肢，阳也，水在阴者宜利，在阳者宜汗。

尤怡曰：大青龙合桂、麻而去芍药加石膏，则水气不甚而夹热者宜之。倘饮多而寒伏，则必以小青龙为当也。（清·吴谦《订正仲景全书金匮要略注·卷四》）

水气流行，归于四肢，当汗出而不汗出，身体重痛，谓之溢饮。

夫四肢、阳也，水在阴者宜利，在阳者宜汗，故以大青龙发汗去水；小青龙则兼内饮而治之者耳。徐氏曰：大青龙合桂、麻而去芍药，加石膏，则水气不甚而夹热者宜之，倘饮多而寒伏，则必小青龙为当也。（清·尤在泾《金匮要略心典·卷中》）

【原文】

膈间支饮，其人喘满，心下痞坚，面色黧黑，其脉沉紧，得之数十日，医吐下之不愈，木防己汤主之。虚者即愈，实者三日复发，复与不愈者，宜木防己汤去石膏加茯苓芒硝汤主之。

木防己汤方

木防己三两　石膏十二枚，如鸡子大　桂枝二两　人参四两

上四味，以水六升，煮取二升，分温再服。

木防己加茯苓芒硝汤方

木防己、桂枝各二两　人参、茯苓各四两　芒硝三合

上五味，以水六升，煮取二升，去滓，内芒硝，再微煎，分温再服，微利则愈。

【注释】

[1] 黧黑：谓黑而晦暗。

[2] 虚者：这里指痞结虚软。

[3] 实者：指坚结成实。

【何注及临床体会】

木防己汤为临床治疗严重的心肾衰竭的常用方，《金匮要略》中用以治疗膈间出现支饮，患者喘憋胸部胀满，胃腹部硬满，面色黧黑，脉象沉紧，运用吐、下法后无效；邪气虚则愈，邪气实则数日复发，再次应用木防己汤邪气不除，此为邪结在里，以芒硝散结，茯苓利水散结气，宜木防己汤去石膏加茯苓芒硝汤。笔者认为其方证为：胃腹部胀满发硬，下肢水肿，面色偏黑，脉沉紧。笔者常用此法治疗顽固性水肿，此方中木防己性味苦寒，具有通经活络、行水消肿之功，《神

农本草经·下品·防己》说："防己味辛，平。主风寒温疟，热气诸痛，除邪，利大小便。"石膏大寒，既可清热定喘，又能生津止渴；佐以二两桂枝，旨在与木防己相伍，两药一苦一辛相合，行水气而散结，又可温通心阳。人参大补之品，与桂枝共助胸中之阳气。诸药相互配伍使用，共奏补虚散饮、温阳消肿之功。

此方石膏鸡子大十二枚，据笔者考证鸡子大石膏一枚重量为47～113g，防己为有毒之品，广防己和汉防己均有毒，临床应用多为粉防己，且中病即止，不可长久服用，以免加重肝肾损害，临床上运用木防己汤应注意定期（如每半年）检测肝肾功能。

【医家选注】

喘满痞坚，膈间支饮逆上也，面黑者，饮属北方水色也，脉沉为饮，紧为寒，皆阴脉，以水饮禀阴寒之气也。吐下俱行，不愈，则阴阳之气俱虚，木防己汤补虚散饮，虚者受补即愈，实者饮邪固结不解，故复发。复与不愈，乃寒气凝聚未解，故去石膏，恐寒胃也，加茯苓淡以渗饮，芒硝咸以软坚。

防己利水，入膀胱经以泄水饮于下，石膏味辛，能解肌出汗以散水饮于外，人参补中气以制水，桂枝行阳气以逐水也。（清·李彣《金匮要略广注·卷中》）

膈间属太阳部分，清虚之境，无物可容，乃饮邪上干为喘为满，如蒙蔽天空之象。心下将及阳明，地分冲要之所，何由至于痞坚，是必误吐误下，伤及脾胃，以致胃中虚，客气动膈而心下益增其痞塞也。由是胃之精华不能上充于面，而徒存湿火郁蒸，色见黧黑。黧黑者，焦褐之黑色也。其脉沉紧，的是水寒相搏之脉象，且至数十日之久，邪愈缠绵，则正益耗伤，是必宣壅与养正兼施，庶合病机。故君之以木防己，宣心下之壅也；佐之以桂枝，布膈间之阳也；壅久恐生郁热，加石膏以清之；正虚恐邪不运，用人参以补之，使邪不实而虚，但清热祛湿则愈矣。设胃有实邪，石膏只能除热，安能除实耶？将见旋通旋结，不久复发矣，再为缓图，何能为功？是必去石膏之缓，加茯苓、

芒硝，以直导之下行，俾复聚之邪前后分驱而出，即禹之导水播九河之意也。（清·朱光被《金匮要略正义·卷下》）

【原文】

心下有支饮，其人苦冒眩[1]，泽泻汤主之。

泽泻汤方

泽泻五两　白术二两

上二味，以水二升，煮取一升，分温再服。

【注释】

[1]冒眩：冒，如有物冒蔽之意；眩，视物旋转。指头昏目眩。

【何注及临床体会】

泽泻汤为笔者临床常用方剂，用以治疗胃脘部的支饮引起的头晕、头蒙。笔者认为其方证为：舌体肥大异常，头晕，头发蒙，呈持续性，头晕与体位无关，大便素溏，苔水滑或白腻，脉弦沉。冒，在《说文解字》解为："冢而前也。冢者，覆也。"此为头部如同戴帽子，有医家释义为额头部如同贴膏药。此方中泽泻：生白术 =5：2，泽泻利水消痰饮，《神农本草经·卷一·上经》说："泽泻味甘，寒。主风寒湿痹，乳难。消水，养五脏，益气力，肥健。"白术健脾化湿除痰饮，临床白术分为生白术和炒白术，若大便干时可加大生白术用量，大便溏时可用炒白术。

> 泽泻汤为头晕、头蒙第一方。
>
> ——何庆勇 2011

【医家选注】

饮停心下，阳不归根，升浮旋转，则生冒眩。此由土败水侮，故支饮上停。泽泻汤，白术补中而燥土，泽泻利水而排饮也。（清·黄元御《金匮悬解·卷十四》）

此言支饮在心下之病症治例也。眩者，晕眩；冒者，蒸冒；皆虚气上冲外鼓之候。心下支饮离膈不远，而水饮渐迫，以致气高气郁，故苦眩冒也。泽泻利水，而决之于沟渠，白术培土，而防之于堤岸，则水饮下注，而浮鼓之气自平矣，故主之。（清·高学山《高注金匮要略·痰饮咳嗽病脉证治第十二》）

【原文】

支饮胸满者，厚朴大黄汤主之。

厚朴大黄汤方

厚朴一尺　大黄六两　枳实四枚

上三味，以水五升，煮取二升，分温再服。

【何注及临床体会】

支饮出现胸满可以用厚朴大黄汤，因厚朴大黄汤中厚朴、枳实、大黄均为作用于胃肠的药物，故解释支饮胸满应为腹满，笔者认为此为仲景以下治上的攻邪方法。此方与厚朴三物汤和小承气汤药物组成相同，剂量各异，此方厚朴、大黄重用，降气通腑作用较强，用以治疗胸腹部胀满的支饮病。

【医家选注】

支饮之重者则胸满，厚朴大黄汤以消胸满。大黄下痰逐饮为君，厚朴消痰除满为臣，枳实去胸胁痰癖为佐，此小承气汤也，但分两殊耳。（清·程林《金匮要略直解·卷中》）

此条支饮，另有来路，与诸条之所谓支饮之由于痰饮者不同。故其治法，亦与温药和之之例自别也。盖心肺间之膈气虚者，不能鼓努传送而便难，便难既久，则肠胃液短而干结，渐致胃实矣。液短，则借资于外水而饮积心下，胃实，则不能通过结硬而下渗小肠，与寒饮之上支心下者同，故亦谓之支饮也。然支饮虽同，而其所以致饮者，因胃实胸满之故，则攻胃实之大黄，开胸满之枳朴，其可缓乎，此开壅水之地以治水之道也。（清·高学山《高注金匮要略·咳嗽痰饮病脉

证治第十二》）

【原文】

呕家本渴，渴者为欲解；今反不渴，心下有支饮故也，小半夏汤主之。《千金》云，小半夏加茯苓汤。

小半夏汤方

半夏一升　生姜半斤

上二味，以水七升，煮取一升半，分温再服。

【何注及临床体会】

呕吐后伤津液出现口渴，此为正常表现，如果出现不渴，为胃脘部有支饮，方用小半夏汤。小半夏汤由半夏和生姜组成。此方中半夏应为生半夏，临床对于生半夏限制严格，笔者临床上常将清半夏和法半夏同时使用。半夏散结化痰饮，为治疗胃脘部痰饮的要药；生姜温阳止呕，既能温化痰饮又能入脾胃止呕，具有"呕家圣药"之称。

【医家选注】

《金匮要略》治支饮作呕，呕家本渴，不渴者，心下有支饮也。或似喘不喘，似呕不呕，似哕不哕，心下愦愦，并宜小半夏汤。（明·缪希雍《神农本草经疏·卷之十》）

先呕却渴，此为欲解。若呕而不渴，则有寒饮在膈间作呕，故不渴也，与小半夏汤以散之。半夏消痰饮，生姜下逆气，气下饮消，其呕自止。并主诸呕吐，谷不得下。（清·程林《金匮要略直解·卷中》）

【原文】

腹满，口舌干燥，此肠间有水气，己椒苈黄丸主之。

防己椒目葶苈大黄丸方

防己、椒目、葶苈熬、大黄各一两

上四味，末之，蜜丸如梧子大，先食饮服一丸，日三服，稍增，口中有津液。渴者，加芒硝半两。

【何注及临床体会】

肠间有痰饮水气表现为腹部胀满、口干舌燥，方用己椒苈黄丸。笔者认为其方证为：胸腹部胀满，口干舌燥。此方为治疗胸水、腹水的专方，防己通经活络、行水消肿，川椒辛温主温中化饮，《神农本草经·卷三·下经》曰："蜀椒味辛，温。主邪气、咳逆，温中，逐骨节，皮肤死肌，寒湿痹痛，下气。"葶苈子清热泻肺，水饮停于胃肠，津液不上承，出现口干舌燥，气机郁滞于脘腹部，易生热，故以葶苈子泄热；大黄清热通腑，使水饮从大便而去。

此方亦应注意古法加减，患者出现口渴，加芒硝，因芒硝散结滞而复津液输布也。

> 己椒苈黄丸为胸水腹水的专方！
> ——何庆勇 2011

【医家选注】

此水走肠间沥沥有声之方也。大肠气虚，传道失职，则饮走肠间而作腹满，盖大肠主津，津因饮滞，亦化为饮，而不上供于口，故口舌干燥，谓肠间有水气也。然大肠受饮，肺气亦壅，不能通调水道，下达膀胱，故用葶苈先泻肺壅，使气下通，则传道得职，合大黄、椒目，以逐肠间之水从下而出，防己风湿并驱，共成涤饮之功耳。（清·沈明宗《张仲景金匮要略·卷十二》）

水既聚于下，则无复润于上，是以肠间有水气而口舌反干燥也。后虽有水饮之入，只足以益下趋之势，口燥不除而腹满益甚矣。防己疗水湿，利大小便，椒目治腹满，去十二种水气，葶苈、大黄，泄以去其闭也。渴者知胃热甚，故加芒硝，《经》云：热淫于内，治以咸寒也。（清·尤在泾《金匮要略心典·卷中》）

【原文】

卒呕吐，心下痞，膈间有水，眩悸者，小半夏加茯苓汤主之。

小半夏加茯苓汤方

半夏一升　生姜半斤　茯苓三两，一法四两

上三味，以水七升，煮取一升五合，分温再服。

先渴后呕，为水停心下，此属饮家，小半夏茯苓汤主之。

【何注及临床体会】

突然出现呕吐，胃脘部胀满，胸膈间有水饮，出现头晕目眩，可用小半夏加茯苓汤。此方亦可治疗水饮停留在胃脘部，出现先渴后呕吐。笔者临床体会到小半夏加茯苓汤的方证为：呕吐，胃脘部胀满，头眩心悸，舌淡苔腻，脉滑。

此方为小半夏汤基础上加茯苓三两以除心下水痞，散水结。以心下有水，水饮不得输布，气机郁滞，水饮上逆而致头眩、心悸。小半夏汤散胃中停留之支饮，生姜降水逆，半夏散结和胃气降逆。若患者呕吐较重，可用生姜汁代替生姜，止呕效果更佳。

【医家选注】

先渴却呕，为水停心下，此属饮家，小半夏加茯苓汤主之。（明·武之望《济阴纲目·卷十九》）

注曰：无物曰呕，有物曰吐。卒呕吐，谓原无病，猝然而呕吐也。乃有饮之人，偶为寒触，但邪尽，宜即松，仍然心下痞，是初之呕吐，因胃不受邪，若胃受邪，即作利矣。是呕吐而痞，外不因表邪，内不因胃伤，乃膈间有水，故为水逆也。至于眩、悸，阴邪不能下注而上冒，故侵于目为眩，凌于心为悸，水在膈间益明矣。故治之，不若误下之痞，而但以小半夏加茯苓，去饮下逆为主。（清·徐彬《金匮要略论注·张仲景金匮要略论注卷十二》）

【原文】

假令瘦人，脐下有悸，吐涎沫而癫眩[1]，此水也，五苓散主之。

五苓散方

泽泻一两一分　猪苓三分，去皮　茯苓三分　白术三分　桂二分，去皮

上五味，为末，白饮服方寸匕，日三服，多饮暖水，汗出愈。

脉浮，小便不利，微热消渴者，宜利小便、发汗，五苓散主之。

渴欲饮水，水入则吐者，名曰水逆，五苓散主之。

【注释】

[1]癫眩：头目眩晕之意。

【何注及临床体会】

瘦人（病人）出现脐下悸动，口吐涎沫而头部晕眩，水饮停伏在体内所致。在《消渴小便不利淋病脉证并治第十三》中，五苓散用以治疗小便不利和消渴以及水逆证。笔者认为其方证为：口渴，小便不利，或水样便，烦、悸、眩等，脉浮数。方中茯苓、猪苓、泽泻三药淡渗利水，白术健脾行水，桂枝通阳化饮，共同治疗痰饮阻于全身而出现各种不同部位的临床表现。在治疗小便不利时，五苓散的功效在于理脾以恢复膀胱的气化功能。

《伤寒论》中五苓散，猪苓、白术、茯苓用量十八铢，泽泻用量一两六铢，桂枝用半两。《金匮要略》中剂量单位为分，唐代一两为四分，在《千金方》中有记载，按照一两等于四分换算后，《伤寒论》《金匮要略》中的五苓散剂量完全相同，故汉唐一两为四分是有证可考。

【医家选注】

瘦人气弱，不能消水，水停木郁，风动根摇，故脐下振悸。肺气

不降，津液淫蒸，故涌吐涎沫。君相失根，神魂旋转，故颠冒眩晕。此缘水泛而土湿，五苓散，二苓、泽泻，利水而泻湿，白术、桂枝，燥土而疏木也。（清·黄元御《金匮悬解·卷十四》）

瘦人之"瘦"字，当是"病"字。癫眩之"癫"字，当是"巅"字；巅者头也。文义相属。此传写之讹。

悸者，筑筑然跳动病也。上条心下有悸，是水停心下为病也；此条脐下有悸，是水停脐下为病也。若欲作奔豚，则为阳虚，当以茯苓桂枝甘草大枣汤主之；今吐涎沫，水逆胃也，巅眩水阻阳也，则为水盛，故以五苓散主之也。（清·吴谦《订正仲景全书金匮要略注·卷四》）

【原文】

《外台》茯苓饮

治心胸间有停痰宿水，自吐出水后，心胸间虚气，满不能食，消痰气，令能食。

茯苓、人参、白术各三两　枳实二两　橘皮二两半　生姜四两

上六味，水六升，煮取一升八合，分温三服，如人行八九里进之。

【何注及临床体会】

此方用以治疗心胸部出现痰饮，吐法后饮邪散而痰难化，故心胸部阳气不足，脾胃阳气虚而不能饮食，运用茯苓饮后可消痰能食。笔者认为其方证为：不欲饮食，胃脘胀满。方中茯苓主心下结痛，烦满、消渴，利小便，健脾化痰，人参补气健脾，白术健运脾气化痰饮，橘皮下气止逆，枳实破气除痞散结滞，生姜入中焦温阳化饮，调和诸药。

此方应每日服药三次，因为原文中分温三服，现应遵古法，早、中、晚饭后温服。

【医家选注】

注曰：此为治痰饮善后最稳当之方。心胸之间，因大吐而虚，故

加参，设非大吐，无参，减枳实亦可。俗医谓用陈皮即减参之力，此不唯用陈皮，且加枳实二两，补泻并行，何其妙也。（清·徐彬《金匮要略浅注·张仲景金匮要略论注卷十二》）

赵以德曰：呕为痰饮动中，涌而出之。呕尽本当渴，渴则可征支饮之全去。今反不渴，是其饮尚留，去之未尽也。用半夏之辛温，生姜之辛散，散其欲出之饮，则所留之邪自尽矣。半夏、生姜皆味辛，可治膈上痰，心下坚，呕逆，目眩。然悸必心受水凌，故加茯苓以去水，伐肾邪安心神也。后方加人参、枳实、橘皮，此由上、中二焦气弱，水饮入胃，脾不能输归于肺，肺不能通调水道，以致停积为痰，为宿水，吐之则下气因而上逆，是为虚气满不能食。当补益中气，以人参、白术为君；茯苓逐宿水，枳实调诸气为臣；开脾胃，宣扬上焦，发散凝滞，则陈皮、生姜为使也。凡积饮既去，而虚气塞满其中，不能进食，此症最多。（清·罗美《古今名医方论·卷二》）

【原文】

青龙汤下已[1]，多唾口燥，寸脉沉，尺脉微，手足厥逆，气从小腹上冲胸咽，手足痹[2]，其面翕热如醉状[3]，因复下流阴股[4]，小便难，时复冒者，与茯苓桂枝五味子甘草汤，治其气冲。

桂苓五味甘草汤方

茯苓四两　桂枝四两，去皮　甘草三两，炙　五味子半升

上四味，以水八升，煮取三升，去滓，分三温服。

冲气即低，而反更咳，胸满者，用桂苓五味甘草汤，去桂加干姜、细辛，以治其咳满。

苓甘五味姜辛汤方

茯苓四两　甘草、干姜、细辛各三两　五味子半升

上五味，以水八升，煮取三升，去滓，温服半升，日三服。

咳满即止，而更复渴，冲气复发者，以细辛、干姜为热药也。服之当遂渴，而渴反止者，为支饮也。支饮者，法当冒，冒者必

呕，呕者复内半夏，以去其水。

桂苓五味甘草去桂加干姜细辛半夏汤方

茯苓四两　甘草、细辛、干姜各二两　五味子、半夏各半升

上六味，以水八升，煮取三升，去滓，温服半升，日三服。

水去呕止，其人形肿者，加杏仁主之。其证应内麻黄，以其人遂痹，故不内之。若逆而内之者，必厥。所以然者，以其人血虚，麻黄发其阳故也。

苓甘五味加姜辛半夏杏仁汤方

茯苓四两　甘草三两　五味子半升　干姜三两　细辛三两　半夏半升　杏仁半升，去皮尖

上七味，以水一斗，煮取三升，去滓，温服半升，日三服。

若面热如醉，此为胃热上冲，熏其面，加大黄以利之。

苓甘五味加姜辛半杏大黄汤方

茯苓四两　甘草三两　五味子半升　干姜三两　细辛三两　半夏半升　杏仁半升　大黄三两

上八味，以水一斗，煮取三升，去滓，温服半升，日三服。

【注释】

[1] 下已：即服药后的意思。

[2] 手足痹：手足麻木。

[3] 面翕热如醉状：指面部泛起一阵微红且热，如醉酒之状。

[4] 阴股：两大腿内侧。

【何注及临床体会】

运用青龙汤温化痰饮后，出现口中多唾而口干，寸脉沉，尺脉微，手足逆冷，自觉有气从小腹部上冲至胸部或咽喉，面部潮热如同醉酒状，而后又觉气下流入会阴部，出现小便不利，时而又上冲到头部，出现晕眩，方用苓桂五味甘草汤，治疗其气上冲。青龙汤过用，宣阳发越过度，可出现阳气的大伤，里阳不足出现气冲，以茯苓降逆气，桂枝通阳化气，五味子敛阳，甘草和中健脾补后天之源。

冲气下降，而咳嗽加重，出现胸满，要去桂枝加干姜、细辛，桂

枝辛温，主咳逆上气，今逆气下降，出现喘满，故去桂枝，加干姜、细辛温化痰饮；咳嗽、喘满除，患者口渴加重，气逆上冲再发，因细辛、干姜药性辛热，消耗津液，使得津液受损，本服用苓甘五味姜辛汤后会出现口渴，今反不渴，因支饮在里；支饮在里，出现头晕、呕吐，呕吐加半夏止呕散结。

里水散而呕吐止，出现水肿，加杏仁利气机散结气。风水水肿本应加麻黄，而患者出现手足不仁，乃血虚不足，故不用麻黄，加麻黄出现阳气过度宣发，患者会出现昏迷。

若出现面部烘热如同醉酒状，这是由于胃中热气上冲，熏蒸面部，需要加大黄以清胃热而引邪气下行。

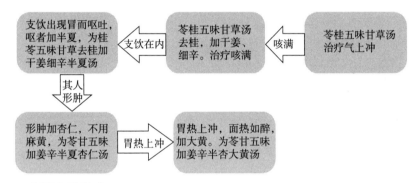

【医家选注】

青龙汤服下之后，若多唾，口燥，寸脉沉而尺脉微，手足厥逆，气从少腹上冲胸咽，是汗后阳亡而风木郁冲也。伤寒汗后阳亡，土湿水寒，木郁风动，则发奔豚，此亦奔豚之大意也。多唾口燥者，风木耗津而肺气上熏也。寸沉而尺微，上下之阳俱虚也。手足厥逆，土败而四肢失温也。气从少腹上冲胸咽，风木之上奔也。其面翕热如醉状，因复下流阴股，阳明循面下行，风木郁冲，阳明逆行，故面热，升已而降，则流于阴股。手足痹者，汗泄血中温气，经络闭塞而不行也。小便难者，土湿木郁，不能疏泄也。时复冒者，饮阻阳气，升浮无根也。此宜与茯苓桂枝五味甘草汤，治其冲气，茯苓、桂枝，泻水而下乙木之冲，甘草、五味，培土而降辛金之逆也。

服桂苓五味甘草后，冲气即低，而反更咳嗽而胸满者，乙木虽降，而辛金更逆也。用桂苓五味甘草去桂加干姜、细辛，利肺而降逆，以治其咳满也。

服苓甘五味姜辛后，咳满即止。设其更觉发渴，冲气复发者，以细辛干姜，本为热药，服之热伤肺津，应当遂时作渴，津亡躁动，风木乃发。若渴反止者，此为支饮内停也。支饮格其阳气，法当昏冒。冒者胃气升逆，必作呕吐。呕者复内半夏，以去其水饮，而止呕吐也。

服苓甘五味姜辛半夏后，水去呕止，其人形肿者，此卫气之郁，宜加杏仁，利肺壅而泻卫郁。肿家应用麻黄，以泻卫气，以其人服小青龙后，阳随汗泄，手足麻痹，故不内之。若逆而内之者，必手足厥冷。所以然者，以汗泻血中温气，其人阴中之阳已虚，麻黄复泻其血中之阳气故也。

服小青龙后，其面翕热如醉，此胃热上冲，熏蒸其面。若服苓甘五味姜辛半杏之后，此证犹存，宜加大黄以利之，则胃热清矣。（清·黄元御《金匮悬解·卷十四》）

饮邪侵肺而用小青龙，当饮去病已矣。乃其人本虚，不任宣发上饮未除而下先动其气机。多唾口燥者，水寒搏结，津液不上奉也。按其脉寸沉尺微，正是上焦之清旧、下焦之真阳，俱为水寒郁闭之象。诸阳主四肢，闭则手足厥逆矣。阳困则阴邪必致纵恣，少阴厥气从小腹冲胸及咽矣。因而厥逆不已，而至于痹气冲之甚而面翕热如醉。夫曰翕热，则有时不热，即是郁冒之象，非若脱证之真阳上浮，面若妆朱之比。故时复下流，气阻膀胱，为小便难，时复上干头目而为郁冒。上下表里俱受邪困，势颇危迫，然要非青龙汤致治之误也。只以支饮结邪，逼处肺之表分，其壅塞锢闭之势牢不可破，不得不藉青龙锐利之师，以杀其势而破其坚。奈邪实则正必虚，下焦之阴邪乘虚上逆，两邪相合，其溃冒冲突之势几致难以究诘，是犹晁错建削七国之谋，而速吴楚之反也。仲景早见及此，曲为绸缪，设靖难诸法，以底治安。

以为所最急者，下焦肾气逆奔而上，与伏邪相合，卒难图治。因以桂、苓之气温下达者，以伐水饮之合邪；五味摄上升之浮阳而返其故宅；甘草缓中补虚，以维上下之防闲。如是则肾得归垣，冲气其治矣乎。

果尔桂苓一下，冲气即低矣。反更咳满者，明是里分之寒饮未除。桂枝但能解下，而不能温中散寒故也。况桂性下行，下焦新服，不宜再伐以滋事，故特去桂，加细辛、干姜之辛热，以泄满止咳也。

寒邪得热则开，故咳满即止，乃不谓渴与冲气复发，非因姜辛之热，骤伤其阴气而何？然阴气虽曰骤伤，而止气则已渐复，渴与冲气可不治而自止耳。然上焦燥渴，当不能遽止，而今反即止者，必其动心下之支饮，润其燥故也。盖有支饮必冒，冒则必呕，则但内半夏于前方中，以驱饮止呕，则冒自已矣。

水去呕止，其人形肿者，加杏仁主之，其证应内麻黄，以其人，不内之。若道而内之者，必厥。所以然者，以其人血虚，麻黄发其阳故也。水去呕止，里气已调矣。乃其人形肿，明是表阳郁滞，肺气不能宣布所致。开肺莫若麻黄，然以其病气转辗，荣分大亏，卫气不能独治，形体遂因而痹耳。设更用麻黄汗之，得不阳亡血夺而厥乎？唯于前方中加杏仁，以微利气分，则肿自消矣。仲景恐人概以形肿必当用表，表之断无他患者，故申戒之曰其人因血虚致痹，非同泛然形气之病，麻黄发其阳，则益亡其血矣，故断不可内也。

此紧接形肿说下，谓形肿则加杏仁以开上焦矣。若面属阳明，面热如醉，为阳明壅热，并致下焦不开，故加大黄于前方中。合杏仁以次降泄也。徐氏论曰：此与前条翕热如醉不同。前因冲气，病发在下。此不过肺气不利，滞外而形肿，滞内而胃热。故但以杏仁利其胸中之气，大黄利其胃阴之热也。

因渴而致呕，则前此并无呕症可知，只以渴必多饮，水停心下所致，故曰此属饮家，以见但当治饮，不必更治其渴矣。小半夏加茯苓，呕与水并治，故主之。此暂致乏饮，不在支饮例也。(清·朱光被《金匮要略正义·卷下》)

消渴小便不利淋病脉证并治第十三

【原文】

厥阴之为病，消渴[1]，气上冲心，心中疼热，饥而不欲食，食即吐，下之不肯止。

男子消渴，小便反多，以饮一斗，小便一斗[2]，肾气丸主之。方见脚气中。

【注释】

[1]消渴：此指渴饮无度的症状。

[2]饮一斗、小便一斗：形容饮水多，小便亦多。

【何注及临床体会】

厥阴病，在《伤寒论》中论述消渴和蛔虫，此文中仅论述消渴。厥阴为病，出现消渴，气上冲胸，心中不适感，腹中饥饿而无食欲，饭后呕吐，运用下法大便溏泄不止。男子出现消渴病，小便频，方用肾气丸。此文中消渴病为广义消渴病，不局限于糖尿病，还包括小便不利、泌尿系感染、尿崩症等。肾气丸所治消渴可能为小便尿量增加的尿崩症，肾气丸补肾填精，加附子、肉桂温阳化肾气、暖膀胱以助气化。此文中不再赘述，所述如前。

【医家选注】

厥阴何以为消渴？以厥阴属木，少阴属水，木为水之子，子能令母虚。厥阴之邪热盛，则肾水为之消，肾消则引水自救，故消而且渴，渴不为水止也。气上撞心，心中疼热者，心属火，水火通气，肝气通于心也。饥不能食者，胃司食而属土，木邪甚，土受制也。吐蛔者，蛔在胃中，无食则静，闻食臭出也。下之利不止者，邪属厥阴，下则反虚阳明，阳明属土，土虚则木益贼其所胜也。

小便多，则消渴。《内经》曰："饮一溲二者不治。"今饮一溲一，故以肾气丸治之。肾中之气，犹水中之火，地中之阳，蒸其精微之气达于上焦，则云升而雨降，上焦得以如雾露之溉，肺金滋润，得以水精四布，五经并行，斯无消渴之患。今其人也，摄养失宜，肾水衰竭，龙雷之火不安于下，但炎于上而刑肺金，肺热叶焦，则消渴引饮；其饮入于胃，下无火化，直入膀胱，则饮一斗溺亦一斗也。故用桂、附辛热，引真火以归原，地黄纯阴，壮真水以滋肾，则阳光行于地下，而雾露自降于中天，何消渴之有？此属下消。（清·程林《金匮要略直解·卷中》）

此总揭消渴病之由来，本于厥阴也。盖厥阴为风木之脏，相火所寄，阴亏不能荣养，则风郁火燔，其气必上冲心而疼热。风阳相煽，最易消谷而善饥，乃饥而不欲饮食。食入即吐者，以厥气上逆，阳明为受侮之地，且肝主呕逆故也。人不知厥阴之为病而误下之，徒伤脏阴，将见渴不止而中气益削矣。按《内经》谓：二阳结谓之消。仲景主乎厥阴，似属两途，殊不知二阳之气结，实由厥阴风郁火燔所致。是消渴病之发源在厥阴，而其流祸亦必归于阳明也，然治法亦正自有别。徐忠可云：凡能食而渴者，重在二阳论治；饮一溲二，重在肾虚论治；不能食而气上冲者，重在厥阴论治。以此分辨，亦自有条不紊。

此所谓下焦也。肾失闭蛰之权，故饮一溲一。肾气丸助火以利枢机，补真阴以熄浮焰，如是则阴平阳秘而消渴自已矣。然在男于得此，则主肾虚。若妇人仍当主厥阴论治也，故特以男子别之。（清·朱光被《金匮要略正义·卷下》）

【原文】

渴欲饮水不止者，文蛤散主之。

文蛤散方

文蛤五两

上一味，杵为散，以沸汤五合，和服方寸匕。

【何注及临床体会】

口渴出现饮水不解，方用文蛤散。文蛤散辨病当属口渴，文蛤散的方证为：口渴，饮水不止，烦躁。文蛤散的主证是：口渴，饮水不止。

本方为治疗口渴的专方。文蛤散单用文蛤五两，《本草经集注·虫兽三品·中品》云："文蛤味咸，平，无毒。主治恶疮，蚀五痔。咳逆胸痹，腰痛胁急，鼠瘘，大孔出血，崩中漏下。"

清代《医宗金鉴》云："文蛤即五倍子也。"笔者临床常用五倍子30～35g做成散剂让患者服用治疗口渴，取得了一定的临床效果。五倍子异名"文蛤"最早见于《开宝本草》。

表13-1　文蛤散的"辨病-方证-主证"

辨病	方证	主证
口渴	口渴，饮水不止，烦躁	口渴，饮水不止

【医家选注】

热渴饮水，水入不能消其热，而反为热所消，故渴不止。文蛤味咸性寒，寒能除热，咸能润下，用以折炎上之势，而除热渴之疾也。（清·尤在泾《金匮要略心典·卷中》）

承上文"渴欲饮水"而来，非论消渴本病也。外无脉浮，小便不利微热则非水停，外无口舌干燥则非热盛消水，独见内有渴欲饮水不止者，则水从何去？以水不归肾，而散走躯壳之外，当以文蛤散主之。

《金匮》于小溲微觉不利，早用文蛤一味治之。方书从不录用，讵知软坚之品，非劫阴即伤阴。独此一种，平善无过兼可利水，诚足宝乎。按：《伤寒论》用此，治误以水噀人面，肌肤粟起之表证。今消渴里证亦用之，盖取其功擅软坚，且利水彻热尔。（清·吴仪洛《成方切用·卷八上》）

【原文】

小便不利者，有水气[1]，其人若渴，用栝楼瞿麦丸主之。

栝楼瞿麦丸方

栝楼根二两　茯苓、薯蓣各三两　附子一枚，炮　瞿麦一两

上五味，末之，炼蜜丸梧子大，饮服三丸，日三服，不知，增至七八丸，以小便利，腹中温为知。

【注释】

[1] 水气：此指水湿之邪。

【何注及临床体会】

第一，栝楼瞿麦丸为治疗泌尿系统感染第一方，用以治疗小便不利，尿频、尿急、尿痛，口渴。笔者认为其方证为：小便不利（小便涩痛或有烧灼感），口渴，腹中冷，脉沉，多见于反复泌尿系感染。

表13-2　栝楼瞿麦丸的"辨病-方证-主证"

辨病	方证	主证
小便不利	小便不利（小便涩痛或有烧灼感），口渴，腹中冷，脉沉，多见于泌尿系反复感染	小便不利（小便涩痛或有烧灼感），口渴，腹中冷

第二，此方中栝楼根和附子为"十八反"中的反药，临床应用时要仔细叮嘱患者，观察其病情变化。关于"十八反"的天花粉反附子在前文中已有论述，此不再赘述。天花粉清热养阴止渴，茯苓、山药健脾以补后天之源，附子温阳助膀胱气化、输布，瞿麦利小便，《神农本草经·卷二·中经》说："瞿麦味苦，寒。主关格，诸癃结，小便不通，出刺，决痈肿，明目去翳，破胎堕子，下闭血。"五药合用治疗小便不利，具有良好的临床疗效。笔者在临床上经常性将天花粉与附子同用，未见不良反应。

> 栝楼瞿麦丸为泌尿系统感染第一方。
>
> ——何庆勇 2011

第三，本条文方后有"以小便利，腹中温为知"，可知，栝楼瞿麦丸方证中当有小便不利，腹中冷。

【医家选注】

《内经》云：肺者，通调水道，下输膀胱。又谓膀胱藏津液，气化出之，益肺气通于膀胱，上通则下行，下塞则上闭。若塞若闭，或有其一，即气不化，气不化，则水不行而积矣。水积则津液不生而胃中燥，故苦渴，用栝楼根生津液，薯蓣以强肺阴，佐以茯苓治水，自上渗下，瞿麦逐膀胱癃结之水，然欲散水积之寒，通开阴道，使上下相化，又必附子善走者为使，服之小便利，腹中温为度，若水积冷而方用之，否则不必用也。（清·周扬俊《金匮玉函经二注·卷十三》）

此言胃中寒湿下流为病也。寒湿下流，抑郁膀胱之气不化，则小便不利，为有水气。然寒湿壅于下，真气反逆肺胃，化而为热则渴。故用栝楼根专清浮上之热，薯蓣健脾而燥胃湿，瞿麦、茯苓通利膀胱宿水，以附子驱寒，行阳化气而为向导，俾小便利而水即除矣。盖本经中论腰已下肿者，当利其小便，而不见其方。观此方后云"小便利，腹中温为知"，似乎在于水肿，腹冷小便不利之方，想编书者误入，俟高明细详用之。（清·沈明宗《张仲景金匮要略·卷十三》）

【原文】

小便不利，蒲灰散主之，滑石白鱼散、茯苓戎盐汤并主之。

蒲灰散方

蒲灰七分　滑石三分

上二味，杵为散，饮服方寸匕，日三服。

滑石白鱼散方

滑石二分　乱发二分，烧　白鱼二分

上三味，杵为散，饮服半钱匕，日三服。

茯苓戎盐汤方

茯苓半斤　白术二两　戎盐弹丸大，一枚

上三味，先将茯苓、白术煎成，入戎盐，再煎，分温三服。

【何注及临床体会】

此三方治疗小便不利，蒲灰散中蒲灰与蒲黄为同一科属植物，具有主心腹膀胱寒热、利小便、止血散瘀的功效；滑石清热利小便，用以治疗小便不利伴有阴中热痛；滑石白鱼散中白鱼据考证为衣中白鱼，主小便不利。

笔者临床常用茯苓戎盐汤治疗小便不利，常原方足量使用，茯苓110g，白术28g，戎盐主肠胃结热和消渴，笔者临床常以食盐替代。

【医家选注】

此唯曰小便不利，而不举脉证，盖小便不利之外，更无他候也，故任人斟酌其宜以用方。临证之间，当审其方意如何，以消息之。

尤氏曰：仲景不详见证，而并出三方，以听人之随证审用，殆所谓引而不发者欤。

《本草》甄权曰：蒲灰破恶血，败蒲席灰也。滑石通窍。《周礼》：以滑养窍。注：滑石也。考《外台》李祠部消渴论，以小便为血之余，此以血药参用，岂有取于此欤？

《本草》白字：乱发，主五淋。白鱼，主小便不利。故合之滑石，以利其小便者也。

刘廉夫曰：按白鱼，恐非鱼中之白鱼。《尔雅》：蟫，白鱼。又《南齐书》明帝寝疾甚久，敕台省府署文簿，求白鱼以为治是也。沈云白鱼鲞，诸注并仍之，不可从。

苓、术并渗利之品。戎盐即胡盐，不经煎炼者。《本草》墨字：咸寒无毒，治心腹痛，溺血吐血。《日华子》曰：除五脏癥结，心腹积聚，而无渗和之效。

然咸之走血，《内经》既有明征，而见其除心腹痛、积聚之言，则似兼有推荡之力者，故以为配用耳。

赵氏曰：三方亦有轻重，乱发为重，蒲灰次之，戎盐又次之。

程氏曰：以上三方，临病之工，审其所属者用之。（日·喜多邨直

宽《金匮玉函要略疏义·卷三》)

此只因湿热滞于腑分而小便不利者立法，故但以清热利湿为主。若茯苓戎盐汤，便顾养阴气矣。按：蒲灰即旧蒲席烧灰，最善去湿利便；滑石涤六腑之邪热，从小便而出。合二物之长，以除皮毛表分之湿热也。白鱼入胃，下气去水。发乃血之余，通冲任二经，合滑石、白鱼以泄阳明营分之湿热也。茯苓去水渗湿，白术健脾养正。戎盐出山坡阴土石间，不经煎炼，入肾阴，阴火化结热。清热利湿，三焦咸理，此为虚家脾脏有湿而下焦有热之圣方也。(清·朱光被《金匮要略正义·卷下》)

【原文】

脉浮，发热，渴欲饮水，小便不利者，猪苓汤主之。

猪苓汤方

猪苓去皮　茯苓、阿胶、滑石、泽泻各一两

上五味，以水四升，先煮四味，取二升，去滓，内胶烊消，温服七合，日三服。

若脉浮发热，渴欲饮水，小便不利者，猪苓汤主之。

少阴病，下利六七日，咳而呕渴，心烦不得眠者，猪苓汤主之。

【何注及临床体会】

出现发热、口渴、小便不利，脉浮，可用猪苓汤。《伤寒论》中常用猪苓汤以治疗小便不利和下利口渴心烦等。笔者认为猪苓汤方证为：渴欲饮水，小便不利，发热，水肿，心烦，不得眠，舌红少苔或无苔。笔者临床常用来治疗顽固性心衰、利尿剂抵抗的重病患者，经过西医强心、利尿、扩血管后依旧出现双下肢严重水肿，少尿或无尿，舌红少苔或无苔。此方中猪苓、茯苓、泽泻健脾利水，滑石清热利水，阿胶养阴，使此方利水不伤阴，阿胶用以阿胶珠，不必烊化。

【医家选注】

此条当冠"淋之为病"一句，与上条同。夫脉浮发热，似属表证，渴欲饮水，似属里证，因其淋而小便不利，则知渴饮为积水内热，因而烫膈所致，而浮热为热水内蒸，因而外鼓所致也。主本汤者，重用猪茯泽泻，以利小便为主，随便加镇重甘寒之滑石，以降敛浮热，加滋阴补血之阿胶，以上止渴饮也。是此条又因小便不利，故致上渴外热而下淋者，此利小便之外，兼止热渴，而淋症可不责而自愈矣，二条俱言热淋之治例也。（清·高学山《高注金匮要略·消渴小便不利淋病脉证治第十三》）

此与上条文同义异。文同者，脉浮小便不利，发热、微热、渴欲饮水、消渴也。而义异者，一以五苓散利水发汗，一以猪苓汤利水滋干也。审其所以义异之意，必在有汗、无汗之间也。何以知之？一以发汗为主，其因无汗可知；一以滋干为主，其因有汗可知。故文同而义异，病同而治别也。仲景之书，言外寓意处甚多，在学者以意会之自识也。（清·吴谦《订正仲景全书金匮要略注·卷四》）

水气病脉证并治第十四

【原文】

里水者，一身面目黄肿，其脉沉，小便不利，故令病水。假如小便自利，此亡津液，故令渴也。越婢加术汤主之。方见中风。

风水，恶风，一身悉肿，脉浮不渴，续自汗出，无大热，越婢汤主之。

越婢汤方

麻黄六两　石膏半斤　生姜三两　大枣十五枚　甘草二两

上五味，以水六升，先煮麻黄，去上沫，内诸药，煮取三升，分温三服。恶风者，加附子一枚，炮；风水加术四两。（《古今录验》）

【何注及临床体会】

越婢加术汤出现的条文众多，《千金方》用以治疗肉极和下焦脚弱，此处用以治疗皮水和风水为病。里水为病，《脉经》中释义为皮水；皮水为病，渴而不恶寒，全身水肿，小便不利，脉象沉。越婢加术汤适宜全身水肿、小便自利，伴有口渴的皮水，此为津液输布不利，郁滞在里，以越婢加术汤散郁热，白术健脾利水。风水为病，身肿怕风，无口渴，脉象浮而汗出，方用越婢汤。笔者认为越婢加术汤辨病当属肉极或脚弱，越婢加术汤的方证为：湿疹，皮炎等（肉极），汗多，双下肢无力，面色偏黄，身面目水肿，脉沉。越婢加术汤的主证是：湿疹，皮炎等（肉极）或双下肢无力，汗多。

表14-1　越婢加术汤的"辨病-方证-主证"

辨病	方证	主证
肉极或脚弱	湿疹，皮炎等（肉极），汗多，双下肢无力，面色偏黄，身面目水肿，脉沉	湿疹，皮炎等（肉极）或双下肢无力，汗多

越婢汤辨病当属风水，越婢汤的方证为：水肿，怕风，汗出，无口渴，舌淡苔白或白厚，脉浮。越婢汤的主证是：水肿，怕风，汗出。

表14-2　越婢汤的"辨病-方证-主证"

辨病	方证	主证
风水	水肿，怕风，汗出，无口渴，舌淡苔白或白厚，脉浮	水肿，怕风，汗出

越婢加术汤在《千金方》中治疗下焦脚弱，亦是水湿不运而致。越婢汤中有古法加减，如出现恶风，加附子一枚，而在《伤寒论》中，桂枝类方加减中，恶风亦加附子一枚，因附子善走，通经络，温一身之阳气；恶风为阳气伤无以温煦也，故加附子一枚温通阳气；出现风水加白术四两，风水病多由水湿在表在经络，故宜发散祛湿，《神农本草经》中术健脾运湿，且以茅山者为佳，即今日之苍术也；苍术主风寒湿痹，消痰水，宜于治疗风水水肿。《外台秘要·第二十卷》中说："《古今录验》皮水，越婢加术汤主之方。"故本方用以治疗皮水。

表14-3　越婢加术汤与越婢汤之比较

方剂	原文	方证	药物
越婢加术汤	里水者，一身面目黄肿，其脉沉，小便不利，故令病水。假如小便自利，此亡津液，故令渴也	湿疹，皮炎等（肉极），汗多，双下肢无力，面色偏黄，身面目水肿，脉沉	麻黄六两，石膏半斤，生姜三两，大枣十五枚，甘草二两，白术四两
越婢汤	风水，恶风，一身悉肿，脉浮不渴，续自汗出，无大热，越婢汤主之	水肿，怕风，汗出，无口渴，舌淡苔白或白厚，脉浮	麻黄六两，石膏半斤，生姜三两，大枣十五枚，甘草二两

【医家选注】

此风邪入里合湿之证也。风邪伤表，入里合湿，风湿郁蒸，则一身面目黄肿，似乎欲发黄汗，而无汗出，则不为黄汗矣。夫风湿郁蒸，卫阳羁滞，不能决渎，故脉沉而小便不利，水即泛于皮肤，则病水矣。假令身肿而小便自利者，当责邪气入胃，偏走前阴，津液内亡，而胃燥令渴。故以麻黄通阳，石膏善清胃中风化之热，甘草和中，以桂枝、姜、枣宣通营卫而驱风外出，加白术，健脾而燥湿也。

此风多水少之证也。风多伤表，外应肌肉，内连及胃，故恶风，一身悉肿。胃气热蒸，其机外向，不渴而续自汗出，无大热者，则知表有微热而为实也。故以麻黄通阳气而散表，石膏入胃，能治气强壅逆风化之热，甘草、姜、枣以和营卫，若恶风者，阳弱而为卫虚，故加附子，《录验》加术，并驱湿矣。（清·沈明宗《张仲景金匮要略·卷十四》）

里有水则脉沉，小便不利，溢于表则一身面目黄肿，故与越婢加术汤，以散其水。若小便自利，此亡津液而渴，非里水之证，不用越婢汤也。越婢加术汤当在"故令病水"之下。

此证风水胜于表，故一身悉肿，不属于里，故不渴无热也。恶风汗出，风淫所胜也。越婢汤者，发散风水之剂。（清·程林《金匮要略直解·卷下》）

【原文】

师曰：寸口脉沉而迟，沉则为水，迟则为寒，寒水相搏，趺阳脉伏，水谷不化，脾气衰则鹜溏，胃气衰则身肿。少阳脉[1]卑，少阴脉细，男子则小便不利，妇人则经水不通。经为血，血不利则为水，名曰血分。

【注释】

[1] 少阳脉：主三焦之气，候脉部位在上耳角根之前，鬓发之后，即禾髎之处。

【何注及临床体会】

此条论述血分病，提出重要的血不利则为水的理论。寸脉沉而迟，沉脉主水，迟脉主寒，寒水相搏出现趺阳脉象伏，脾胃上则食后水谷不消化，脾气不足则便溏，胃气不足则水肿。三焦通调水道不利则为水气病，少阴主水不利，男子则小便出现尿频、尿急、尿不尽、尿少等症状，女子出现月经不调。血不利则为水、为血瘀，病可及水肿病。

笔者的临床经验是，凡是患者舌暗或舌有瘀斑瘀点，特别是舌暗，则归为"血不利"的范畴。血不利，瘀血内停，水道不通，则津液输布、代谢失常，水液潴留，泛滥肌肤，形成有形可征的水肿；或血不利，血行不畅，水溢脉外而致脏腑组织黏膜的充血水肿。将此理论运用到心力衰竭中，则考虑顽固性心力衰竭患者往往是因心阳虚衰或心阳痹阻、心气虚衰，导致心脉血瘀阻滞，气机受阻，血脉不行，隧道不通，则水湿津液停滞外溢而水肿，发为心衰病。在《备急千金要方》中提出了用丹参、鬼箭羽配合五苓散治疗血分病之水肿，孙思邈还在该书中提出了具有活血利水功效的"治水通身肿方：葶苈子、桃仁各等分，上二味，皆熬，合捣为丸服之"。还可以与妇人三篇中的桂枝茯苓丸合用治疗各种血不利则为水的疾病。

【医家选注】

此以先后二天辨风寒侵袭血室，精血化而为水也。寸口主气，沉为阳气内郁，郁则络脉空虚，阴水泛溢皮肤，故沉则为水。元阳气虚，虚则脉迟为寒，寒则阳虚水泛，曰寒水相抟，即寒水侵于脾胃。后天阳气不伸，故趺阳脉伏，是因阴盛阳虚，所以水谷不化。第不化有二，若脾阳虚而健运失常所致者，则内为鹜溏；若胃阳衰而不化，即胃气不充于肌肉，肤腠空虚，水邪泛溢，则为身肿；可见水肿无有不兼胃阳虚而所致也。又以先天肾气辨之，若右尺少阳脉卑，卑者，即沉而弱，相火衰而为病也；或左尺少阴脉细，细则微而损，水之虚而为病也。二脉同属下焦，第分阴虚阳郁，而受风寒水湿，侵淫气血为病，故以少阴主阴，少阳主阳，而别阴阳风寒虚实之两途。若病在男子，则精血不流，凝化为水而小便不利；在妇人，则胞门血寒，经水凝化为水，而经为血，血不利则为水。虽有男女之分，总皆属于阴凝阳郁不宣，故曰血分。（清·沈明宗《张仲景金匮要略·卷十四》）

盖谓右手寸口，内应胸中，脉沉而迟，沉为水脉，迟为寒诊，是水寒之气，聚于胸中，而太虚之阳光，无照临化被之用，则土性之温暖、灵醒者渐自冷寂，而趺阳脉伏，于是不能运水熟谷，而水谷不化，脾阳衰，则变化不纯而鹜溏，胃阳衰，则水寒薄卫而身肿。夫脾胃为后天之大仓库，气衰，则自顾不暇，犹能生精悍以及其他脏腑乎？少阳少阴，当指手经而言，盖手少阳三焦，尝以元真司运化之权，而手少阴心主，又以离德统营血之总，后天脾胃之气衰，则三焦之火渐寒，而少阳之脉，卑而不起，心主之火渐熄，而少阴之脉，细而不充，三焦脉卑，则运化无神，而男子之小便不利，此症与男子同，故并及之，非专言男子也。心主脉细，则营血失御，而妇人之经水不通。夫经者，血也，血不流利，久则败死以化黑水，又血不流利，久则干枯以招外水，故曰则为水也，名曰血分，言水在血分中，当以治血为本，治水为标，斯称合法耳。寸口，指右寸，趺阳，指右关，少阴，指左寸，少阳，指右尺。余诊此症多矣，其脉丝毫不爽，他注以此条少阴，谓言肾脉，大误，以细非肾部之病诊，唯心为夏脉，宜洪而细，故为阳气瘦削之候也。（清·高学山《高注金匮要略·水气病脉证治第十四》）

【原文】

风水，脉浮身重，汗出恶风者，防己黄芪汤主之。腹痛加芍药。

防己黄芪汤方

方见湿病中。

《外台》防己黄芪汤

治风水，脉浮为在表，其人或头汗出，表无他病，病者但下重，从腰以上为和，腰以下当肿及阴，难以屈伸。

【何注及临床体会】

第一，风邪袭表则见脉浮，水泛肌表则见身重，卫气不足，护外不利则汗出怕风，方用防己黄芪汤。《外台秘要》中此方用以治疗风水在表，头部汗出，腰以下水肿连及会阴部，双下肢难以屈伸。笔者认为防己黄芪汤的方证为：水肿，全身沉重，汗出怕风，舌淡苔白，脉浮；主证为：水肿，怕风，汗出，全身沉重。

表14-4 防己黄芪汤的"辨病–方证–主证"

辨病	方证	主证
风水	水肿，全身沉重，汗出怕风，舌淡苔白，脉浮	水肿，汗出怕风，全身沉重

第二，防己黄芪汤中防己利水，生黄芪益气固表，白术健脾化湿，生姜、大枣调和营卫而健脾益中，甘草既能调和诸药，又可健脾。用以治疗表气不固的风水。

第三，此条文中有古法加减，腹痛者加芍药，以芍药除血痹、止痛，临床应用芍药时可白芍和赤芍同用。

【医家选注】

风胜则脉浮，水胜则身肿，风水搏于皮肤之间，开其玄府，是以汗出而恶风也。《上经》曰："恶风则虚，此为风水。"与黄芪、甘草以固表，防己以疗风水肿，白术以逐皮间风水结肿，为治风水表虚之剂。芍药主邪气腹痛，故腹痛加芍药。（清·程林《金匮要略直解·卷下》）

按：湿胜身重，阳微中风，则汗出恶风，故用黄芪、炙草实表，防己、白术胜湿也。足三阴例药。（明·徐彦纯《玉机微义·卷之十二》）

【原文】

皮水为病，四肢肿，水气在皮肤中，四肢聂聂动[1]者，防己茯苓汤主之。

防己茯苓汤方

防己三两　黄芪三两　桂枝三两　茯苓六两　甘草二两

上五味，以水六升，煮取二升，分温三服。

【注释】

[1] 聂聂动：形容动而轻微。

【何注及临床体会】

此方用以治疗皮水，清代黄元御说："皮水者，水之溢于皮肤。"水气泛溢肌肤而见水肿。脾阳不足，水湿不运，则郁于四肢而见四肢水肿；水气在皮肤中，运化不利，出现四肢皮肤肿处的轻微跳动，方用防己茯苓汤。笔者认为其方证为：头面或四肢摇动，皮肤水肿，舌淡或舌淡胖，苔白或白厚，脉浮。其主证为：头面或四肢摇动，舌淡。

方中茯苓用量较大，为防己、黄芪、桂枝药物的两倍，且茯苓为国家规定的药食同源类药材，应用时可大剂量，笔者运用此方时茯苓从30g起用；茯苓主水气，健脾利湿，防己利大小便，使水湿从小便而去；桂枝通阳化气，助阳气宣通，脾阳得运，气化恢复则水湿尽去；黄芪、甘草补气健脾，实中焦而使生水湿之脏得健；黄芪善补卫气实腠理，《名医别录·中品·卷第二》云："黄芪主治妇人子脏风邪气，逐五脏间恶血，补丈夫虚损，五劳羸瘦，止渴，腹痛泄利，益气，利阴气。"

【医家选注】

四肢于人身，有边鄙之象。其阳气为少薄，故水先犯之而肿也。风水之水，在卫分；皮水之水，在皮里膜外，故曰在皮肤中。聂聂，虫行之貌，水气与虚阳互相胜负，故其皮中之动机有如此也。防己逐水，故尊之为主病之君；茯苓两膺上渗下泄之任，故倍用之。以为防己之伊霍也，本以卫气虚而致水，故佐甘温实表之黄；本以四肢虚而先肿，故佐辛温外达之桂枝也。夫治风水皮水之例，利小便之功十之三，而发汗之功十之七，以水邪在上与外故也，则甘浮之甘草，从中托之者，其可已乎？（清·高学山《高注金匮要略·水气病脉证治第十四》）

此邪在皮肤而肿也。风入于卫，阳气虚滞则四肢肿，经谓结阳者肿四肢，即皮水也。皮毛气虚受风而肿，所谓水气在皮肤中。邪正相搏，风虚内鼓，故四肢聂聂动，是因表虚也。盖肺与三焦之气，同入膀胱而行决渎，此肺虚抑郁，不入膀胱而水亦不行，则当使小便利而病得除。故用防己、茯苓除风湿而宣水道，以黄芪补卫而实表气，表实则邪不能容，甘草安土而制水邪，桂枝以和营卫又行阳化气而实四末，俾风从外出，水从内泄矣。（清·沈明宗《张仲景金匮要略·卷十四》)

【原文】

里水，越婢加术汤主之；甘草麻黄汤亦主之。越婢加术汤方见上。于内加白术四两，又见脚气中。

甘草麻黄汤方

甘草二两　麻黄四两

上二味，以水五升，先煮麻黄，去上沫，内甘草，煮取三升，温服一升，重覆汗出，不汗，再服。慎风寒。

【何注及临床体会】

甘草麻黄汤治疗皮水在表，发越在表水气。本条治疗皮水可用越婢加术汤和甘草麻黄汤两方，体现出仲景一证多方。方中麻黄四两宣阳发表，发汗散水，配甘草健脾和中，又可防麻黄宣发太过而伤阳。此水在表，水肿当重，故以麻黄急发汗散水。两药同用，肺气得宣、脾气得助、水气则行，则水由汗泄，皮水可消。此条后附"重覆汗出，不汗，再服。慎风寒"，以达到汗出为治疗目的，《伤寒论》中汗出为小汗，不可大汗如水淋漓，汗出不可当风，此方亦宜遵此法。

表14-5 越婢加术汤与甘草麻黄汤之比较

方剂	原文	药物组成	病机
越婢加术汤	里水者，一身面目黄肿，其脉沉，小便不利，故令病水。假如小便自利，此亡津液，故令渴也	麻黄六两，石膏半斤，生姜三两，大枣十五枚，甘草二两，白术四两	皮水表实
甘草麻黄汤	里水	甘草二两，麻黄四两	皮水阳郁

【医家选注】

里水，越婢加术汤，主小便自利而渴者，甘草麻黄汤，主小便不利而无渴者，皆用麻黄，使里水化汗而外泄也。（清·黄元御《金匮悬解·卷十》）

里水，病在里而欲其发于表以外泄其邪，故二方俱用麻黄以开通壅塞也。越婢加术，即麻黄加术汤以固中气之意。盖中气既壮，则发汗愈有力，且白术功能燥湿，无汗能发，有汗又能止也。甘草麻黄汤，恐麻黄发汗过烈，佐甘草，以甘缓之也。（清·李彣《金匮要略广注·卷中》）

【原文】

水之为病，其脉沉小，属少阴；浮者为风；无水虚胀者，为气。水，发其汗即已，脉沉者，宜麻黄附子汤；浮者，宜杏子汤。

麻黄附子汤方

麻黄三两　甘草二两　附子一枚，炮

上三味，以水七升，先煮麻黄，去上沫，内诸药，煮取二升半，温服八分，日三服。

杏子汤方未见，恐是麻黄杏仁甘草石膏汤。

【何注及临床体会】

水气病，脉沉小者属少阴肾，与前文正水同，宜用温经发汗法，方用麻黄附子汤；脉浮，里无水湿，水湿在表属风水，方用杏子汤。

正水者，脉象沉迟，临床表现为气喘。笔者认为麻黄附子汤的方证为：水肿，无汗，偏怕冷，精神萎靡，舌淡苔白，脉沉。

杏子汤方药原文未载，后世医家魏荔彤认为夹热用麻杏石甘汤，不夹热的用三拗汤，亦有医家认为可用麻杏苡甘汤，因此方宣肺、祛风、利水均俱。

【医家选注】

少阴，水脏也，脉沉者，水之性，小者，阳气不充，故聚水为病。浮脉属表，风自外至，故脉浮。水有形，气无形，故无水虚胀者为气。水病发汗，则腠理开，水气泄，而即已，此麻黄为通用之要药也，然脉沉者，佐附子以温经，脉浮者，加杏仁以利气，经行气利，水自消矣。（清·李彣《金匮要略广注·卷十》）

为气水之"气"字，当是"风"字，若是"气"字，则无发汗之理，且通篇并无气水之病。

水之为病，其脉沉小，属少阴水也，今脉不沉小而浮，浮者为风，非少阴水也。若无水虚胀者，为风水也，风水发其汗即已。风水脉沉者，宜麻黄附子汤汗之；脉浮者，宜杏子汤汗之。（清·吴谦《订正仲景全书金匮要略注·卷四》）

【原文】

问曰：黄汗之为病，身体肿，一作重。发热汗出而渴，状如风水，汗沾衣，色正黄如柏汁，脉自沉，何从得之？师曰：以汗出入水中浴，水从汗孔入得之，宜芪芍桂酒汤主之。

黄芪芍药桂枝苦酒汤方

黄芪五两　芍药三两　桂枝三两

上三味，以苦酒[1]一升，水七升，相和，煮取三升，温服一升，当心烦，服至六七日乃解；若心烦不止者，以苦酒阻故也。

【注释】

[1]苦酒：今用为醋。

【何注及临床体会】

此条论述黄汗表现及其病因，黄汗病以汗出色黄如柏汁为主症；水湿留滞于肌表出现身肿，营卫失调则出现发热汗出，汗者，阳加于阴；阳气虚损不足以化津出现口渴，黄汗临床表现类似于风水，但汗出沾衣，颜色黄如柏汁，可与风水鉴别。黄汗起病，因汗出时洗浴，此时腠理大开，邪气易从腠理而入，水气从腠理而入，发为黄汗，方用芪芍桂酒汤。笔者认为其方证为：黄汗沾衣，汗黏腻，或发热，身肿，乏力，舌淡苔白，脉沉。

方中黄芪走表，益卫气实腠理，桂枝、白芍调和营卫，苦酒即醋，散水气以除邪。《本草经集注·米食部药物·下品》曰："酢酒味酸，温，无毒。主消痈肿，散水气，杀邪毒。"此方服后出现心烦，以苦酒味酸性善收敛，阻滞胸膈而烦，六七日得解。

【医家选注】

为气水之"气"字，当是"风"字，若是"气"字，则无发汗之理。且通篇并无气水之病，水之为病，其脉沉小，属少阴水也。今脉不沉小而浮，浮者为风，非少阴水也。若无水虚胀者，为风水也；风水发其汗即已，风水脉沉者，宜麻黄附子汤汗之；脉浮者宜杏子汤汗之。

案：气水之下，添一"病"字，气下为句云，无水虚胀者，所病不在水，乃气虚散漫，更不宜发汗，尤亦为气作句，以水字接下句云。无水而虚胀者，则为气病，不可发汗，水病发其汗则已。今考文义，殊不相协，又圣惠论，有气水肿，与本条所言自异，故姑仍金鉴。

水病始得之源，未有不从肾虚，而受风寒，郁住卫气，胃关不利，水邪泛溢，以致通身肿满。故当补阳之中，兼用轻浮通阳，开郁利窍之剂，则真阳宣而邪自去。正谓不治水，而水自愈。今人不知通阳开窍，唯用肾气丸，阴重阳轻之剂，壅补其内，阳气愈益不宣，转补转壅，邪无出路，水肿日增，因药误事，不知凡几矣。

《外台》《古今录验》麻黄汤，疗风水身体面目尽浮肿，腰背牵引髀股，不能食。

脉浮者，邪居气分而属肺，详杏子汤，必以杏子为君，而杏乃专泻肺气，使肺气通调，邪去而肿自退。方虽遗失，意想可知也。

余谓浮者为风，仲景自言其证矣。杏子汤之方，内水湿而外风寒，其夹热者，可以用麻杏甘石也。如不夹热者，莫妙于前言甘草麻黄汤，加杏子，今谓之三拗汤矣。

案:《金鉴》载杏子汤，即麻黄甘草杏仁三味，盖依魏注也。（日·丹波元简《金匮玉函要略辑义·卷三》）

此为石水证出其方也。而并言及风水与气肿。从反面掉出正旨。时文有借宾定主之法。汉文已开之。（清·陈修园《金匮要略浅注·卷六》）

【原文】

黄汗之病，两胫自冷；假令发热，此属历节。食已汗出，又身常暮卧盗汗出者，此劳气也。若汗出已反发热者，久久其身必甲错；发热不止者，必生恶疮。若身重，汗出已辄轻者，久久必身瞤，瞤即胸中痛，又从腰以上必汗出，下无汗，腰髋弛痛，如有物在皮中状，剧者不能食，身疼重，烦躁，小便不利，此为黄汗，桂枝加黄芪汤主之。

桂枝加黄芪汤方

桂枝、芍药各三两　甘草二两　生姜三两　大枣十二枚　黄芪二两

上六味，以水八升，煮取三升，温服一升，须臾饮热稀粥一升余，以助药力，温服取微汗；若不汗，更服。

诸病黄家，但利其小便。假令脉浮，当以汗解之，宜桂枝加黄芪汤主之。

【何注及临床体会】

此条论述黄汗与历节病和劳气病的区别，黄汗与历节均可出现双

下肢关节的冷痛，历节病出现发热、下肢关节的冷痛感；饮食后出现发汗，夜间盗汗，五心烦热，此为虚劳病；汗出后发热，日久伤津，无以荣养肌肤而出现肌肤甲错；长久发热，热盛则为痈脓。汗出后全身症状迅速减轻，长此以往出现身体肌肤的跳动感，胸部疼痛；腰部以上汗出，下部无汗，腰部不适、酸痛，如同有东西在皮肤中窜走，严重者不能饮食，身体疼重，烦躁而小便不利，此种黄汗应用桂枝加黄芪汤。笔者认为其方证为：黄汗，身重，烦躁，小便不利或小便少，如有物在皮中，舌淡，苔白，脉沉。其主证为：黄汗，如有物在皮中。

在黄疸病篇中，此方用以治疗黄疸脉浮。此方与黄芪桂枝五物汤有异曲同工之妙，均有如物在皮中或肢体麻木不仁的临床表现。桂枝汤调和营卫，使在表之邪从覆取微汗而出，加黄芪补卫气实腠理。此方应遵照桂枝汤调服法。

【医家选注】

此辨黄汗传变营卫诸证也。汗出入水，水伤心属所主之营，然水气通于肾，肾水应接，亦受其邪，水夹肾阴上逆心脾，使营卫之气则不下达，故两胫自冷，即《难经》肾主湿，入心为汗，足胫寒而逆是也。肾湿上逆心脾，湿热郁蒸，营气外越，则为黄汗。汗伤营血，表里有邪，所以发热。若胫不冷，便为历节矣。盖饮食入胃，谷与邪气郁蒸，营气外越，则食已汗出。邪入于营，故暮常盗汗。此汗乃营气所化也，因汗出营虚，故反发热。正虚邪实，久则营血枯竭，身必甲错，甲错者，如鱼鳞干枯之状也。营虚则发热不止，邪气逆于肉理，营卫不利，必生恶疮。身重汗出已辄轻者，邪从汗泄，暂觉轻舒。但真气不充肌肉，久久必身瞤瞤，瞤瞤者，气虚肌肉蠕动是也。邪气上逆，营卫不利，即胸中痛。卫虚则汗从腰以上有，营闭下焦，故无汗，而腰髋弛痛，如有物在皮中坚硬不仁矣。若剧者，胃气亦伤，则不能食，而身体疼重，因黄汗出而泄伤阴血，邪气上逆于心，故烦躁而小便不利。方用桂枝汤加黄芪和营卫而固表气，俾正气足而邪自散矣。

（清·沈明宗《张仲景金匮要略·卷十四》）

两胫自冷者，阳被郁而不下通也。黄汗本发热，此云假令发热，便为历节者，谓胫热，非谓身热也。盖历节黄汗，病形相似，而历节一身尽热，黄汗则身热而胫冷也。食已汗出，又身尝暮卧盗汗出者，营中之热，因气之动而外浮，或乘阳之间而潜出也。然黄汗、郁证也，汗出则有外达之机，若汗出已反发热者，是热与汗俱出于外，久而肌肤甲错，或生恶疮，所谓自内之外而盛于外也。若汗出已身重辄轻者，是湿与汗俱出也，然湿虽出而阳亦伤，久必身瞤而胸中痛。若从腰以上汗出，下无汗者，是阳上通而不下通也，故腰髋弛痛，如有物在皮中状。其病之剧而未经得汗者，则窒于胸中而不能食，壅于肉理而身体重；郁于心而烦躁；闭于下而小便不通利也。此其进退微甚之机，不同如此，而要皆水气伤心之所致，故曰此为黄汗。桂枝、黄芪，亦行阳散邪之法，而尤赖饮热稀粥取汗，以发交郁之邪也。（清·尤在泾《金匮要略心典·卷中》）

【原文】

气分，心下坚大如盘，边如旋杯，水饮所作。桂枝去芍药加麻辛附子汤主之。

桂枝去芍药加麻黄细辛附子汤方

桂枝三两　生姜三两　甘草二两　大枣十二枚　麻黄、细辛各二两　附子一枚，炮

上七味，以水七升，煮麻黄，去上沫，内诸药，煮取二升，分温三服，当汗出，如虫行皮中，即愈。

【何注及临床体会】

此云气分，何为气分？水饮停聚于此，为气机失调不运而致。水饮聚于心下，出现胃脘部的坚满，此条与下条的枳术汤仅一字之差，此边如旋杯，下条边如旋盘，诚如程云来所云："如盘不如杯，是水饮散漫之状；而如盘复如杯，是水饮凝聚之状。前者健脾强胃，消痞祛水可矣。后者则健胃药不能缓其苦，非振奋心阳，温运大气不为功。"

故此条桂枝去芍药加麻黄附子细辛汤振奋心阳，温运大气而散痞结。芍药令人胸满，故弃之不用，加麻附辛温阳散结。此方服后汗出，如有虫爬，此为阳气得以运行输布。

【医家选注】

"气分，心下坚，大如盘，边如旋杯，水饮所作"之十六字，当是衍文，观心下坚之本条自知。"桂枝去芍药加麻黄附子细辛汤主之"十五字，当在上条气分之下，义始相属，正是气分之治法，必是错简在此。（清·吴谦《订正仲景全书金匮要略注·卷四》）

心下者，上焦之阳分也，故为气分。如盆、如杯，皆水气凝坚不散，故用辛甘大热之剂，以散寒去水。（清·程林《金匮要略直解·卷下》）

【原文】

心下坚大如盘，边如旋盘，水饮所作，枳术汤主之。

枳术汤方

枳实七枚　白术二两

上二味，以水五升，煮取三升，分温三服，腹中软，即当散也。

【何注及临床体会】

此条水饮聚于心下，水饮散漫，故边如旋盘，方用枳术汤。笔者认为其方证为：水饮聚于胃脘部，食物不下，胃脘部胀满，舌淡苔白或白厚，脉沉。其主证为：胃脘部胀满，食物不下。《内外伤辨惑论·卷下》载："易水张先生枳术丸治痞，消食，强胃。白术二两，枳实一两。上同为极细末，荷叶裹烧饭为丸，如梧桐子大，每服五十丸，多用白汤下，无时。白术者，本意不取其食速化，但久令人胃气强实，不复伤也。"枳术丸中白术倍枳实，以白术健脾运利水饮，枳实破气除痞结。后列数类方以资鉴别，如下表（表14-6）。

表14-6　枳术丸、橘皮枳术丸、木香枳术丸与曲蘖枳术丸之比较

方剂	原文	药物组成	病机
枳术丸	治痞，消食，强胃	白术二两，枳实一两	脾气失健，食饮停聚于胃脘部
橘皮枳术丸	治老幼元气虚弱，饮食不消，或脏腑不调，心下痞闷	橘皮、枳实一两，白术二两	脾气失健，食饮停聚于胃脘部，气滞为主
木香枳术丸	破滞气，消饮食，开胃进食	木香、枳实一两，白术二两	脾气失健，饮食停聚于胃脘部，气滞为主
曲蘖枳术丸	治为人所勉劝强食之，致心腹满闷不快	枳实、大麦蘖、神曲一两，白术二两	脾胃健运失调，纳食不香

【医家选注】

心下，胃之上也。胃中阳气不布，心下乃为水饮之阴占据，坚大如盘，阻其上下出入之坦道，只从边旁辘转，虽总一阳气之权不伸所致，然有阴阳二候。阳气虚而阴气乘之，结于心下，必用桂枝汤去芍药之走阴，而加麻黄、附子、细辛，其散胸中之水寒，以少阴主内，水寒上入，即从少阴温经散寒之法而施治也。所以方下云：当汗出如虫行皮中即愈。可见胃中之阳不布，即胸中之阳亦虚，胸中阳虚，并卫外之阳亦不固，故其汗出时如虫行皮中，尚显阳气滞涩之象。设非桂、麻、细辛，协附子之大力，心下水寒，能散走皮中乎？水寒散，斯重云见晛，而心下之坚大者，豁然空矣，此神治也。其有阳邪自结于阳位，阴寒未得上入者，但用枳、术二味，开其痰结，健其脾胃，而阳分之阳邪，解之自易易耳。(清·喻嘉言《医门法律·卷六》)

此湿热致痞，与上条证同而因异也。脾胃气虚，风邪乘土，风湿相抟，气虚不统，津液水饮化为痰饮，而成痞满，经谓太阴所至，饮积中满是也。仲景远虑后人误用桂、甘、姜、枣、麻、辛、附子之热剂，所以重出枳术汤而示别之。方以枳实驱逐痰饮而泻其实热之满，白术健脾而燥湿补正也。盖见心下坚大如盘，当审虚实寒热，脉之浮沉迟数大小为异，毋得执方而误用也。(清·沈明宗《张仲景金匮要略·卷十四》)

黄疸病脉证并治第十五

【原文】

谷疸之为病，寒热不食，食即头眩，心胸不安，久久发黄，为谷疸，茵陈蒿汤主之。

茵陈蒿汤方

茵陈蒿六两　栀子十四枚　大黄二两

上三味，以水一斗，先煮茵陈，减六升，内二味，煮取三升，去滓，分温三服。小便当利，尿如皂角汁状，色正赤，一宿腹减，黄从小便去也。

【何注及临床体会】

此条论述黄疸病中的谷疸，此文中谷疸论述如下："趺阳脉紧而数，数则为热，热则消谷，紧则为寒，食即为满。尺脉浮为伤肾，趺阳脉紧为伤脾。风寒相搏，食谷即眩，谷气不消，胃中苦浊，浊气下流，小便不通，阴被其寒，热流膀胱，身体尽黄，名曰谷疸。"趺阳脉候脾胃，风寒邪气随食物入胃，出现头晕和食物不消化，胃中浊气下流至膀胱，出现小便不利，膀胱与肾赖阳气以气化，今被寒邪所袭，郁而化热，热流入膀胱出现身体发黄，此为谷疸。谷疸病，不欲饮食，食后出现头晕，心胸部不安，日久成谷疸，方用茵陈蒿汤。茵陈蒿汤辨病当属黄疸，茵陈蒿汤的方证为：身体发黄（巩膜黄染），但头汗出，不喜热食或油腻，大便干，舌黄而胀大，苔黄腻，脉滑数。茵陈蒿汤的主证为：身黄（巩膜黄染），或不能吃油腻，但头汗出，大便干。

表15-1　茵陈蒿汤的"辨病-方证-主证"

辨病	方证	主证
黄疸	身体发黄（巩膜黄染），但头汗出，不喜热食或油腻，大便干，舌黄而胀大，苔黄腻，脉滑数	身黄（巩膜黄染），或不能吃油腻，但头汗出，大便干

栀子主心胸中烦热，苦寒清热。《神农本草经·卷二·中经》说："栀子味苦，寒。主五内邪气，胃中热气，面赤、酒泡、皶鼻，白癞、赤癞，创疡。"茵陈为治疗黄疸要药，原文中用量最多，临床应用时不应少于30克。《名医别录·上品·卷第一》云："茵陈蒿微寒，无毒。主治通身发黄，小便不利，除头热，去伏瘕。"大黄清热除湿，可荡涤腹中积热，使郁热邪气从大便而出。此外，煎煮时应把茵陈先煎，清代徐灵胎在《伤寒类方·杂法方类十二》中曰："先煮茵陈，则大黄从小便出，此秘法也。"此方服后小便色如皂角汁，皂角汁新鲜时为绿色，成熟后煮汁为棕褐色，此为邪从小便而出也；故应用时需事先交代患者小便颜色和腹部的胀满减轻感等注意事项。

【医家选注】

此论谷疸之实证，而为施治之法也。寒热不食者，即前章所谓数则为热。紧则为寒，寒热相搏，故不能食，而食谷即眩也。郁热于中而上逆，故心胸不安。谷气不消，久久则蒸发而为黄矣。茵陈凌冬不死，因陈本而生，故名茵陈。盖得冬令寒水之奉藏，至春三月而发陈，故能清风热之邪，仍从膀胱水府而出。栀子清上焦之热以解心胸；大黄涤中下之热以利决渎。此病虽发于阳明，而转及于太阴膀胱之气，故用清三焦之药，使邪从水道而出焉。首论谷疸之病因曰：阴被其寒，热流膀胱。盖疸病发阳明，如流于经络，则干于心肾；如上行于脾，下行于膀胱，则在气分而不涉于经也。（眉批：阳明脉迟而为谷疸者，虽下之而腹满如故，此谷疸之实证也。得冬令之奉藏，至春始能发陈，春三月乃风木主气。在气分，故宜利水道）（清·张志聪《金匮要略注·卷三》）

谷疸之名，似乎谷为病也，然其原仍由外感，故前首章，虽不言发热，特揭"风寒相抟"四字，而寒热者亦有之，不食、食即头眩，是言头眩为谷疸第一的据也。谷疸虽为胃病，心胸在胃口上，浊气上熏则心胸不安矣。但病未甚，则热亦不甚，郁久则热甚，而遍于肌表，故曰：久久发黄，为谷疸。药用茵陈、栀子、大黄，乃以开郁解热为主，非发表，亦非攻里也。盖茵陈性苦辛寒，善开肌肉之郁，栀子轻浮性凉，能解内郁，而降屈曲之火，大黄虽为攻下之品，然从栀子、茵陈，则取其相佐以开郁解热，所以茵陈最多，而大黄少也。

前第一段论谷疸，不言寒热，而有小便不通，第二段论谷疸，不言心胸不安，而有小便必难，此独不言及小便。盖谷疸证，亦有微甚不同，前所云小便不通，此势之甚急者也。所云阳明病脉迟者，小便必难，乃既见阳明证，而因脉迟夹虚，以致不运，此表病中之间有者也。若此云寒热，则非二三日之病矣。不食、食即头眩，则虽眩，而食未尝断可知矣，故曰久久发黄。见迟之又久，乃相因为病，其势渐而绥，则小便亦未至不通耳。然观方下注云：一宿腹减。此亦必小便不快，而腹微胀可知，但不必专责之耳。谷疸三证，只出一方，盖阳明病一至发黄，则久暂皆宜开郁解热，故此方实为主方。若阴黄，则后人以附子合茵陈，乃此方之变也。按心胸不安，与酒疸之心中懊憹亦不同，彼因心中热，至有无可奈何之象此言不安，仅微烦也，即阳明脉迟证，所谓发烦头眩耳。（清·徐彬《金匮要略论注·张仲景金匮要略论注卷十五》）

【原文】

黄家日晡所发热，而反恶寒，此为女劳得之。膀胱急，少腹满，身尽黄，额上黑，足下热，因作黑疸。其腹胀如水状，大便必黑，时溏，此女劳之病，非水也。腹满者难治。硝石矾石散主之。

硝石矾石散方

硝石、矾石烧，等分

上二味，为散，以大麦粥汁，和服方寸匕，日三服。病随大小便去，小便正黄，大便正黑，是候也。

【何注及临床体会】

第一，此条论述黑疸和女劳疸；女劳疸表现为日晡发热而恶寒，腹部胀满，大便黑，时有便溏。黑疸出现小便不利，少腹部胀满，全身发黄，面部发黑，脚热。出现腹满的女劳疸和黑疸，方可用硝石矾石散。笔者认为其方证为：黄疸，多于下午 3～5 点发热，少腹胀满，额上黑，足下热，舌暗红，苔薄或薄黄，脉沉。其主证为：黄疸，下午发热，额上黑，少腹胀满。以女劳疸和黑疸为胆囊阻塞性疾病。

表15-2　硝石矾石散的"辨病-方证-主证"

辨病	方证	主证
黑疸	黄疸，多于下午 3～5 点发热，少腹胀满，额上黑，足下热，舌暗红，苔薄或薄黄，脉沉	黄疸，下午发热，额上黑，少腹胀满

第二，《备急千金要方·卷第十·伤寒发黄第五》曰："治女劳疸，硝石矾石散方。硝石、矾石各半两。上二味治下筛，大麦粥汁服方匕寸，日三，重衣覆取汗。病随大小便出，小便正黄，大便正黑。"硝石止烦满，利小便，《名医别录·上品·硝石》载为："味辛，大寒，无毒。主治五脏十二经脉中百二十疾，暴伤寒、腹中大热，止烦满消渴，利小便及瘘蚀疮。"其性味微咸，咸可软坚散结，黑疸和女劳疸出现腹部胀满，腹内可有结气，以硝石散结气。矾石主寒热泄利，以矾石泻腹内郁热。《神农本草经·卷二·上品》云："矾石味酸，寒，无毒。治寒热，泄利，白沃，阴蚀，恶疮，目痛，坚骨齿。"

第三，此方为散剂，临床上最好以大麦粥送服。

第四，服药前最好交代患者可能会出现大便黑和小便黄赤。

【医家选注】

此女劳证治之方也。女劳疸亦因湿热而成，所以概谓黄家必因房劳，先伤肾水，并及膀胱亦虚，火起下焦，而为女劳。然肾关郁而胃气不转，日晡阳明旺时，湿热下流肾与膀胱，证显发热而反恶寒，膀胱胀急，故少腹满。然膀胱主周身阳气，而受湿热郁蒸，达于皮肤，则身尽黄。肾水虚而阴火上腾，则额上黑，下流则足下热。夫黄为土色，黑为肾色，脾肾湿火，互相蒸发，则脸额与身之皮肉，黄中带黑，而为黑瘅。但房劳伤肾，则胃关不利，湿热下趋膀胱，相火则上逆于胃，湿火互蒸，故腹胀如水状。而肾火上入胃中，逼迫渣滓下奔，所以大便必黑而时溏，此女劳致伤精血两痹，卒难解散，是非水肿腹满，故曰难治。方用硝石咸寒，取其剽悍，疾趋病所，而清湿热，又逐热瘀之血；本草谓矾石能除痼热，深于骨髓，以清肾与膀胱湿热而消瘀结；大麦粥汁和服，引药入胃，先清湿热之源，俾瘀热不得流肾为患。日以三服，欲使药力继续，当使小便微黄，大便微黑，则病随大小便而去，曰小便正黄，大便正黑，是其候也。（清·沈宗明《张仲景金匮要略·卷十五》）

至于黄家更有日晡所发热，而反恶寒，似乎谷瘅之寒热矣。然余证必不同，尤当辨审，不可因除湿清热之法而执也。此日晡之发热畏寒，如因女劳而成瘅者，则膀胱必急，少腹必满，不同谷瘅之病在心胸不安也；身虽尽黄，额上反黑，此不同于谷瘅之病额上黄润也；足下热者，热邪更感因作黑瘅，如因女劳者，其余证亦不同于酒瘅中之黑瘅；盖其腹胀必如水气病之里水，而又无水邪在内，徒为漫散之虚气而已；大便虽同酒瘅之黑，又加以溏泄，此女劳之瘅。所以既不同于谷瘅，又不同于酒瘅，更不同于水气，只成其女劳瘅之证而已。辨乎此，则知腹胀满之故，上有虚浮之湿热，下有固涩之阴寒。兼治多碍手之处，专治无两顾之法，故仲景亦言难治也。然又为之出硝石矾石散一方者，亦略从除清热为治，而远攻戈之品及寒凉之性，以顾虑其气虚阳微也。二石之外，和以大麦粥，固胃中正气，助祛邪之力。服后令病随大小便去，以小便正黄，大便正黑为度。正黄异于正赤，无实热也；正黑异于时溏，无虚脱也。以此为候，先治其标病之湿热，而本病之虚寒更别应商善后之法，庶几不致如十日以上，瘥后复剧，

前条所云也。（清·魏荔彤《金匮要略方论本义·卷中》）

【原文】

酒黄疸，心中懊侬，或热痛，栀子大黄汤主之。

栀子大黄汤方

栀子十四枚　大黄一两　枳实五枚　豉一升

上四味，以水六升，煮取二升，分温三服。

【何注及临床体会】

此条论述酒疸，多由饮酒日久出现心胸中烦热不适，方用栀子大黄汤。笔者认为其方证为：心中烦热或疼痛，烦躁不得眠，大便干，舌暗红，脉沉或脉滑。其主证为：心中烦热或疼痛，大便干，舌暗红。

清代尤怡的《金匮要略心悟》谓栀子大黄汤："栀子、淡豆豉彻热于上，枳实、大黄除实于中，亦上下分消之法也。"笔者在临床中常在栀子大黄汤的基础上，改枳实为枳壳，加桔梗、茜草、红花等用于治疗热蕴血瘀型冠心病，取得了较好的临床疗效。方中以栀子为主药，去心中客热，除烦躁，《开宝本草》谓其能治疗"……胸心、大小肠大热，心中烦闷，胃中热气"。淡豆豉透解郁热，除烦懊；《珍珠囊》谓淡豆豉"去心中懊恼，伤寒头痛，烦躁"。配大黄、枳实以泻热结，祛瘀血。以桔梗、枳壳一升一降，调畅气机，开胸散结。再配以茜草、红花以活血化瘀。全方合用旨在清热散结，活血化瘀。

治疗心中热痛的方子可用栀子大黄汤和乌梅丸，乌梅丸为厥阴病主方，治疗"厥阴之为病，消渴，气上撞心，心中疼热，饥而不能食，食则吐蛔。下之利不止"。厥阴病主证有心中疼热，应用时视其方证而应用。

【医家选注】

酒黄疸，心中懊侬或热甚而痛，栀子大黄汤主之，为实热之邪立法也。栀子、大黄，大苦寒之品以泄之，枳实以开破之，香豉以升散之。酒家积郁成热，非此不当其施也。（清·魏荔彤《金匮要略方论本

义·卷中》)

注曰：前酒疸正条，尚有不能食、欲吐，后各变证，如小便不利、足下热、腹满不一。此独举心中懊恼为酒疸第一的据也。热而至痛，更甚矣。药用栀子大黄汤，盖酒热，气血两伤，欲速逐之。故以枳实佐大黄（痛属气胜，故枳实独多），气下而血分之热解，以豆豉佐栀子，清膈而使气分之热散，酒必夹湿，因其阴大伤，故不用燥药以耗其津，亦不用渗药以竭其液，谓热散则湿不能留也。则凡治病之湿热而兼燥者，于此可悟矣。（清·徐彬《金匮要略论注·卷十五》）

【原文】

诸黄，猪膏发煎主之。

猪膏发煎方

猪膏半斤　乱发如鸡子大，三枚

上二味，和膏中煎之，发消药成，分再服，病从小便出。

【何注及临床体会】

各种黄疸可用猪膏发煎治疗，猪膏发煎为较早记录的膏方，现膏方应用已较为普遍，此方由猪膏即猪油脂和乱发组成，膏方以乱发在膏脂中溶化为度。在《神农本草经》中有记载："猪膏润肾燥，利血脉，解风热。"乱发消瘀，开关格，利水道。此方现在临床较少应用。

【医家选注】

此言黄疸中另有一种燥证，饮食不消，胃胀有燥屎者，而出其方治也。徐氏谓为谷气实所致，并述治友人骆天游黄疸腹大如鼓，百药不效，以猪膏、发灰各四两，一剂而愈。按此条，师只言"诸黄"二字，而未详其证，余参各家之说而注之，实未惬意，沈目南注浮浅，又极附会，余素不喜。唯此条却有悟机，姑录而互参之。其云此黄疸血分通治之方也。寒湿入于血分，久而生热郁蒸，气血不利，证显津枯血燥，皮肤黄而暗晦，即为阴黄，当以猪脂润燥，发灰入血和阴，俾脾胃之阴得其和，则气血不滞，而湿热自小便去矣。盖疸皆因湿热

郁蒸，相延日久，阴血必耗，不论气血二分，皆宜兼治其阴，故云诸黄主之。（清·唐宗海《金匮要略浅注补正·卷七》）

扁鹊有《疗黄经》，《明堂》有"烙三十六黄法"，皆后人所未见，唯《圣济总录》载三十六黄，方论详明，治法始备。今猪膏发煎能治诸黄，当是黄之轻者，可从小便而去。至若阴黄、急黄、女劳之属，岂猪膏发煎所能治乎？医者审之。（清·程林《金匮要略直解·卷下》）

【原文】

黄疸病，茵陈五苓散主之。一本云茵陈汤及五苓散并主之。

茵陈五苓散方

茵陈蒿末十分　　五苓散五分，方见痰饮中

上二物和，先食饮方寸匕，日三服。

【何注及临床体会】

黄疸病亦可用茵陈五苓散，此方后世医家用以治疗阴黄，寒湿滞脾引起的黄疸。笔者认为其方证为：黄疸（巩膜黄染），颜色晦暗，舌淡暗苔白或白厚，脉沉。此方为治疗阴黄（疸）的专方，《外台秘要·第四卷》记载茵陈五苓散为五苓散加茵陈蒿，谷疸茵陈汤为茵陈蒿一味药，故茵陈五苓散方为五苓散加茵陈，茵陈主黄疸退黄清郁热，五苓散利小便祛湿邪。

【医家选注】

此黄疸小便闭塞、气分实证通治之方也。胃中湿热相蒸则一，但有气血风寒之分，故后人有阴黄阳黄之别。盖胃为水谷之海，营卫之源，风入胃家气分，风湿相蒸，是为阳黄。湿热流于膀胱，气郁不化，则小便不利，当用五苓散宣通表里之邪，茵陈开郁而清湿热，则黄自退矣。（清·沈宗明《张仲景金匮要略·卷十五》）

热病小便不利，湿热内蓄，势必发黄。茵陈，黄家神良之品也，故诸方多用之。猪苓、泽泻、茯苓、白术，味平而淡，故可以导利小水。官桂之加，取有辛热，能引诸药直达热邪蓄结之处。经曰：甚者

从治。此之谓也。（明·吴昆《医方考·卷之四》）

【原文】

黄疸腹满，小便不利而赤，自汗出，此为表和里实，当下之，宜大黄硝石汤。

大黄硝石汤方

大黄、黄柏、硝石各四两　栀子十五枚

上四味，以水六升，煮取二升，去滓，内硝，更煮取一升，顿服。

【何注及临床体会】

黄疸病，出现腹部胀满，小便黄赤而尿不畅，汗出，方用大黄硝石汤。笔者认为其方证为：黄疸（巩膜黄染），腹部胀满，小便不利，黄赤，汗出，大便干，心中烦，舌暗红，苔薄黄或黄厚，脉沉。此方治疗的黄疸为实证，黄疸出现腹满，小便不利而赤，此为郁热在里，肠腑热盛，膀胱气化不利而致，自汗出，非为邪气在表，而乃在里邪气盛而蒸津外出而为汗。表和里实为概述此条病机，提出泻下治法。方中栀子、黄柏清热泻里，大黄、硝石攻下散郁热，热去邪散。此方煎服法中需注意硝石的煮法，他药煮后去滓加硝石，火上煮沸至一升，且一次顿服。

【医家选注】

此承上条，互详其证，以明其治也。腹满、小便不利而赤，是热在里，其人自汗出，此为表和里实也，宜大黄硝石汤下之。

李彣曰：腹满、小便不利而赤，里病也。自汗出，表和也。里病者，湿热内甚，用栀子清上焦湿热，大黄泻中焦湿热，黄柏清下焦湿热，硝石则于苦寒泻热之中，而有燥烈发散之意，使药力无所不至，而湿热悉消散矣。（清·吴谦《订正仲景全书金匮要略注·卷五》）

黄疸腹满，小便不利而赤，自汗出，此为表和里实，缘汗孔外泄，水道里瘀，湿不在经络而在脏腑。法当下之，大黄硝石汤，大黄、硝

石，泻阳明之湿热，栀子、黄柏，清君相之郁火也。（清·黄元御《金匮悬解·卷十二》）

【原文】

黄疸病，小便色不变，欲自利，腹满而喘，不可除热，热除必哕。哕者，小半夏汤主之。方见痰饮中。

【何注及临床体会】

黄疸病，小便非为黄赤，腹部胀满，气喘，此时不可用以清热，清热则出现呕哕，出现呕哕，方用小半夏汤。小半夏为治疗呕哕所设，黄疸出现呕哕，且呕哕为重，此时以小半夏汤治标，非能退黄也。余不再赘述。

【医家选注】

黄疸病，小便清白，不变黄赤之色，兼欲自利，是脾肾寒湿而清气下陷也，腹满而喘，是肺胃寒湿而浊气上逆也。如此虽有外热，不可除也，热除土败，寒湿愈增，胃气更逆，必发哕噫。哕者，宜小半夏汤，半夏、生姜，降冲逆而止呕哕，温寒湿而行郁满也。（清·黄元御《金匮悬解·卷十二》）

此论邪在太阴之气，而仍病阳明之经者也。夫阳明之热，并入于太阴者，名黄疸，此兼病阳明之经，故曰黄疸病也。小便色不变者，虽涉太阴之气而发黄，然未淫于上下也。欲自利者，阳明之正气虚也。病太阴之气则腹满；阳明经厥则喘也。此阳明太阴经气之兼证，而阳明之本气又虚，故不可除热。盖阳明经络之邪，欲外出于气分，如除胃腑之热，则气分经络之邪，仍还逆于胃腑而必哕矣。哕者，宜小半夏汤，宣大阳明之胃气，使邪仍从经络而出于气分焉。上章论太阴气分之邪，可仍归阳明之肠胃而出；此章论阳明经络之邪，可出于大阴之气分而散。当知经气虽有分别，而互相交通，是以反复辨论，使学者知经气之贯通，有如斯尔。（清·张志聪《金匮要略注·卷三》）

惊悸吐衄下血胸满瘀血病脉证治第十六

【原文】

病者如热状，烦满，口干燥而渴，其脉反无热，此为阴伏，是瘀血也，当下之。

火邪者，桂枝去芍药加蜀漆牡蛎龙骨救逆汤主之。

桂枝救逆汤方

桂枝三两，去皮　甘草二两，炙　生姜三两　牡蛎五两，熬　龙骨四两　大枣十二枚　蜀漆三两，洗去腥

上为末，以水一斗二升，先煮蜀漆，减二升，内诸药，煮取三升，去滓，温服一升。

伤寒脉浮，医以火迫劫之，亡阳必惊狂，卧起不安者，桂枝去芍药加蜀漆牡蛎龙骨救逆汤。

【何注及临床体会】

此条论述惊悸，患者出现发热，心胸烦满，口干渴，脉象未见数脉或洪脉为主的热象，此由瘀血所致，应用下瘀血法。出现火邪伤心阳致病，方用桂枝救逆汤。《伤寒论》中，太阳病，医用火劫发汗，风火内迫，汗液大泄，损伤心阳，心阳大伤则出现惊狂，卧起不安等证。笔者认为桂枝救逆汤辨病当为惊悸；其方证为：心慌喜按，怕风怕冷，卧起不安，易惊吓，不能独行，不能独卧，舌淡苔薄，脉浮。其主证为：心慌易受惊吓，卧起不安，不能独行或独卧。

表16-1 桂枝救逆汤的"辨病-方证-主证"

辨病	方证	主证
惊悸	心慌喜按，怕风怕冷，卧起不安，易惊吓，不能独行，不能独卧，舌淡苔薄，脉浮	心慌易受惊吓，卧起不安，不能独行或独卧

此方为桂枝汤变方，去芍药之阴柔以助心阳，加牡蛎、龙骨镇惊以安心神，惊狂为神志疾病，"百病多由痰作怪"，故加蜀漆化痰逐邪以定惊。方中牡蛎为煅牡蛎，煅牡蛎既可定惊又具有养阴功效，使阳气得收而惊狂止。汉代所用蜀漆为常山的一种，用以治疗除痰截疟，《名医别录·下品·卷第三》说："蜀漆微温，有毒。主治胸中邪结气吐出之。生江林山及蜀汉中，恒山苗也。"此方中蜀漆一药必不可少，心阳不足易生痰饮，以蜀漆化痰除饮，为方中要药。方中蜀漆先煎，因蜀漆有小毒，先煎可去其毒性。

【医家选注】

胸中有热，则烦满，口干燥而渴。今胸中无热而烦满，口干燥而渴，故曰如热状。此为阴伏，阴者营气，中焦有瘀血，则营气不得随卫气周流，而卫气独行，故曰阴伏。下其瘀血，则营卫调而诸证愈。（清·邹汉璜《金匮要略解·〈金匮〉惊悸吐衄下血胸满瘀血病脉证治第十六》）

病者如有热状，于何见之，一见于心烦胸满，一见于口干燥而渴，尽蓄血一证，原自有合阳明燥实者，《内经》二阳之病发心脾，女子不月是也，然按其脉有时与证情不同，此又何说，尽阴血内伏则脉不夺奋，与是当以桃核承气合抵当汤下之，瘀血行则烦满燥渴止矣。

此条大旨，与火劫发汗同，火劫发汗或为惊狂，或圊血吐血，要以惊狂为最剧，故伤寒太阳篇于火劫亡阳一证，出救逆汤方治，方用龙牡以收上浮之阳，加蜀漆以去痰，按火邪之为病，因火熏灼毛孔，汗液外泄，卫气太强，肌肉之营气不与卫各，故用桂枝姜枣扶脾阳外达，使与在表之卫气融洽一片，外浮之阳气乃与里气相接，所以去芍药。（清·曹颖甫《金匮发微·惊悸吐衄下血胸满瘀血病脉证治第

十六》)

【原文】

心下悸者，半夏麻黄丸主之。

半夏麻黄丸方

半夏、麻黄等分

上二味，末之，炼蜜和丸，小豆大，饮服三丸，日三服。

【何注及临床体会】

第一，出现心下悸，可用半夏麻黄丸。笔者认为半夏麻黄丸的主证为：心下悸，苔白滑或白腻，脉沉滑。方中半夏散水结，麻黄温通宣畅，一通一散，使得水饮化，气机畅，阳气布，胸阳展，心神宁则心悸止。

表16-2　半夏麻黄丸的"辨病–方证–主证"

辨病	方证	主证
心悸	心悸或胃脘部悸动，时有呃逆，舌淡，苔白滑或白腻，脉沉滑	心下悸，苔白滑或白腻，脉沉滑

第二，此方最好是一天服用三次，服用三次比服用两次效果好。

【医家选注】

心下悸者，火邪停于心下而为悸也。半夏感一阴之气而生，能启阴气以上滋，麻黄中通浮薄，能通火邪以外出，故用丸以留中，俟下而上，中而外也。（清·张志聪《金匮要略注·卷四》）

此条言治悸之方，皆益卫气，降逆气之品。（清·邹汉璜《金匮要略解·惊悸吐衄下血胸满瘀血病脉证治第十六》）

【原文】

吐血不止者，柏叶汤主之。

柏叶汤方

柏叶、干姜各三两　艾三把

上三味，以水五升，取马通汁一升，合煮，取一升，分温再服。

【何注及临床体会】

治疗吐血不止方用柏叶汤，笔者认为其方证为：吐血，胃脘喜温喜按，属于脾胃虚寒者。方中柏叶，《本草经集注·草木上品》云："柏叶，味苦，微温，无毒。主治吐血，衄血，痢血，崩中，赤白，轻身益气，令人耐风寒，去湿痹，止饥。"干姜温中止血，《本草经集注·本草中品》曰："味辛，温、大热，无毒。主治胸满，咳逆上气，温中，止血，出汗，逐风湿痹，肠澼下痢。寒冷腹痛，中恶，霍乱，胀满，风邪诸毒。皮肤间结气，止唾血，生者尤良。"艾叶性苦微温，止下利、吐血；《新修本草·卷第九》载为："味苦，微温，无毒。主灸百病，可作煎，止下痢，吐血，下部阴疮，妇人漏血，利阴气，生肌肉，辟风寒，使人有子。"马通汁临床已不用，考证为白马的大便，主治妇人崩中，止渴利，吐下血，鼻衄金创，止血。

【医家选注】

注曰：此重"不止"二字，是诸寒凉止血药，皆不应矣。吐血本由阳虚，不能导血归经，然血亡而阴亏，故以柏叶之最养阴者为君，艾叶走经为臣，而以干姜温胃为佐，马通导火使下为便。愚意无马通，童便亦得。按：本草载此方，乃是柏叶一把干姜三片，阿胶一挺，炙，合煮，人马通一升，未知孰是，候参。（清·徐彬《金匮要略论注·张仲景金匮要略论注卷十六》）

此为吐血不止者出其方也。吐血无止法，强止之则停瘀而变证百出，唯导其归经是第一法，详于《时方妙用》《三字经》《实在易》三书不赘。又徐氏谓此方，有用柏叶一把，干姜三片，阿胶一挺合煮，入马通汁一升服，无马通，以童便代之，存参。（清·唐宗海《金匮要略浅注补正·卷七》）

237

【原文】

下血，先便后血，此远血也，黄土汤主之。

黄土汤方亦主吐血、衄血。

甘草、干地黄、白术、附子炮、阿胶、黄芩各三两　灶中黄土半斤

上七味，以水八升，煮取三升，分温二服。

【何注及临床体会】

第一，此条阐述虚寒便血的证治。下血，即患者出现便血，所言先便后血，即先见大便，后见便血，出血部位离后阴较远，故称其为远血，应用黄土汤治疗。于黄土汤证，笔者认为，血为中焦所化，脾胃虚弱，不能统摄血行，日积月累则脉道不利，渐生离经之血，黄土汤证或吐血或衄血或便血，诸多出血均由脾阳不振，摄纳无权所致。笔者认为黄土汤辨病为下血，其方证为：大便失禁，便溏，大便急，黑便，全身怕冷，特别是腰部怕冷，或四肢发凉，心烦热。其主证为：大便失禁（大便急），黑便，全身怕冷。

第二，黄土汤由灶中黄土、甘草、干地黄、阿胶、白术、附子、黄芩7味药组成。灶心黄土归脾、胃二经，取其辛温之性，温中止血之用，为君药。附子、白术温中理脾，以收摄纳之权，为臣药；而白术、附子性辛温，易动血耗血，且衄血甚则阴血必损，故以地黄、阿胶滋阴养血止血为佐药，再配苦寒之黄芩制约附子、白术过于温燥之性的同时，取黄芩亦能止血之用。阿胶、生地得白术、附子则去其滋腻呆补之患；使以甘草和药调中。诸药合用，温阳摄血而不伐阴，滋阴养血而不妨脾，成为温脾止血的良方。灶心黄土又名伏龙肝，首载于《名医别录·下品石》："伏龙肝，味辛，微温。主治妇人崩中，吐下血，止咳逆，止血，消痈肿毒气。"灶心黄土久于薪火，走中焦、入足太阴脾经，温中化湿以启四运之轴，入足阳明胃经以涩肠固脱。故

其和缓温润、涩肠止泻、温中化湿功效甚佳。

第三，笔者临床体会到黄土用量 90～120g 可获良效，煎药时黄土宜包煎，或者有医家以黄土先煮水，后去滓再煎他药，笔者临床多采用第一种煎服法。

【医家选注】

下血，是中焦之血下坠也。在胃之后，大小肠之前，为远血，中焦气不调，则营气渗入肠胃，而不行于经络，温之调之则愈。肛门之前为近血，肛门为肾部，房事过度则伤肾之阴气，饮食不节则热气流于肛门，清之和之而病愈。（清·邹汉璜《金匮要略解·惊悸吐衄下血胸满瘀血病脉证治第十六》）

夫人五脏六腑之血，全赖脾气统摄，健运流行，则肺气通调，血随气转，会于膈俞，而统分脏腑，周身经络，是无瘀逆之患。其或统运失常，胃气不和，逆而上行，血随气转则吐血，若胃气下陷，则血亦随之下降而为便血矣。此先便后血者，乃因饥饱先伤脾胃，气虚下陷，因虚而受寒湿流于小肠，血瘀气滞，相随化物之气传入大肠，渣滓前行而下，血继后行而出，所以先便而后血，故为远血，即小肠有寒，其人下重便血是也。数用甘、术健脾养胃，灶中黄土同附子以燥寒湿而温脾气，使脾温则健运如常，而肠胃之邪得去，则便血自止，地黄、阿胶以养阴血，但虑附子辛热，过伤庚金，以黄芩保护除其肠热耳。（清·沈明宗《张仲景金匮要略·卷十六》）

【原文】

下血，先血后便，此近血也，赤小豆当归散主之。方见狐惑中。

【何注及临床体会】

近血，多见于痔疮和直肠类疾病，表现为先血后便，方用赤豆当归散；前方用以脓已成，多见于疮痈病。此近血亦可作疮疡而治。

【医家选注】

先血后便，血在广肠之末，故曰近血。赤豆蔓生，且色红脐黑，蔓生具经络之象，色红则入血分，脐黑则又走下焦者也，浸令芽出者，取芽性之生阳上锐也，仲景之意，以脉之按欲绝者，为下焦气脱血陷之诊，则中取之而弱，轻取之而浮者，但当于下焦之虚处责之可矣，故用赤豆走下焦血分之性，令其芽出而上锐，领补血之当归，直走广肠，而复提血气以上行也。要之，上条之血，渗自中焦，故于浮弱按欲绝之脉，三部俱责，以浮，为上焦实邪，按欲绝，为下焦虚寒，以实邪奔迫虚寒，直将中焦血液随势逼下，故三焦俱治，此律家不分首从之议也。此条之血，单责在按欲绝一边，以血在魄门相近，其症最低，与按之欲绝之里脉逼对，则知但因下焦之虚脱，而招上中之下陷耳，上焦之血下陷，故轻取之脉以浮见，中焦之气下陷，故中取之脉以弱见，只用补其下而复提之，不特血返故道而病愈。且血宁则气聚，而欲绝之脉自起，并中上二焦之气血得还，而浮弱之脉亦可渐变矣，此春秋讨罪，而独严主令之义也。又上条之血，从足阳明之胃络，渗入胃中而下，故黄土汤之方意，瞩目在胃中者居多，此条之血，从手阳明之大肠络，渗入肠中而下，故赤豆当归散，只注意在大肠而已，诸解梦梦，俱道不着。（清·高学山《高注金匮要略·惊悸吐衄下血胸满瘀血病脉证治第十六》）

下血，先血后便者，由大肠伤于湿热，而血渗于下也。大肠与肛门近，故曰近血。赤小豆能行水湿，解热毒，当归引血归经，且举血中陷下之气也。（清·尤在泾《金匮要略心典·卷下》）

【原文】

心气不足，吐血，衄血，泻心汤主之。

泻心汤方　亦治霍乱。

大黄二两　黄连、黄芩各一两

上三味，以水三升，煮取一升，顿服之。

心下痞，按之濡，其脉关上浮者，大黄黄连泻心汤主之。

大黄黄连泻心汤方

大黄二两　黄连一两

上二味，以麻沸汤二升渍之，须臾，绞去滓，分温再服。

【何注及临床体会】

心气不足引起的吐血和衄血，方可用泻心汤。《伤寒论》中用以治疗心下痞硬，按之软，关上脉浮。笔者认为泻心汤辨病当属于吐血、衄血或心下痞。

辨方证当为：胃脘部胀满，按之濡，吐血、衄血，大便秘结，烦躁，舌红苔黄，脉数。辨主证为：胃脘部胀满，大便秘结，或吐血衄血。

三黄泻心汤在《伤寒论》与《金匮要略》中均有记载，用于治疗邪热在上焦出现的吐血、鼻衄。大黄、黄连入血分，为清血分热之要药。大黄清热泻下，使部分热邪从大便而出。黄连味苦，入血分，泻火解毒，为中焦清热泻火之要药。《名医别录·中品·黄连》说："黄连，微寒，无毒。主治五脏冷热，久下泄澼、脓血，止消渴、大惊、除水，利骨，调胃，厚肠，益胆，治口疮。"黄连性寒清泻，用于中焦热盛的呕血和吐血等。黄芩入上焦，清利上焦气分和血分热盛。《神农本草经·卷三·中品》说："黄芩，味苦，平。主诸热黄疸，肠澼泄利，逐水，下血闭，恶创疽蚀，火疡。"由此可见，黄芩治疗火疡，可入血分清血分热邪。此方临床应用时可煎服或开水泡服。

【医家选注】

热在胸中，则心气为所伤而不足，邪除则心气自调。（清·邹汉璜《金匮要略解·惊悸吐衄下血胸满瘀血病脉证治第十六》）

心气不足，则火有余矣。心火有余，则相火亦盛，火性炎上，是以血妄行而上溢也。一水不能制二火，故宜用苦寒之药以泻之。黄连形如连珠，中通带赤，一茎三叶，经冬不凋，益得阴气以养心而泻火者也。黄芩一名腐肠，内空而黑，肉如肌理，外复生皮，主滋养肺金，而清相火者也。用大黄之开导，泻心下之热，从肠胃而出焉。盖心气不足，则邪热有余，故用苦以补之，而以苦泻之也。夫心属阳而主血脉，如火邪伤阳，则血散脉中。心气不足，则力吐为衄。是以首提惊悸，未结心气，当知诸血妄行，皆属于心也。夫阳亡而血不归经者，用干姜、附子之热；邪热盛者，用芩、连、大黄之寒。治血之大法，已悉具于此矣。（清·张志聪《金匮要略注·卷四》）

呕吐哕下利病脉证治第十七

【原文】

病人欲吐者，不可下之。哕而腹满，视其前后，知何部不利，利之即愈。呕而胸满者，茱萸汤主之。

茱萸汤方

吴茱萸一升　人参三两　生姜六两　大枣十二枚

上四味，以水五升，煮取三升，温服七合，日三服。

干呕吐涎沫，头痛者，茱萸汤主之。

【何注及临床体会】

患者出现想要呕吐的情况，不可用泻下的方法，以呕吐、泻下伤阴津；哕，《说文解字》云："气牾也；牾，逆也；气逆曰哕。"腹内气机不利，出现气上逆作哕，伴腹满，查看大小便情况，寻找病因而治疗。若患者出现呕吐、胸满，方用吴茱萸汤。

此外，吴茱萸汤亦可用于干呕、吐涎沫、头痛。笔者认为吴茱萸汤辨病当属吐利或头痛，吴茱萸汤的方证是：呕吐，胸满或呕吐腹泻，手脚凉，烦躁，或干呕、吐涎沫，头痛，头怕风、头怕冷，胸口闷。吴茱萸汤的主证是：一是头痛，头怕风怕冷，二是呕吐腹泻，手脚凉，烦躁，喜饮温水。

表17-1　吴茱萸汤的"辨病–方证–主证"

辨病	方证	主证
吐利或头痛	呕吐，胸满或呕吐腹泻，手脚凉，烦躁，或干呕、吐涎沫，头痛，头怕风、头怕冷，胸口闷	头痛，头怕风怕冷；呕吐腹泻，手脚凉，烦躁，喜饮温水

243

方中吴茱萸温中下气，止咳逆。《神农本草经·卷二·中经》说："吴茱萸味辛，温。主温中下气，止痛咳逆寒热，除湿血痹，逐风邪，开腠理。"人参补元气扶正，生姜止呕温中，用量最大，原方六两，笔者临床用量多为 18～48g，大枣补中和胃，四药合用，既可用以治疗寒饮气机不利所致的呕吐，又可用以治疗寒饮上逆所致的头痛。

此方一天服用三次，按照医圣仲景交代方法服药，临床效果会更好。

【医家选注】

呕逆之气上冲于胸，胸中气实，则不受邪，必不满也；若胸中气虚，客寒邪气得以留连，故胸满也。主之吴茱萸汤，补正气，降邪气也。

徐彬曰：胸乃阳位，呕为阴邪，使胸之阳气足以御之则不呕，呕亦胸中无恙也，乃呕而胸满，是胸虚邪客，不但胃不和矣。虚邪属阴，故以吴茱萸之苦辛温，善驱浊阴者为君，人参补虚为佐，而以姜、枣宣发上焦之正气也。（清·吴谦《订正仲景全书金匮要略注·卷五》）

呕而胸满者，中气虚寒，胆胃逆升，浊阴填塞于膈上也。吴茱萸汤，人参、大枣，补中而培土，茱萸、生姜，温胃而降逆也。

此段见《伤寒·厥阴》。胃气上逆，浊阴翻腾，则生干呕。肺气郁阻，津液凝滞，则生涎沫。浊气升填，头上壅塞，则苦疼痛。肺胃之上逆，根缘中下之虚寒，宜吴茱萸汤，温补中脘而降逆气也。（清·黄元御《金匮悬解·卷十三》）

【原文】

呕而肠鸣，心下痞者，半夏泻心汤主之。

半夏泻心汤方

半夏半升，洗　黄芩、干姜、人参各三两　黄连一两　大枣十二枚　甘草三两，炙

上七味，以水一斗，煮取六升，去滓，再煮，取三升，温服一

升，日三服。

【何注及临床体会】

这是医圣仲景抓主证的典型条文：只要患者出现呕吐，肠鸣音亢进，胃脘部胀满，就可以用半夏泻心汤。

痞，常表现为无形之状，即医圣仲景所说的"但满而不痛"；胀，在《晋书·韩友传》中释义为：膨胀，体积变大，为有形之状。笔者认为半夏泻心汤的方证为：心下痞满（胃脘胀满、堵塞），按之不痛，肠鸣音亢进，腹泻，呕吐。主证为：胃脘部胀满，呕吐和肠鸣音亢进。

表17-2　半夏泻心汤的"辨病-方证-主证"

辨病	方证	主证
胃胀或呕吐	心下痞满（胃脘胀满、堵塞），按之不痛，肠鸣音亢进，腹泻，呕吐	胃脘部胀满，呕吐，肠鸣音亢进

半夏泻心汤中黄连剂量需要注意，此方中黄连用量为一两，其他药为三两，半夏半升，在临床中黄连用量要少于5g，因黄连入血分，清血分热，大剂量应用而败胃也。此方治疗气机不利所致的心下痞和呕吐、下利，故应用辛开苦降类药物以开畅气机。半夏散结开痞，黄芩清气分结热，干姜温中散寒利气机，人参、大枣健脾补中。因《伤寒论》中有甘易使人中满也，故有医家认为应去大枣之甘，笔者以大枣补中和胃，为方中不可缺少之药，故不主张去除。

此外，此方应注意煎服法，同小柴胡汤相似，应该去滓再煎。还有，脾胃病用药，笔者一般主张遵循医圣仲景本意：一日服用三次。

【医家选注】

邪气乘虚，陷入心中，中气则痞；中气既痞，升降失常，于是阳独上逆而呕。阴独下走而肠鸣，是虽三焦俱病，而中气为上下之枢，故不必治其上下，而但治其中。黄连黄芩，苦以降阳；半夏干姜，辛以升阴，阴升阳降，痞将自解；人参甘草，则补养中气，以为交阴阳通上下之用也。

亲见一乳母，吐呕五日，百药不能止，后服干姜、黄连二味，立止。即此方之意也。（日·丹波元简《金匮玉函要略辑义·卷四》）

此心下痞，仍是指膈言。观胸痹及结胸、陷胸、痞满等证，皆指膈间言。盖心包络连肺系，循腔子，为一层白膜至胸骨尽处则为膈，由膈而下为油网，以达心火于小肠，此心与小肠相表里之路径也。凡人饮水入胃，走膜膈，下油网以至膀胱，绝不从小肠中行也。详吾《中西医解》。今若心下膈间，火不达于小肠，水不走入膀胱，水火纠结则为心下痞，上逆犯胃则为呕下，溢犯小肠则为肠鸣，皆水火纠结所致。故用姜、半以破水，芩、连以制火，参、枣、甘草，保胃实肠，使水火不犯肠胃，各循其消导之路则愈。必如是解。而后仲景所论痞满陷痹，皆能会通矣。（清·唐宗海《金匮要略论述补正·卷八》）

【原文】

干呕而利者，黄芩加半夏生姜汤主之。

黄芩加半夏生姜汤方

黄芩三两　甘草二两，炙　芍药二两　半夏半升　生姜三两　大枣十二枚

上六味，以水一斗，煮取三升，去滓，温服一升，日再，夜一服。

【何注及临床体会】

干呕无物而出现泻下，方用黄芩加半夏生姜汤。笔者认为其方证为：干呕、下利（腹泻），舌淡，苔薄黄，脉沉滑。其主证为：干呕、下利。此方中黄芩清热止利，甘草健脾和中，芍药止痛、除血痹，半夏散结除痞，生姜、大枣温中止呕、健脾和中止下利。

此外，此方可以临睡前加服药一次。

【医家选注】

此脾家实而为干呕也。水谷之津液，上入于脾，脾实不通，则气反逆于胃而为干呕矣。脾家实，腐秽当去，故下利也。脾主气，故用

黄芩为君，以泄气分之实。甘草、芍药，甲己合而化土。半夏、姜、枣，辛甘配以宣通。夫病皆有虚有实，有热有寒。前二章，论虚寒之呕，故用温补之药，从上而温散；后二章，论实热之呕，故用苦寒之药，从下以疏通，所谓虚则补之，实则泻之也。夫饮入于胃，上输于脾肺者，自有别径，而非支络。故病在脾者，属气分而为干呕，其涎沫或上出于口，或下泄为利，不随呕声而出于胃也。（清·张志聪《金匮要略注·卷四》）

注曰：《伤寒论》芩、甘、枣、芍四味，为黄芩汤，治太阳少阳合病。盖太少之邪，合而内入，则协热而利，故以黄芩为主也。然邪既内入，或有复持饮者，呕多，此其明证矣，故加半夏、生姜。（清·徐彬《金匮要略论注·张仲景金匮要略论注卷十七》）

【原文】

呕吐而病在膈上，后思水者，解，急与之。思水者猪苓散主之。

猪苓散方

猪苓、茯苓、白术各等分

上三味，杵为散，饮服方寸匕，日三服。

【何注及临床体会】

此方为水饮停在胃脘部，呕吐后，水饮随之而去，津液得以布散，此病位在膈以上，出现想要喝水，可用猪苓散健脾利水。笔者认为其方证为：呕吐，欲喝水。方中猪苓和茯苓淡渗利水，白术健脾利湿。

此方最好做成散剂，每日服用 3 次，不要每日服用两次。

【医家选注】

呕吐，与上条同是因呕而吐之义，病在膈上，即首条膈气病虚寒之谓也。呕吐之后思水，因呕能提气以实虚，吐能提火以去寒，故知其解于胸阳之来复耳。但当迎其机而与之以水，使下运之神，借水而利，则上逆者自平，而呕遂真解矣。急与之义，有二，盖呕吐则液干，不急以水济之，致生烦热懊恼之变者，一也；又虚阳新复，而饮机自动，不急应之，则神机燥涩，而其阳终伏者，二也。然病后饮水，又恐行迟积饮，此渗泄培土之猪苓散，为不可失矣。（清·高学山《高注金匮要略·呕吐哕下利病脉证治第十七》）

此详申先呕后渴之治法。言呕吐而病在膈上，膈间蓄饮为患，后必思水者，饮去而津干，当急与水以和胃，即上章先呕却渴，此为欲解之义也。然呕吐之余，中气未复，不能制水，设过与之，则旧饮方去，新饮复生，此宜与猪苓散，以分利水道矣。

朱氏曰：病在膈上宜吐，吐后思水，为邪解之征，急与水以涤其余邪，诚为良法。然使思水不已，正恐宿饮去而新水复停，再致呕吐，缠绵无已也，故以猪苓汤主之。

此于五苓散中，去桂、泽二味。病无关于表，故不用桂枝。水邪素轻，故无资乎泽泻也。

程氏曰：二苓以利水饮，术以培中土。（日·喜多邨直宽《金匮玉函要略疏义·卷四》）

【原文】

呕而脉弱，小便复利，身有微热，见厥者难治。四逆汤主之。

四逆汤方

附子一枚，生用　干姜一两半　甘草二两，炙

上三味，以水三升，煮取一升二合，去滓，分温再服。强人可大附子一枚，干姜三两。

下利，腹胀满，身体疼痛者，先温其里，乃攻其表。温里宜四逆汤，攻表宜桂枝汤。

四逆汤方

方见上。

桂枝汤方

桂枝三两，去皮　芍药三两　甘草二两，炙　生姜三两　大枣

十二枚

上五味，㕮咀，以水七升，微火煮取三升，去滓，适寒温，服一升。服已，须臾，啜稀粥一升，以助药力，温覆令一时许，遍身漐漐，微似有汗者益佳，不可令如水淋漓。若一服汗出病差，停后服。

【何注及临床体会】

呕吐而见脉弱，小便不利，身微热而四肢冷，方用四逆汤。在《伤寒论》中，四逆汤用以治疗阴盛阳弱引起的厥逆。笔者认为四逆汤的主要方证为：手足厥冷（过肘、膝关节），下利清谷，脉沉迟或脉弱。此方中附子生用，取其药力迅猛以回阳救逆，但又不多用，因病人阳气衰微，需以少火生气，以迅速急救，用量大恐虚不受补，又易加重病情，仲景言四逆汤"强人可大附子一枚"即此。附子"炮"，是用高温处理附子以减毒，"去皮、破八片"为破碎以使成分能够充分析出，同时利于充分煎煮达到减毒目的。干姜佐制附子峻烈之性，助附子回阳；甘草既能健脾和中，又能缓和附子毒性。

厥者，阴阳气不相顺接，手足逆冷者是也。与四逆散的厥有一定区别，四逆散的厥为气机郁滞不畅所引起的手足寒冷。四逆汤以温阳为主。

此方应注意古法加减，身体较为强壮的患者可用一枚大附子，大附子剂量据考证为 20～30g，干姜加量至三两，增强温阳之力。

下利病，见腹部胀满，身体疼痛，此为阴寒内盛，运化失司，故出现腹满下利，又感外邪袭表，故身体疼痛。此为表里同病，一般先治表后治里，若用汗法，阳气大伤，则里急更重。此病为里寒虚急，故先温里后治表，温里方用四逆汤，解表方用桂枝汤。四逆汤温里阳止下利，待阳气得复再用桂枝汤调和营卫，以解外邪。桂枝汤又称阳旦汤，笔者认为其方证为：发热，怕风怕冷，有汗，头痛，颈项僵硬，舌淡红，脉浮，沉取不足。其主证为：发热恶风寒，有汗，头痛，脉浮。桂枝通阳化气，芍药养阴和营，二者共同调和营卫，甘草和中健脾，生姜、大枣温阳补中和胃。

此方（桂枝汤）应注意服后调护，服药后需啜热稀粥以微微汗出助药力，不可大汗淋漓伤及阳气。

【医家选注】

脉弱小便利，甚至见厥，里气虚寒极矣。虽微热而呕，尚有表邪，然不可治表，亦不可仅止呕也，故曰难治。唯以四逆汤温起下焦之元阳，使阴寒消散，表自解而呕自止矣。

腹胀满为邪在里，身疼痛为邪在表，表里合邪而见下利，则以里气为急，表里俱用温法，以下利本脏寒故也。（清·朱光被《金匮要略正义·卷下》）

寒在上则呕，寒在下不能制水，则小便通利。脉弱者，阳微也。阳微则不能卫外，其身但有微热而已，热既已微，而又手足厥冷，则诸阳之本已绝，故云难治。

下利腹胀满，为寒胜于里；身疼痛，为寒胜于表。表里有邪，故宜先温里以止利，后攻表以散邪。（清·程林《金匮要略直解·卷下》）

【原文】

呕而发热者，小柴胡汤主之。

小柴胡汤方

柴胡半斤　黄芩三两　人参三两　甘草三两　半夏半斤　生姜三两　大枣十二枚

上七味，以水一斗二升，煮取六升，去滓，再煎，取三升，温服一升，日三服。

诸黄，腹满而呕者，宜柴胡汤。

【何注及临床体会】

"呕而发热者，小柴胡汤主之。"此为医圣仲景抓主证，用经方的典型条文。即有呕吐伴发热，就可用小柴胡汤。笔者认为小柴胡汤的方证为：呕吐，发热，或往来寒热，胸胁苦满，嘿嘿不欲饮食，心烦喜呕，口苦，咽干，目眩，脉弦。

当患者出现呕吐合并发热，呕吐严重时，汤药无以入口，可以直肠给药，通过直肠黏膜吸收，药物入血到达全身血液发挥退热作用。中药灌肠疗法起源于《伤寒论》猪胆汁灌肠，后世《千金方》《医宗金鉴》亦有记载。现代药理认为肠黏膜具有半透膜性质，使药物经直肠渗透到腹腔，药物离子通过直肠黏膜吸收入血，至全身以达到病所。中医的作用机理认为大肠主津，参与体内水液代谢，肺与大肠相表里，大肠为肺之腑，通过肺之通调水道而使药物作用于病处。中药灌肠以小柴胡汤煎成汤剂 100～200mL，放温至人体温度，对患者进行灌肠开始之前，患者要排净二便，侧卧位进行操作，选择较细的导管，排净导管中空气，前端涂抹石蜡，从肛门缓慢进入至直肠 15cm 左右，药物缓慢进入直肠，待药物完全进入后液体保持半小时至一小时，结束后恢复自然体位。

方中柴胡性味苦寒，入少阳胆经，疏散枢机之邪热。《神农本草经疏·卷六·草部上品之上》载为："茈胡主心腹去肠胃中结气，饮食积聚，寒热邪气，推陈致新。除伤寒心下烦热，诸痰热结实，胸中邪逆，五脏间游气，大肠停积水胀，及湿痹拘挛。"小柴胡汤中柴胡八两除心腹结气，疏散不利之枢机，推陈致新以除邪热。黄芩性味苦平，入肺经，除肺胃中热。小柴胡汤中黄芩三两入胸腹，消积热。半夏味辛、平，退热消坚。半夏半斤以散胸腹结气而除热。人参、甘草味甘，具有补益作用，此方中用以补益机体正气，增强正气抗邪能力。生姜、大枣味甘，兼具补益和胃作用，小柴胡汤中姜枣既能增强正气抗邪，又能固护脾胃。

【医家选注】

呕而皮肤发热者，伤寒病，少阳经证也。合以口苦咽干目眩，而少阳病全，但见呕而发热，虽非伤寒正病，亦少阳经之属，主之以小柴胡，表解里和而病愈。（日·丹波元简《金匮玉函要略辑义·卷四》）

呕而腹满是有里也，主之大柴胡汤，攻里以止呕也；今呕而发热，是有表也，主之小柴胡汤，和表以止呕也。

程林曰：经曰，呕而发热者，柴胡汤证具。夫呕家未有发热者，以发热属半表半里，故与小柴胡汤以和之。

李彣曰：伤寒发热者为表证，然邪欲侵里，里气拒而不纳，则逆而作呕，此半表半里证也。小柴胡为治半表半里，和解之剂。（清·吴谦《订正仲景全书金匮要略注·卷五》）

【原文】

胃反呕吐者，大半夏汤主之。《千金》云：治胃反不受食，食入即吐。《外台》云：治呕心下痞硬者。

大半夏汤方

半夏二升，洗完用　人参三两　白蜜一升

上三味，以水一斗二升，和蜜扬之二百四十遍，煮药取升半，温服一升，余分再服。

【何注及临床体会】

反胃出现呕吐可用大半夏汤；胃反，"朝食暮吐，暮食朝吐，宿谷不化"。《备急千金要方·卷第十六·反胃第四》原文说："治胃反，不受食，食已即呕吐，大半夏汤方。"《外台秘要·第六卷·杂疗呕吐哕方三首》云："又呕心下痞坚者，大半夏汤主之方。"笔者认为其方证为：呕吐，食入即吐，不能饮食，胃脘部胀满，大便干。此方呕吐因痰饮阻结胸中而成，方中半夏散结除痞而化痰饮，半夏汉代时为生半夏，现药房对于生半夏管理严格，临床可选用清半夏、法半夏或姜半夏替代。人参补中益气，白蜜既可缓生半夏之毒，又可补益中焦，本方所用水当为含氧水，促进药物在人体的吸收。

【医家选注】

阳明燥金也，与太阴湿土为合。腑脏不和，则湿自内聚，为痰为饮，燥自外欵，为胃脘痛。玄府干涸，而胃之上脘尤燥，故食难入，虽食亦反出也。半夏解湿饮之聚结，分阴阳，散气逆；人参补正；蜜润燥；以扬水之者，《内经》云：清上补下，治之以缓。水性走下，故扬以缓之，佐蜜以润上脘之燥也。（清·周扬俊《金匮要略二注·卷十七》）

前论胃反，有云膈气虚，胃中虚冷者，又云寒在于上，虚则伤脾者，可见胃反自属大虚寒症，用人参补虚，半夏散逆，白蜜润津液而利水谷也。

李升玺曰：《经》云：呕家不宜甘味。此用白蜜何欤？不知此胃反自属脾虚，《经》所谓甘味入脾归其所喜是也。况君以半夏，味辛而止呕，佐以人参，气温而补中，胃反自立止矣。（清·李彣《金匮要略广注·卷下》）

【原文】

食已即吐者，大黄甘草汤主之。《外台》方又治吐水。

大黄甘草汤方

大黄四两　甘草一两

上二味，以水三升，煮取一升，分温再服。

【何注及临床体会】

第一，饮食入胃后出现呕吐，为实热性呕吐，因实热壅阻胃肠，腑气不通，而致大便干。胃气不降反升，故食入即吐。以大黄甘草汤泻热去实，临床可用于治疗多种呕吐。笔者认为大黄甘草汤的方证为：食已即吐，大便干或大便正常。方中大黄荡涤肠胃中实热邪气，甘草缓急和中，使攻下不伤阴。笔者运用此方在临床常常获得神效。

第二，此方中病即止，不可久用伤胃腑。

第三，大黄、甘草比例为4：1，至少大黄的剂量应该大于甘草的剂量。

第四，应用大黄、甘草切记不用加减，仅两味药足矣。

【医家选注】

此论胃强而自为吐也。夫胃强则与脾阴相绝矣，绝则无转运之机，故食入即吐也。宜大黄、甘草，调和其悍热之气焉。此章论胃与脾相绝，下章论脾与胃相绝。《伤寒论》曰：胃气生热，其阳则绝，即此义也。（清·张志聪《金匮要略注·卷四》）

注曰：食已即吐，非复呕病矣，亦非胃弱不能消，乃胃不容谷，食已即出者也。明是有物伤胃，荣气闭而不纳，故以大黄通荣分已闭之谷气，而兼以甘草调其胃耳。《外台》治吐水，大黄亦能开脾气之闭，而使散精于肺，通调水道，下输膀胱也。（清·徐彬《金匮要略论注·张仲景金匮要略论注第十七》）

【原文】

胃反，吐而渴欲饮水者，茯苓泽泻汤主之。

茯苓泽泻汤方

《外台》云：治消渴脉绝，胃反吐食方。有小麦一升。

茯苓半斤　泽泻四两　甘草二两　桂枝二两　白术三两　生姜四两

上六味，以水一斗，煮取三升，内泽泻，再煎煮二升半，温服八合，日三服。

【何注及临床体会】

茯苓泽泻汤用以治疗胃反，呕吐后渴欲饮水。此为胃有停饮，胃气失其和降之性，而出现胃气上逆作呕；饮邪停滞胃中不化，津液不输布上承，故出现口渴欲饮。以茯苓泽泻汤健脾利水、化气散饮。笔者认为其方证为：胃反呕吐，口渴，欲饮水，愈吐愈渴，愈渴愈吐。《外台秘要·第十一卷·消渴方十七首》原文云："又消渴阴脉绝，胃反吐食方。茯苓八两，泽泻四两，白术三两，生姜三两，桂心三两，甘草一两，炙。上六味，切，以水一斗，煮小麦三升，取五升，去滓，内茯苓等，煮取二升半，一服八合，日再。"《外台秘要》中此方亦可用以治疗消渴呕吐，较《金匮》茯苓泽泻汤方多小麦三升，桂枝加一两，生姜减一两，小麦除烦热止渴，《本草经集注·米食部药物·中品》说："小麦味甘，微寒，无毒。主除热，止燥渴咽干，利小便，养肝气，止漏血，唾血。以作曲，温，消谷，止痢；以作面，温，不能消热止烦。"桂枝通阳化气散寒饮之邪，生姜温阳止呕。此方与猪苓散对比如下表（表17-3）。

表17-3 猪苓散与茯苓泽泻汤之比较

方剂	原文	方药组成	方证
猪苓散	呕吐而病在膈上，后思水者，解，急与之。思水者，猪苓散主之	猪苓、茯苓、白术各等分	呕吐，欲饮水
茯苓泽泻汤	胃反，吐而渴欲饮水者	茯苓半斤，泽泻四两，甘草二两，桂枝二两，白术三两，生姜四两	胃反呕吐，口渴，欲饮水，愈吐愈渴，愈渴愈吐

【医家选注】

胃反，本属寒因，然吐则阴伤，而虚火上动于膈，积饮内热于胸，故渴欲饮水，不知饮水多，则本病之虚寒与水逆相济，而吐愈不可止矣。故以茯苓、泽泻之渗泄者为君，而以培土之白术佐之，则热水下渗，而虚火随之，故渴可除，以桂枝、生姜之辛温开畅者为主，而以甘浮之甘草配之，则仍从温补膈气以暖胃之例，而胃反可除矣。夫吐而内有水饮，极宜半夏，而独不用者，以症中病渴，而半夏性燥故也，仲景用药之细密，每如此。（清·高学山《高注金匮要略·呕吐哕下利病脉证治第十七》）

猪苓散治吐后饮水者，所以崇土气胜水气也；茯苓泽泻汤治吐未已，而渴欲饮水者，以吐未已，知邪未去，则宜桂枝、甘、姜散邪气，苓、术、泽泻消水气也。（清·尤在泾《金匮要略心典·卷下》）

【原文】

吐后渴欲得水而贪饮者，文蛤汤主之；兼主微风，脉紧头痛。

文蛤汤方

文蛤五两　麻黄、甘草、生姜各三两　石膏五两　杏仁五十枚　大枣十二枚

上七味，以水六升，煮取二升，温服一升，汗出即愈。

【何注及临床体会】

文蛤汤用以治疗呕吐后出现口渴想要喝水而饮水过多的表现，此由呕吐后伤阴，津伤则渴，故欲饮水而贪饮不复呕吐，此为吐后饮热互结于胃脘部，应用此方清热止渴，发散结聚之水邪。此方又可用以治疗风邪袭表出现的头痛脉紧。笔者认为文蛤汤的方证为：呕吐后喝水多，头痛，口渴，脉紧。方中文蛤利水消饮，为帘蛤科动物文蛤的贝壳，笔者临床常用五倍子代替文蛤。余药为大青龙汤去桂枝，大青龙汤为治疗痰饮的重要处方。方中麻黄、杏仁宣肺发汗以行水，石膏既能清热止渴，又能制约麻黄宣散之性，使阳气不过度宣发，姜、草、枣健脾和中，温阳化饮，诸药相合，水道通调，饮邪自散，内热得以宣发透散，故于方后注汗出即愈。不可大汗淋漓，以防变生他病。文蛤汤与文蛤散有其相似之处，现比较如下（表17-4）。

表17-4　文蛤汤与文蛤散之比较

方剂	原文	药物组成	方证
文蛤汤	吐后渴欲得水而贪饮者，文蛤汤主之；兼主微风，脉紧头痛	文蛤五两，麻黄、甘草、生姜各三两，石膏五两，杏仁五十枚，大枣十二枚	呕吐后喝水多，头痛，口渴，脉紧
文蛤散	渴欲饮水不止者，文蛤散主之	文蛤五两	口渴，烦躁，意欲饮水

【医家选注】

此证贪饮，与上证欲饮水、猪苓散之思水不同。夫贪饮者，饮水必多，多则淫溢上焦，必有溢饮之患，故用此汤以散水饮。方中皆辛甘发散之药，故亦主微风、脉紧、头痛。

此大青龙汤去桂枝加文蛤。水停于里，文蛤之咸寒可以利水而消饮；水溢于外，青龙之辛热可以胜湿而解表。此汤与茯苓泽泻汤、猪苓散皆预防水饮之剂。（清·程林《金匮要略直解·卷下》）

此亦风邪入胃之方也。木火内燔，乘入于胃而无痰饮相夹，风火上升则吐，伤其津液，余风未散，故吐后渴欲得水而贪饮，乃外水不能制其胃燥也。故用文蛤咸寒清热，软坚散结，以麻、杏、甘、石，清散在里余邪，而通热郁，姜、枣以和营卫，盖脉紧为寒壅头痛，麻黄散寒，所以兼主之。（清·沈明宗《张仲景金匮要略·卷十七》）

【原文】

干呕吐逆，吐涎沫，半夏干姜散主之。

半夏干姜散方

半夏、干姜各等分

上二味，杵为散，取方寸匕，浆水一升半，煎服七合，顿服之。

【何注及临床体会】

出现干呕、吐逆，吐涎唾，可用半夏干姜散；此系由中阳不足、饮邪内盛引起的呕吐哕逆。阳气不足，中焦运化水饮无力，水饮停聚中焦，胃气不降，则出现上逆而呕。笔者认为其方证为：干呕，吐涎沫，涎唾清稀量多，舌淡苔白，脉沉。其主证为：干呕、吐涎沫。此方中半夏辛燥，散中焦水饮，降逆气。干姜辛热，温胃散寒，两味相伍，温胃化饮止呕。此方中半夏、干姜等量，取散剂而煮散，取浆水，浆水为水和粮食混合而微酿成的饮品；煮散起源于东汉以前的著作《治百病方》，《金匮要略》中半夏干姜散、薏苡附子败酱散均为煮散剂，煮散方剂首载于《千金方》，盛行于宋代，今日临床较少用。随着颗粒制剂的发展，在临床应用时可用以煮颗粒剂，临床颗粒剂煮散文章发表甚多，不再赘述。

【医家选注】

言干呕而因于吐逆者，又于不呕吐时，而亦尝吐涎沫，则其寒逆已甚，故主半夏以降逆，干姜以温寒也。杵为散者，欲其并服渣质，而少停于胃，煎用浆水，取谷气之为胃所喜，且以味酸者收逆，又以性凉者为温药之反佐耳。（清·高学山《高注金匮要略·呕吐哕下利病脉证治第十七》）

干呕吐逆，胃不纳谷也，吐涎沫，脾不摄涎也（液入脾为涎），此中气虚寒所致。干姜温中，半夏散逆，浆水煎者，酸温之性可以收液，顿服之，使药味骤然而下，则治之有力，足以压下浊涎逆气也。（清·李彣《金匮要略广注·卷下》）

【原文】

病人胸中似喘不喘，似呕不呕，似哕不哕，彻心中愦愦然无奈者[1]，生姜半夏汤主之。

生姜半夏汤方

半夏半斤　生姜汁一升

上二味，以水三升，煮半夏，取二升，内生姜汁，煮取一升半，小冷，分四服，日三夜一服。止，停后服。

【注释】

[1] 彻心中愦愦然无奈者：彻，通彻、通联之意；心中，指胸胃之意。主要指病人自觉胸胃烦闷不已，有无可奈何之状。

【何注及临床体会】

此条用以治疗寒饮停于心胸部和胃脘部，胸为气海，寒饮停于心胸部，阳气阻滞不行，邪气入胸膈，邪正相搏，气机不利而病人出现似喘不喘的病证；寒饮停于胃脘部，胃失和降，故出现似呕不呕、似哕不哕的症状；饮邪停留，故出现胸胃部不适，方可用生姜半夏汤。笔者认为其方证为：呕吐，心烦，心胸或胃脘部不适，莫可名状。

此方由半夏和生姜汁两味药组成，类似于小半夏汤，均可治疗呕吐。生姜汁，笔者阅览陈修园《伤寒论浅注·卷六·辨厥阴病脉证篇》曰："若汤水不得入口，去干姜，加生姜汁少许徐徐呷之，此少变古法，屡验。"以原方之生姜改为生姜汁入药，以入阳明胃经止呕。生姜为"呕家圣药"，辛而甘温以行阳散水饮止恶、呕吐；消痰下气使里气下降。半夏消痞散结，化寒饮。方中先煮半夏，后纳生姜汁，生姜汁于药煮成后放入，止呕效果更佳。

另外，此方一日可服用四次，中病即止，不可久服。

【医家选注】

胸中似喘似呕似哕，又复不喘不呕不哕，彻心中愦愦然烦乱而无奈者，胃气上逆，浊气翻腾，温温泛泛，心绪作恶之象也。生姜半夏汤，降逆气而驱浊阴也。（清·黄元御《金匮悬解·卷十三》）

夫阳受气于胸中，布气息为呼吸。胸中心肺之分，清气之道也。阴邪闭之，则阻其呼吸往来，令气或促或搏或逆，有似喘呕与哕也。且心舍神者也，聚饮停痰，则神不宁，故彻心愦愦然无奈也。用半夏之辛温燥其湿饮，生姜之辛热散寒折逆，则阳得以布，气得以调，斯病可愈耳。按：此方与小半夏汤相同，则取意少别。小半夏汤宣阳明之气上达，故用半夏为君，生姜为佐；半夏汤通阳明之经，故用姜汁为君，半夏为佐，取其行于经络，故用汁也。（清·周扬俊《金匮要略二注·卷十七》）

【原文】

干呕，哕，若手足厥者，橘皮汤主之。

橘皮汤方

橘皮四两　生姜半斤

上二味，以水七升，煮取三升，温服一升，下咽即愈。

哕逆者，橘皮竹茹汤主之。

橘皮竹茹汤方

橘皮二升　竹茹二升　大枣三十枚　生姜半斤　甘草五两　人

参一两

上六味，以水一斗，煮取三升，温服一升。日三服。

【何注及临床体会】

出现干呕、哕逆，手足厥冷可用橘皮汤；此为胃气失和上逆而致，虚寒滞于胃脘部，胃气上逆致呕，阳气郁滞不布散，四肢为机体末节，阳气布散不至而出现四肢厥冷。笔者认为其方证为：呕吐、呃逆，手足发凉，舌淡苔白，脉沉或迟。其主证为：呕吐、呃逆，手足发凉。橘皮汤由橘皮和生姜组成，用以治疗虚寒所致的呕吐、厥逆。方中橘皮理气和胃，生姜温阳止呕散结气。

此外，需注意两药用量需足量，汉代一两为13.8g，且橘皮在本草中以陈者为佳，故用陈皮四两，已在前文论述，此处不再赘述。此方用后效果甚速，下咽即愈，四肢得温而哕逆得止。

患者临床出现哕逆多有胃脘部的热证，故用橘皮竹茹汤。此方与上一条橘皮汤比较而言，见于胃脘部有热，四肢未出现厥冷。笔者认为其方证为：呕吐、呃逆，虚烦不安，少气、口干，手足心热，脉虚数。主证为：呕吐，呃逆，虚烦不安。橘皮竹茹汤可用以治疗胃中虚热，气逆上冲所致的呕吐，方中橘皮理气和胃止呕，生姜降逆止呕，竹茹清热安中，人参、甘草、大枣补虚和中，六药相合，虚热得除，呕逆自止。

表17-5　橘皮汤与橘皮竹茹汤之比较

方剂	原文	药物组成	方证
橘皮汤	干呕，哕，若手足厥者，橘皮汤主之	橘皮四两，生姜半斤	呕吐、呃逆，手足发凉，舌淡苔白，脉沉或迟
橘皮竹茹汤	哕逆者，橘皮竹茹汤主之	橘皮二升，竹茹二升，大枣三十枚，生姜半斤，甘草五两，人参一两	呕吐、呃逆，虚烦不安，少气、口干，手足心热，脉虚数

【医家选注】

此为哕之不虚也，而出其方治也。古哕证，即今之所谓呃也。要知此证之厥非无阳，以胃不和，而气不至于四肢也。

徐忠可云：此不兼呕言，是专胃虚而冲逆为哕矣。然非真元衰败之比，故以参、甘培胃中元气，而以橘皮、竹茹，一寒一温，下其上逆之气。亦由上焦阳气，不足以御之，因呃逆不止，故以姜、枣宣其上焦，使胸中之阳渐畅而下达。谓上焦固受气于中焦，而中焦亦禀受于上焦，上焦既宣则中气自调也。（清·唐宗海《金匮要略浅注补正·卷八》）

干呕是有声无物，无物则胃中空，胃中空则咽管弛闭。咽下为膈，膈气不利而作哕。若手足厥者，以呕甚则胃气上越，不能达于四肢，非关阴阳气不相顺接也。以橘皮汤主之。此证治宜宣通，若投回阳则误矣。

承上文，呕止，则胃气复达于四肢，故手足不厥。唯呕后胃虚有热，热入络脉，脉急则咽管收缩，咽下连膈，膈气不利，独见哕逆者，以橘皮竹茹汤主之。凡新病不论寒热虚实，胃中有阻滞，其气动膈，则作哕。若久病作哕，为胃败肾绝之证。（苏世屏《金匮要略原文真义·卷四》）

【原文】

下利已差，至其年月日时复发者，以病不尽故也，当下之，宜大承气汤。

大承气汤方见痉病中。

下利，三部脉皆平[1]，按之心下坚者，急下之，宜大承气汤。

下利，脉迟而滑者，实也。利未欲止，急下之，宜大承气汤。

下利，脉反滑者，当有所去，下乃愈，宜大承气汤。

【注释】

[1] 三部脉皆平：指寸、关、尺三部皆现平人脉象。

【何注及临床体会】

下利愈而复发，至一定时期出现复发，多因病形之初，治不彻底也，此时邪气留滞肠间，遇一定时间则复发，以泻下法除肠腑间邪气，方用大承气汤。此外，大承气汤亦可用以治疗下利，而寸、关、尺三部脉皆未出现泄利后的虚浮不足之状，反出现平人脉象，知有实邪在内，且按心下胃脘部坚满，宜急下；下利病，脉象见迟而滑，此为实证，此时下利未止，仍有实邪，亦应用下法；下一条亦是论述脉象与疾病出现反象，辨其虚实而合理泻下。笔者认为大承气汤方证为：大便干或大便数日一行，或热结旁流，胸满口噤，卧不着席，齘齿，腹满，手足微微汗出。其主证为：大便干或大便数日一行。关于此方解读，上文已论述，此处不再赘述。

【医家选注】

三部脉皆平，下利而按之心下坚者，脉证不符，是非风寒所属，当责食填胃中。未伤血气，而不形于脉也，故用大承气汤。峻攻有形之滞，则下利自止，经谓土郁夺之，通因通用之法也。

此亦食滞之利也，食壅于胃，气道不利，故脉来迟。然脉虽迟，而非虚寒之比，但迟为气壅，滑为血实，血实气壅，水谷为病，故为实也。内滞中气不和，利未欲止，但恐成停搁之患，故宜大承气汤，急夺其邪也。

《经》曰：滑为有宿食，故当下去之，而利自愈。

赵良曰：下利，虚证也。脉滑，实脉也。以下利之虚证，而反见滑实之脉，故当有所去也。

此旧积之邪复病也。下利瘥后，至期年月日时复发者，是前次下利之邪，隐僻肠间，今值脏腑司令之期，触动旧邪而复发，然隐僻之根未除，终不能愈，故当大承气迅除之耳。

按：程尤并云：脾主信，故按期复发，凿甚。许氏本事方云：有人因忧愁中伤食，结积在肠胃，故发吐利。自冬后至暑月，稍伤则发暴下，数日不已。《玉函》云：下利至隔年月日，不期而发者，此为有积，宜下之，止用温脾汤（厚朴、干姜、甘草、桂心、附子、大黄）尤佳。如难取，可佐以干姜丸（即备急丸，加人参），后服白术散（即附子理中汤，去甘草、干姜，加木香、生姜、大枣）。戴氏证治要诀云：泻已愈，隔年及后期复泻。古论云：病有期年而发者，有积故也，宜感应丸，并本条之义也。（日·丹波元简《金匮玉函要略辑义·卷四》）

按：下利虚寒之证既再三发生，仲景复就有实邪而下利者辨其当下之法。经所谓虚者责之，实者责之也。实邪者何？积聚也。积聚之邪，虽亦本于虚寒，然既成积聚，则为实邪、为标，虚寒为本矣。且既成实邪，则下利由于积聚，而非由于虚寒，与虚寒之下利来路隔一层矣。法当去其积聚，而下利止。再于积聚去后方治其虚寒，又为隔一层递及之治也。下利三部脉皆平，无他病，则不属之脏腑寒热也。按之心下坚者，有物积聚于中，邪气痞塞，则脾气不运，脾气不运则阴阳清浊不分，所以下利之由也。急下之，宜大承气汤，所以去其痞塞，俾脾运而水谷二道判然各出，不相混杂，利自止矣。

按：下利脉迟而滑者，实也。迟本属寒，然兼滑则非寒。滑者大也，利也。其迟乃停滞阻格之象，而非迟而微细，为虚寒之象也。辨乎此，则虚实之义昭然矣。实邪在内，即不在心下，亦能窒碍正气，而使水谷阴阳不分。急下之，宜大承气汤，与前法无二义也。

按：下利脉单见滑，并不迟矣，则实邪在内，且无寒证之可疑矣。必当去其实邪，而下利乃可愈。宜大承气汤，亦前意也。

按：下利已瘥，至其年月日时复发者，脾病也，脾属信，故应时而至。以宿病实邪，下之仍未尽，故止而复作也。法仍当下之，宜大承气汤。盖为灼见虚实寒热之辨，方可毅然下之。恐审谛不明，误人性命，慎不可以仲景为口实可耳。（清·魏荔彤《金匮要略方论本义·卷中》）

【原文】

下利谵语者，有燥屎也，小承气汤主之。

小承气汤方

大黄四两　厚朴二两，炙　枳实大者，三枚，炙上三味，以水四升，煮取一升二合，去滓，分温二服。得利则止。

《千金翼》小承气汤　治大便不通，哕，数谵语。

方见上。

【何注及临床体会】

下利病，出现谵语，此为胃肠腑积热，燥屎内结，浊邪入肠腑与燥屎相结，出现下利，邪热扰及神明，故出现谵语。可兼见心腹胀满，舌红苔黄，脉滑等病证，方用小承气汤。笔者认为其方证为：大便干或大便数日一行，或热结旁流，呃逆，谵语，心腹胀满，舌红苔黄，脉滑。此为通因通用之法，以小承气汤通腑泄热。

【医家选注】

利而仍谵语，邪火不因利而息，则必有燥屎。盖燥屎不因下利而去也。后医见利则不复下，岂知燥屎之不能自出乎。（清·徐灵胎《伤寒类方·承气汤类六》）

《伤寒》厥阴篇中下利谵语，利而有燥屎，以通因通用，用小承气汤清利和中。此燥屎内结，大便不通，壅逆胃邪上行而哕数谵语，所以亦宜轻利和中，而涤热开结也。（清·沈宗明《张仲景金匮要略·卷十七》）

【原文】

下利便脓血者，桃花汤主之。

桃花汤方

赤石脂一斤，一半锉，一半筛末　干姜一两　粳米一升

上三味，以水七升，煮米令熟，去滓，温七合，内赤石脂末方寸匕，日三服。若一服愈，余勿服。

【何注及临床体会】

第一，若患者出现腹泻，便脓血方用桃花汤。在《备急千金要方》

中有桃花丸用以治疗腹中冷，脐下绞痛，故笔者认为桃花汤方证为：腹泻，腹痛，便脓血，脐下绞痛，舌淡苔白，脉沉迟。

第二，在《备急千金要方·卷十五·脾脏下》载为："大桃花汤治冷白滞痢，腹痛方。赤石脂、干姜、当归、龙骨、牡蛎各三两，附子二两，白术一升，甘草、芍药各一两，人参一两半。上十味㕮咀，以水一斗二升煮术，取九升，内诸药煮取二升，分三服。脓者，加厚朴三两；呕者，加橘皮三两。桃花丸治下冷，脐下搅痛方。赤石脂、干姜各十两。右二味，蜜丸如豌豆，服十丸，日三服，加至二十丸。"大桃花汤用以治疗冷痢腹痛，下利见白色黏液。故笔者认为大桃花汤的方证为：腹泻，见白色黏液，腹痛，舌淡苔白，脉缓或迟。桃花汤与桃花丸中均有赤石脂和干姜两味药，赤石脂用以治疗下利，具有涩大肠的作用，干姜温而走中，暖肠助赤石脂收涩止利。汤方中加粳米，既可护中，又可调节汤药口感。大桃花汤较桃花汤多加温阳收涩药物，既能止下利，又不阻邪外出。

第三，桃花汤方中赤石脂的煮法最宜深究，半斤与他药同煎，半斤于喝药前加入。

第四，治疗胃肠道疾病时，药物需要日三服，待大便成形可达到停药指征，此为中病即止。

表17-6　桃花汤与大桃花汤之比较

方剂	原文	药物组成	方证
桃花汤	下利便脓血者，桃花汤主之	赤石脂一斤，一半锉、一半筛末，干姜一两，粳米一升	腹泻，腹痛，便脓血，脐下绞痛，舌淡苔白，脉沉迟
大桃花汤	治冷白滞痢，腹痛方	赤石脂、干姜、当归、龙骨、牡蛎各三两，附子二两，白术一升，甘草、芍药各一两，人参一两半	腹泻，见白色黏液，腹痛，舌淡苔白，脉缓或迟

【医家选注】

此段见《伤寒·少阴》。久利不止，木郁血陷，寒湿腐败，风木摧剥，故便脓血。桃花汤，粳米补土而泻湿，干姜温中而驱寒，石脂敛肠而固脱也。（清·黄元御《金匮悬解·卷十三》）

此治湿寒内淫，脏气不固，脓血不止者之法。赤石脂理血固脱，干姜温胃驱寒，粳米安中益气。崔氏去粳米加黄连、当归，用治热利，乃桃花汤之变法也。（清·尤在泾《金匮要略心典·卷下》）

【原文】

热利重下者，白头翁汤主之。

白头翁汤方

白头翁二两　黄连、黄柏、秦皮各三两

上四味，以水七升，煮取二升，去滓，温服一升，不愈更服。

【何注及临床体会】

此方用以治疗热利，热利据考证为湿热利，方用白头翁汤。笔者认为白头翁汤，辨病当属腹泻，其方证为：腹泻，里急后重，腹痛，肛门灼热，舌红，苔黄腻，脉沉弦或滑数。其主证为：腹泻，里急后重。

《备急千金要方·卷十五·脾脏下》说："白头翁汤治赤滞下血，连月不差方。"此为湿热蕴阻大肠，热邪易结聚成毒，损伤肠络而下血，因气机阻塞不畅，腑气不通，肠络损伤，故出现下利脓血臭秽，以白头翁汤清热燥湿，凉血止利。白头翁清热凉血止下利，《新修本草·卷第十一》曰："白头翁味苦，温，无毒、有毒。主温疟狂易寒热，癥瘕积聚，瘿气，逐血，止痛，疗金疮，鼻衄。"黄连、黄柏清热燥湿，秦皮味苦寒，善清实热，《神农本草经·卷二·中经》说："秦皮味苦，微寒。主风寒湿痹，洗洗寒气，除热，目中青翳、白膜。"

【医家选注】

此承上条以明其治也。下利脓血，里急后重，积热已深，故以白头翁汤大苦大寒；寒能胜热，苦能燥湿，湿热去，下重自除矣。

程林曰：热利下重，则热迫于肠胃，非苦不足以坚下焦，非寒不足以除热，故加一"热"字，别以上之寒利。

尤怡曰：此证湿热下注，故用白头翁汤，苦以除湿，寒以胜热也。（清·吴谦《订正仲景全书金匮要略注·卷五》）

热则伤气，气虚下陷，故致后重，此见伤寒厥阴证，本方俱苦寒药，寒能胜热，苦以泄热，且厚肠胃。《经》云：肾欲坚，急食苦以坚之。以肾主二便故也。（清·李彣《金匮要略广注·卷下》）

【原文】

下利后更[1]烦，按之心下濡者，为虚烦也，栀子豉汤主之。

栀子豉汤方

栀子十四枚　香豉四合，绵裹

上二味，以水四升，先煮栀子得二升半，内豉，煮取一升半，去滓，分二服，温进一服，得吐则止。

【注释】

[1]更：调换，改变。

【何注及临床体会】

下利后出现烦躁，胃脘部（或腹部）按后不硬反软，此为虚烦，非为实证也，方用栀子豉汤。此为下利后余邪郁于胸膈，扰及心神，而致心中烦热。笔者认为其方证为：心中窒闷，虚烦不得眠，但头汗出。其中"胃脘部按之软"是栀子豉汤与别的经方的重要鉴别点。

方中栀子清心除烦，导心胸中热邪下行，淡豆豉具有除烦、宣发郁热的功效。淡豆豉为药食同源类药物，临床应用时可大剂量应用，笔者临床剂量为90～120g。此方吐后得止，以气机调畅，升降和调，则邪气得散，临床不一定非得见到服药后呕吐。

【医家选注】

已下利而更烦，似乎邪未尽解，然心下濡而不满，则为虚烦，与阳明误下，胃虚膈热之证颇同，故俱用涌法也。（清·喻嘉言《尚论

篇·卷之四下》)

更烦，言本有烦，不为利除，而转甚也。若按之心下硬为实，当下之。心下濡而烦者，因下利后胃中空虚，客气动膈，为虚烦也，与栀子豉汤以除虚烦。（清·程林《金匮要略直解·卷下》）

【原文】

下利清谷，里寒外热，汗出而厥者，通脉四逆汤主之。

通脉四逆汤方

附子大者一枚，生用　干姜三两　强人可四两　甘草二两，炙

上三味，以水三升，煮取一升二合，去滓，分温再服。

【何注及临床体会】

出现腹泻，下利清谷，大便中含有未消化的食物，阴寒内盛则水谷不化，阴盛格阳于外而身热、面赤、自汗等外热症状，汗出津液外泄，又阴寒内盛下利，阳气双重被伤而出现阴阳气不相顺接的厥逆表现，方用通脉四逆汤。笔者认为其方证为：手足厥冷（过肘、膝关节），下利清谷，面赤，自汗，脉沉迟。此方的厥逆为四肢冰冷过肘关节和膝关节，方中生附子回阳救逆，干姜三两温阳止下利，甘草缓生附子毒性，又能补气和中。此方为四逆汤变方，亦为回阳救逆而设，若遇平素体质较佳的患者，可用干姜四两，暖阳温中止利作用更强。

【医家选注】

下利清谷，里寒外热，手足厥逆，脉微欲绝，是少阴通脉四逆证。厥阴风木疏泄，故有汗出之证，亦宜通脉四逆，温脏寒而通经脉也。

此段见《伤寒·厥阴》。详阅《伤寒》"少阴""厥阴"二篇，此段之义乃明。（清·黄元御《金匮悬解·卷十三》）

下利清谷，即里寒也，外热者，阴盛格阳也，汗出而厥，则亡阳液脱矣。汤名通脉四逆者（四肢冷为四逆），以十二经脉行于周身，阴阳气各交接于手足指头，《经》云：阳阴气不相顺接，便为厥。厥者，手足逆冷是也。附子益阳散寒，干姜、炙甘草温中固脱，则厥温脉通，

利自止矣。(清·李彣《金匮要略广注·卷下》)

【原文】

下利肺（腹）痛，紫参汤主之。

紫参汤方

紫参半斤　甘草三两

上二味，以水五升，先煮紫参，取二升，内甘草，煮取一升半，分温三服。疑非仲景方。

【何注及临床体会】

腹泻伴随腹部疼痛，方用紫参汤；此条亦有医家认为下利伴随胸部的疼痛，笔者因此章论述呕吐哕下利，以下利出现腹痛为最佳解释。笔者认为其方证为：腹泻伴有腹痛。由于紫参、王孙、拳参以及蚤休四者因别名相重，难以鉴别，在《神农本草经·卷二·中经》中有载："紫参味苦，辛，寒。主心腹积聚，寒热邪气，通九窍，利大小便。一名牡蒙。生山谷。"据叶橘泉老先生文献考证，紫参，又名拳参，为蓼科拳参，具有清热解毒、止血止痛的作用，为治下利腹痛的要药。不同于治疗咳逆上气的紫菀，《神农本草经·卷二·中经》说："紫菀味苦，温。主咳逆上气，胸中寒热结气，去蛊毒痿蹷，安五脏。生山谷。"

此方应用时需注意紫参与甘草的比例，其比例为 8：3，且紫参先煎，取大剂量药物宜先煎之意。

【医家选注】

《本草》紫参，味苦辛寒，无毒，主心腹积聚，寒热邪气，通九窍，利大小便。《别录》云：疗肠胃大热。是此方所主之痢，亦热痢也。且《别录》又云：治肠中聚血。甄权云：散瘀血。据此诸说，当是治热在血分之痢。考仲景列病，皆取形体易见者言，无言某脏病、某腑病者，今此"肺痛"二字，不合全书通例；而下痢，本为通利，与《本经》利大便，义亦相乖。疑肺字当为肿字，草书肿字，脱去右旁下半，故误也。以此下痢，由血闭肿痛，正是不通合用利药，与热痢下重，用白头翁同义。《圣惠》以紫参治吐血不止，又或加阿胶于此方中，治吐血不止，皆此意也。岂吐血，亦必肺痛乎？必不然矣。《普济》五参丸，与《千金》并以沙参易紫参，治酒刺，刺亦瘀血所生，酒中湿热也，与此相参。

《吴普本草》紫参，一名牡蒙。陶注《本草》云：紫参，今方家呼为牡蒙，用者亦少，是梁时已鲜用之。（清·莫枚士《经方例释·经方例释上》）

赵氏曰：大肠与肺合，大抵肠中积聚，则肺气不行；肺有所积，大肠亦不固，二害互为病。大肠病而气塞于肺者，痛；肺有积者，亦痛。痛必通用，紫参通九窍，利大小肠，气通则痛愈，积去则利自止。喻氏曰：后人有疑此非仲景之方者，夫讵知肠胃有病，其所关全在肺气耶？程氏疑是腹痛，《本草》云：紫参治心腹积聚，寒热邪气。（清·尤在泾《金匮要略心典·卷下》）

【原文】

气利[1]，诃梨勒散主之。

诃梨勒散方

诃梨勒十枚，煨

上一味，为散，粥饮和[2]，顿服。疑非仲景方。

【注释】

[1] 气利：指下利滑脱，大便随矢气而排出。

[2] 粥饮和：用米粥之汤饮调和。

【何注及临床体会】

此为大便随矢气而出，为气陷滑肠，气不臭而泻下物不黏滞，方用诃梨勒散。诃梨勒即诃子也，《海药本草·木部卷第三》说："诃梨勒味酸、涩，温，无毒。主五膈气结，心腹虚痛，赤白诸痢，及呕吐，咳嗽，并宜使。其皮主嗽。肉炙，治眼涩痛。"说明诃子具有收涩止利的作用，适于无邪气的下利。诃子十枚研粉与粥同服，且一次顿服。

【医家选注】

寇宗奭曰：诃梨勒能涩便而又宽肠，涩能治利。宽肠能治气，故气利宜之。调以粥饮者，藉谷气以助肠胃也。

论曰：仲景治气利，用诃梨勒散，详其主治，不知其义。及后读《杜壬方》，言"气利里急后重"，始知诃梨勒用以调气。盖有形之伤，则便垢而后重；无形之伤，则气坠而后重。便肠垢得诸实，气下坠者得诸虚，故用诃梨勒温涩之剂也。唐贞观中，太宗苦气利，众医无效，金吾长张宝藏以牛乳煎荜茇进，服之立差。荜茇，温脾药也。刘禹锡《传信方》治气利，用矾石。矾石亦涩气药也，大都气利得之，虚寒下陷者多，其用温涩之药可见矣。（清·程林《金匮要略直解·卷下》）

气利，非前所云下利气也。上条肺气邪结而痛，此条肺气下脱而但利也。诃梨勒性涩，最能固气，故主之。（清·朱光被《金匮要略正义·卷下》）

【原文】

《外台》黄芩汤

治干呕下利。

黄芩、人参、干姜各三两　桂枝一两　大枣十二枚　半夏半升

上六味，以水七升，煮取三升，温分三服。

【何注及临床体会】

此方为《外台秘要》治疗上有干呕，下伴腹泻的方子。此为上有郁热而下焦肠腑阳气不足，黄芩善入上焦，清上焦气分郁热，半夏散结止呕化痰饮，大枣、人参补气和中，干姜善入中下焦，暖肠止利，桂枝通行一身阳气，温肠腑。

【医家选注】

前呕证中，既云干呕而利，主黄芩汤加半夏、生姜，以黄芩汤为太少合病主方，因呕而加姜、半也。然此症有属胃虚，而太少之邪在

中不得散者，故以黄芩、半、枣为主，而加人参、干姜以温中气。中气不运，邪无从出，又加桂枝以逐太少相合之邪，而不用甘、芍、生姜，谓既温补中气，不必更宣膈而和脾也。（清·徐彬《张仲景金匮要略论注·卷十七》）

木火炽盛，横格中焦，邪气上逆，则为干呕。通迫水谷下奔，则为下利。然木火上逆下逼，故用人参、大枣和养脾胃之气，半夏、干姜涤痰温中而止呕逆，以黄芩专清风化之热，桂枝宣和营卫而驱风也。（清·沈明宗《张仲景金匮要略·卷十七》）

疮痈肠痈浸淫病脉证并治第十八

【原文】

诸浮数脉，应当发热，而反洒淅[1]恶寒，若有痛处，当发其痛。

师曰：诸痈肿，欲知有脓无脓，以手掩肿上，热者为有脓，不热者为无脓。

肠痈之为病，其身甲错[2]，腹皮急，按之濡，如肿状，腹无积聚，身无热，脉数，此为腹内有痈脓，薏苡附子败酱散主之。

薏苡附子败酱散方

薏苡仁十分　附子二分　败酱五分

上三味，杵为末，取方寸匕，以水二升，煎减半，顿服。小便当下。

【注释】

［1］洒淅：形容如凉水洒淋身上一样，感到寒冷从脊背发出，不能自持。

［2］其身甲错：即肌肤甲错。

【何注及临床体会】

此三条论述痈脓，第一条为痈病，出现脉浮数，发热怕冷，有固定疼痛，此时应当用发散法。

第二条论述有脓无脓，古人以手掩盖在肿处，若肿处发热，此为有脓，若肿处不发热，此为脓未成。

第三条论述肠痈病，此病在肠腑，表现在患者全身症状为：肌肤出现甲错，腹皮拘急感，但以手按之发软，腹部无积聚，不发热，脉

象为数脉，此为腹内出现痈脓，方用薏苡附子败酱散。笔者临床体会到薏苡附子败酱散辨病当属肠痈病，

薏苡附子败酱散的方证为：肠痈，腹部软但疼痛，皮肤甲错，无发热，脉数。薏苡附子败酱散的主证为：肠痈，腹部软但疼痛，脉数。

表18-1　薏苡附子败酱散的"辨病-方证-主证"

辨病	方证	主证
肠痈病	肠痈，腹部软但疼痛，皮肤甲错，无发热，脉数	肠痈，腹部软但疼痛，脉数

肠痈位于腹内，此为热邪积聚于内，易化毒损伤肠络，气血瘀滞不畅，故内部出现瘀血，瘀血日久表现于外则肌肤甲错；气血瘀滞，无以荣养腹部筋脉，故出现拘急；因未出现积聚形成，故按之软；毒邪郁滞于局部，不表现为全身的发热；热邪郁滞，脉象为数脉。方中薏苡仁排脓消肿，附子量小，以助邪气外散而振奋机体阳气，败酱草清郁热排脓，《神农本草经·卷二·中经》说："败酱味苦，平。主暴热火创、赤气，疥瘙，疽痔，马鞍热气。"此方亦为煮散的方剂，服药后可出现小便多的药后反应。

【医家选注】

渊雷案：疮痈之发热恶寒，乃白血球停积死亡，化成脓汁时所引起之现象，古人辄以营卫阻遏为说，限于时代知识故也。疮痈初起，有解表法，又有托里酿脓法，皆可谓之"发"。然此条本意，在诊察而不在治法，《辨脉法》但云"蓄积有脓"，则不当凿说"发"字。

渊雷案：痈肿盖指躯表之炎症，当其发炎之初，大抵因化脓球菌之刺激继续不已，被刺激处之毛细血管引起充血，白血球亦自动渗出血管外，包围其刺激物，是为炎症。此时虽未成脓，然因充血红肿之故，按之固已热矣，此即《灵枢》所谓营卫壅遏而热者也。白血球既出血管，不得血液之营养，日久死亡，始成脓汁，脓乃白血球所腐成，非《灵枢》所谓"肉腐"。若肉腐，则是坏疽，而非痈肿矣。由是言

之，有脓无脓，未可以热不热为断，今举诸书辨脓法若干则如下：合观以上诸论，知辨脓法不可但凭热不热，更有软硬陷起，及痛不痛，色之变不变，皆须参合详审焉。

肠痈者，盲肠或阑尾，及其周围之炎症也。大肠自右腹角上行，其与小肠相接，乃不在大肠之端，而在大肠端向上二三寸之处，是为阑门；阑门以下一段大肠，形如短袋，是为盲肠（或称阑肠）；盲肠下又垂一试验管状之物，大如手指，是为阑尾。盲肠、阑尾，形皆如袋，故粪便及误吞之果核毛发等物入于其中，往往不能排出，引起发炎，若有化脓球菌，则成脓灶，是即所谓肠痈也。病者多属十五岁乃至二十五岁之少年，初起时，右肠骨窝突然作痛，发热在三十九至四十度之间，唯极重之酸痛，亦有不发热者，痛处肿大有硬块，亦有绵软而漫无定界者，唯少耳，右侧腹直肌挛急殊甚，病人仰卧时，常屈其右足，以自缓其痛，俗谓之"缩脚肠痈"。马克宇内氏（Mac–Burney）发明一压痛点，自脐至右腹角高骨引一直线，此线与右腹直肌边线相交之点，按之作剧痛，谓之"马克氏点"，于诊断上甚为重要。舌苔多垢腻而润，又常有呕吐便秘等胃肠证候。病之转归，约分类：其一，逐渐复原，约一星期而病状全退，唯甚易复发。其二，成局部脓肿，则肿痛日以扩大，全身症状亦日重，此即《金匮》本条之证，而薏苡附子败酱散所主也。唯溃脓处穿破时，有极大危险，或引起第三种转归之广泛性腹膜炎；或化脓菌入于血循环，而成败血病；或则血管被穿破；或引起门静脉炎，若是者多致命。其三，发广泛性腹膜炎，盲肠及阑尾穿破时，固易引起，亦有并不穿破而腹膜同时受病者，肠痈之死，多由于此。（陆渊雷《金匮要略今释·卷六》）

诸脉浮为在表，数为入府，浮数当发热也。发热者，热自里发于表也。脉浮数，反洒淅恶寒者，邪留于脉，卫气独行，营气不从，逆于肉理，郁而为痈，血乃不荣，营衰则恶寒也。痈者，邪阻营中，经络肌肉不胜，痈将发也。

脓者，血已溃也。阳气足，则肌肉温而成脓。阳气衰，则肌肉不温，不能成脓。今之疡医，以焮赤与不焮赤，分痛之易难，亦此理也。肿上热者易治，不热者难治。

此肠内痈，在下焦之上。其身甲错者，邪热在腑，腑为阳，阳盛则营气枯燥，皮肤不荣也。腹皮急者，腹大也。腹何以大，邪热熏于肠外，邪气抑正气不行，腹乃大也。腹无积聚者，所以辨腹大也。身无热，邪在肠内也。肠内之痈，由饮食及伤寒遗证，或妇人产后所致。（清·邹汉璜《金匮要略解·疮痈肠痈浸淫疮病脉证并治第十八》）

【原文】

肠痈者，少腹肿痞，按之即痛如淋，小便自调，时时发热，自汗出，复恶寒，其脉迟紧者，脓未成，可下之，当有血。脉洪数者，脓已成，不可下也，大黄牡丹汤主之。

大黄牡丹汤方

大黄四两　牡丹一两　桃仁五十个　瓜子半升　芒硝三合

上五味，以水六升，煮取一升，去滓，内芒硝，再煎沸，顿服之，有脓当下，如无脓，当下血。

【何注及临床体会】

此条论述肠痈成脓和未成脓。肠痈，出现少腹肿满硬痛，以手按压出现热痛，小便可正常，时有发热、汗出与恶寒，脉象迟紧，此为脓未成，可用下法，下后大便可带血。脉象洪数，热证在里，此为脓已成，不可用下法，方用大黄牡丹汤。笔者认为其方证为：肠痈脓已成（急性阑尾炎或慢性急发等），少腹部肿胀满，按之疼痛，发热恶寒，舌红苔黄，脉洪数。

表18-2　大黄牡丹汤的"辨病-方证-主证"

辨病	方证	主证
肠痈	肠痈脓已成（急性阑尾炎或慢性急发等），少腹部肿胀满，按之疼痛，发热恶寒，舌红苔黄，脉洪数	肠痈脓已成（急性阑尾炎或慢性急发等），少腹部肿胀满，按之疼痛

《备急千金要方·卷二十三·肠痈第二》云："治肠痈，大黄牡丹汤方。大黄四两，牡丹三两，桃仁五十枚，瓜子一升，芒硝二两。云：肠痈之病，少腹痞坚，或偏在膀胱左右，其色或白，坚大如掌，热，小便欲调，时白汗出。其脉迟坚者未成脓，可下之，当有血。脉数脓成，不复可下。《肘后》名瓜子汤。"孙思邈认为此方为肠痈专方，与仲景方的大黄牡丹汤相比，牡丹皮剂量由一两增至三两，瓜子由半升增至一升，以牡丹皮清热凉血而活血，瓜子排脓也。

笔者临床应用常将大黄牡丹汤和薏苡附子败酱散合用，方中芒硝应后下，但亦应煮至芒硝溶于药中，一次顿服，有脓可下脓，无脓者，大便可出现下血。

【医家选注】

此论肠痈之在肠间，而脉证所当审别也。曰肠痛者，其痛在肠，与肠痈之为病不同也。回肠在于脐下，故少腹肿痞。痛发于肠，故按之即痛，与在腹间之濡肿不同也。此因血为眚，故如淋。不在气分，故小便自调也。脐为阳，病在阳，故发热汗出；病在内而不在表，故时时发也。大肠所生病者，虚则寒栗不复，故复恶寒也。其脉迟紧者，脓未成，可下之，当有血。盖大肠多血，而血聚之为痈也。夫数脉主脐，血脉凝泣，故反数而为迟紧也。热胜则化血而成脓，故脉洪数，脓已成，不可下也，大黄牡丹汤主之。大黄涤肠中之热，丹皮清血分之病，故以二药为君主而命名也。佐桃仁以破血，瓜子以溃脓，芒硝消化结热，从肠内而出焉。盖用此以消肿破痈、行血清热，非泄剂也，故曰不可下，大黄牡丹汤主之。牡丹皮，本经主除癥坚、瘀血留舍肠胃、疗痈疮。盖牡丹色赤、性寒，乃血分之药，而牡者阳也，缘根而生，不从子长，阴中之阳，故主破阴血之结。瓜性寒凉，其子性热，亦阴之阳，故主腹内结聚，破溃脓血，为肠胃内痈之要药。（清·张志聪《金匮要略注·卷四》）

注曰：肿痈者，最苦在肿，不比肠痈之腹皮急，故即以肿名之。少腹痞者，内实而不濡也，按之即痛，有形之血为病故也。如淋者，血分热则不通快，血分病而气不病，故小便仍自调。然少腹虽主下焦，而不见膀胱与肾之证，正《内经》所谓开合不得，寒气从之，陷脉为瘘也。但彼肠痈，热毒留腹中，故身无热。此独时时发热者，乃阳经荣热，故潮热自汗，唯热结在下，外热内寒，故复恶寒。但脉迟紧，是血未尽败，脉未变热，故迟滞而紧敛。知其脓未成，可下其毒气，毒气已在血之近下者，故当有血。若脉洪数，则毒热之气，弥漫不收，是脓已成，必须从皮肉间，抉去有形之败浊，不可内消，故曰不可下。大黄牡丹汤，乃下方也。牡丹、桃仁泻其血络，大黄、芒硝下其结热，冬瓜子下气散热，善理阳明，而复其正气。然此方虽为下药，实内消药也，故稍有脓，则从下去，无脓，即下出血之已被毒者，而肿消矣。

（清·徐彬《金匮要略论注·张仲景金匮要略论注卷十八》）

【原文】

问曰：寸口脉浮微而涩，然当亡血，若汗出，设不汗者云何？

答曰：若身有疮，被刀斧所伤，亡血故也。

病金疮[1]，王不留行散主之。

王不留行散方

王不留行十分，八月八日采　蒴藋细叶[2]十分，七月七日采　桑东南根白皮，十分，三月三日采　甘草十八分　川椒三分，除目及闭口者[3]，去汗[4]　黄芩二分　干姜二分　芍药二分　厚朴二分

上九味，桑根皮以上三味，烧灰存性，勿令灰过，各别杵筛，合治之为散，服方寸匕，小疮即粉之[5]，大疮但服之。产后亦可服。如风寒，桑东根勿取之。前三物，皆阴干百日。

【注释】

[1]金疮：被刀斧等金属利器所伤。

[2]蒴藋细叶：分草本和木本两种，这里为草本，忍冬科蒴藋的全草或根，又名陆英。黄元御《长沙药解》论蒴藋："味酸微凉，入足厥阴肝经，行血通经，

消瘀化凝。《金匮要略》王不留行散用之治'病金疮'，以其行血而消瘀也。"

［3］除目及闭口者：目，指椒目，即川椒之仁；闭口，即川椒未炸开口者。椒目性凉，与川椒辛热散通之性相反，故去之。

［4］去汗：即去油。指川椒炒时油向外蒸出如汗，因油性黏腻，不利于辛散温通，故去之。

［5］粉之：粉为动词，粉敷之意。

【何注及临床体会】

此条论述金疮，金疮即为刀斧所伤的伤口。方用王不留行散；方中王不留行主金疮止血，《神农本草经·卷一·上经》云："王不留行味苦，平。主金创，止血逐痛，出刺，除风痹内寒。"蒴藋细叶通利血气，桑根白皮补合金疮，《证类本草·卷第十三》曰："味甘，寒，无毒。主伤中，五劳六极，羸瘦，崩中脉绝，补虚益气，去肺中水气，唾血热渴，水肿腹满胪胀，利水道，去寸白，可以缝金疮。"此三味药阴干烧灰存性，取其成灰止血也。黄芩、芍药清热而和血，川椒、干姜辛温通阳，厚朴行治滞气，甘草和中缓药性。小疮可外用，大疮需口服，产后亦可服之以行血利气。

此外，需注意古法加减，患者感风寒，去桑根白皮，因其甘寒之性。

【医家选注】

脉微气夺也，脉涩血夺也，故曰：法当亡血汗出也。设无亡血汗出等病，则必身有疮被刀斧所伤，亡血故也。

李彣曰：汗出亡阳，则脉微；亡血伤阴，则脉涩。微与涩皆阴脉也，设不汗而疮疡金疮，虽不亡阳而亡血，故亦见微涩之脉也，总是营卫虚衰之故。

此承上条以明其治也。金疮，谓刀斧所伤之疮也。亡血过多，经络血虚，风寒易得干之，故用王不留行散，一以止血出，一以防外邪也。小疮粉之，即外敷也。

徐彬曰：此乃概治金疮方也。盖王不留行，性苦平，能通利血脉，故反能止金疮血、逐痛；葶苈亦通利气血，尤善开痹；周身肌肉肺主之，桑根白皮最利肺气，东南根向阳，生气尤全，以复肌肉之主气，故以此三物，甚多为君。甘草解毒和荣，尤多为臣，椒、姜以养其胸中之阳，厚朴以疏其内结之气，芩、芍以清其阴分之热为佐。若有风寒，此属经络客邪，桑皮止利肺气，不能逐外邪，故勿取。（清·吴谦《订正仲景全书金匮要略注·卷五》）

金疮失血，温气外亡，乙木寒湿，必生风燥。王不留行散，甘草补中，厚朴行滞，椒、姜，暖血而扶阳，芩、芍，清肝而息风，葶苈细叶行瘀而化凝，桑根、王不留行，通经而止血也。（清·黄元御《金匮悬解·卷十九》）

【原文】

排脓散方

枳实十六枚　芍药六分　桔梗二分

上三味，杵为散，取鸡子黄一枚，以药散与鸡黄相等，揉和令相得，饮和服之，日一服。

排脓汤方

甘草二两　桔梗三两　生姜一两　大枣十枚

上四味，以水三升，煮取一升，温服五合，日再服。

【何注及临床体会】

排脓散用以治疗脓未成，笔者认为临床上亦可用于排痰。方中枳实破气除痞，芍药和血止痛，桔梗消痈排脓，三味药杵成散剂，和鸡子黄同用。

排脓汤由桔梗汤变化而成，以甘草解毒，桔梗排脓，加生姜、大枣调和营卫，此方偏于排肺痈。

【医家选注】

注曰：鸡子黄、芍药以和阴气，枳实合桔梗，以通达周身之气，则脓自行也。人知枳实能下内气，岂知合桔梗，则能利周身之气而排脓耶。

注曰：甘、桔以开提肺气，姜、枣以和中上焦之营卫，使内气通利，而脓不凝也。以上两方，乃为疮痈不能散者，概治之方，不独为肠痈、肿痈设也。（清·徐彬《金匮要略浅注·张仲景金匮要略论注卷十八》）

按：排脓散一方，为疮痈将成未成治理之法也。枳实为君，在开瘀破滞，佐芍药凉血息热，桔梗降气宽胸，济以鸡子黄滋阴消火邪之毒。火郁于内，应远苦寒，而又善具开解调济之用，诚良法也。

按：排脓汤一方，尤为缓治。盖上部胸喉之间欲成疮痈之机，即当急服也。甘草、桔梗即桔梗汤，已见用肺痈病中，加以生姜、大枣以固胃气，正盛而邪火斯易为解散也。疮痈未成者，服之则可开解；已成者，服之则可吐脓血而愈矣。（清·魏荔彤《金匮要略方论本义·卷中》）

【原文】

浸淫疮，从口流向四肢者可治；从四肢流来入口者不可治。

浸淫疮，黄连粉主之。方未见。

【何注及临床体会】

此条论述浸淫疮，浸淫，犹渐染也，类似于现代的湿疹类疾病。《素问·玉机真脏论》云："夏脉太过与不及，其病皆何如？岐伯曰：太过则令人身热而肤痛，为浸淫。"《诸病源候论·浸淫疮候》曰："小儿五脏有热，熏发皮肤，外为风湿所折，湿热相搏身体，其疮初出甚小，后有脓汁，浸淫渐大，故谓之浸淫疮也。"《金匮要略广注》记载："浸淫者，湿渍之状，脓水流处，即溃烂成疮，故名浸淫疮，是湿热蓄而发者。"浸淫疮发病，古籍文献多认为是外感暑热之邪或湿热内蕴。黄连入血分，能治心经热，故用以治疗由心经热引起的浸淫疮，笔者临床上运用黄连粉治疗浸淫疮，常用黄连粉或黄连颗粒剂，用量可为20～45g，外用即可，不可口服。

【医家选注】

湿热之毒，发于皮肤肌肉，其浸淫沿染，如淫佚之波靡者，故曰浸淫疮。四肢于人身，有边远之象，譬之妖魔小寇，不足为社稷之害，口为饮食之所从入，其象如粮饷要路，且阳明之经气，终于唇口，故从口流向四肢，而自内外散者，为可治，从四肢流来入口，而自外内犯者，为不可治。然言四肢与口，而内外可知，言浸淫疮，而诸病可知矣。

黄连粉方缺，或即黄连而独为粉耶？浸淫疮，为湿热流浸，而使营气缓散之症，黄连苦寒，而形性拘结，苦以燥湿，寒以清热，而形性拘结者，尤能坚其缓散之气，故主之。（清·高学山《高注金匮要略·疮痈肠痈浸淫病脉证治第十八》）

按：浸淫疮者，热邪而兼湿邪，客于皮肤，浸淫传染也。虽表分之病，而其人里分之湿热可知矣。则阳气必不旺，热则阴血必受亏，所以治瘵之间，亦必细审疮势衰盛开聚之故，而后可施医药之方。如浸淫疮，从口流向四肢者，热开而湿散也，可以清其热除其湿而治之。如先起四肢，渐上头面，及于里，是热湿二邪相混，上甚之极，热无能开而结，湿无能散而聚耳，所以决其不可治也。不可治者，难治之义，非当委之不治也。热之不能开者，徐开之，湿之不能散者，徐散之，想亦可治也。主之以黄连粉，想外敷之方耳，观王不留行散后云小疮即粉之可知也。盖用黄连一味，作粉以敷之耳。至所以除湿清热之义，又非漫用寒凉，亦非漫用辛燥也。先必明其里之虚实，再必辨其湿胜于热，或热胜于湿，然后于《伤寒论》及《金匮》诸篇检方而用之。仲景不出方，亦犹《伤寒论》中诸不出方之条，必有难于概言之者也。学者岂可一病必须古人为定一方，而尚言法仲景乎！（清·魏荔彤《金匮要略方论本义·卷中》）

跌蹶手指臂肿转筋阴狐疝蛔虫病脉证治第十九

【原文】

师曰：病跌蹶[1]，其人但能前，不能却，刺腨[2]入二寸，此太阳经伤也。

病人常以[3]手指臂肿动，此人身体瞤瞤者，藜芦甘草汤主之。

藜芦甘草汤方未见。

【注释】

[1]跌蹶：是一种足背僵直，行走不利，只能前行，不能后退的疾病。

[2]刺腨：《说文》："腨，腓肠也。"即指小腿肚，刺腨是指针刺小腿肚的穴位。

[3]常以：以，语气助词。常以，即时常的意思。

【何注及临床体会】

本条论述跌蹶病的病因及临床表现以及治疗。太阳经伤后，经气不行，筋脉不养则出现跌蹶病，表现为患者肢体不利，能行进而不能后退，此时需刺小腿肚的穴位，原文未明及应刺何处穴位，一般认为取承山穴，临床实践中具有良好的临床疗效。

病人时常出现手部和手臂的关节肿胀伴全身肌肉的震颤，方用藜芦甘草汤。笔者临床体会到藜芦甘草汤辨病当属跌蹶病或肌肉震颤，藜芦甘草汤的方证为：手臂关节肿痛，伴身体瞤动，全身乏力，动作迟缓，经常性只能前行，不能突然停止或后退，多见于现代帕金森脑病患者。藜芦甘草汤的主证是：手臂关节肿痛，伴身体瞤动，经常性只能前行，不能突然停止或后退。

表19-1　藜芦甘草汤的"辨病–方证–主证"

辨病	方证	主证
跌蹶病或肌肉震颤	手臂关节肿痛，伴身体瞤动，全身乏力，动作迟缓，经常性只能前行，不能突然停止或后退，多见于现代帕金森脑病患者	手臂关节肿痛，伴身体瞤动，经常性只能前行，不能突然停止或后退

藜芦甘草汤方未见，在《本草简要方·卷之三·草部》中说："主治引吐疯痫上脑，风涎，黄疸肿疾，蛊毒杀头虱，及误吞水蛭。（为末服）此为吐药之主。凡病在上焦属风痰须吐者宜用。藜芦甘草汤，藜芦甘草等分，水煎服。治痰入经络变为指臂肿动，身体瞤瞤不定，甘草之用，专在和胃。"笔者认为此方由藜芦和甘草两味药组成，藜芦主咳逆，泄利肠澼，此太阳经伤必夹痰，《神农本草经·卷三·下经》"藜芦味辛，寒。主蛊毒，咳逆，泄利肠澼，头疡疥瘙，恶创，杀诸蛊毒，去死肌。"甘草和中，笔者临床藜芦常用2～5g，甘草用量为6～15g。

【医家选注】

风寒客于足太阳之脉，故不能却。以足太阳之脉在腨，刺之出其风寒，则病愈矣。

手指臂肿动者，风也。身体瞤者，邪客于脉，脉不荣经也。风邪客于皮肤，则皮肤之气衰。皮肤之气衰，则津液不入隧道，凝聚于分肉之间而肿。风喜动，故手指臂动，身体瞤也。瞤者，掣也。藜芦除风，甘草补肌肤之气。（清·邹汉璜《金匮要略解·〈金匮〉跌蹶手指臂肿转筋阴狐疝蛔虫病脉证治第十九》）

《说文》曰："蹶，僵也；跌，足背也。"跌蹶，即痹厥之属，但能前不能却，形容其脚面拘急，行步不随之状也。然足跌属足阳明，不应取太阳穴。而《灵枢经》有曰："下气不足，则为痿厥心悗，取足外踝下留之。"亦太阳申脉穴也。今刺腨入二寸有误，按《明堂图》，腨上承山刺七分，飞阳刺三分当是。腨下二寸为跗阳穴，明堂止刺五分

以治微厥、风痹不仁，而跗阳又为阳跷之郄，刺之正所以治趺蹶，而使足跷捷也。（清·程林《金匮要略直解·卷下》）

【原文】

转筋[1]之为病，其人臂脚直，脉上下行[2]，微弦，转筋入腹[3]者，鸡屎白散主之。

鸡屎白散方

鸡屎白

上一味，为散，取方寸匕，以水六合，和，温服。

【注释】

[1] 转筋：俗称抽筋，是一种筋脉挛急的病证，多发生在四肢。

[2] 脉上下行：形容脉弦强直有力而无柔和之象。

[3] 转筋入腹：指筋脉挛急从两腿内侧牵引小腹。

【何注及临床体会】

第一，此条论述转筋，转筋出现上下肢强直，脉强直而弦，转筋多见下肢，因厥阴肝经循足入腹，病重者，可出现转筋之邪入腹，方用鸡屎白散。笔者认为其方证为：抽筋，抽筋范围可从下肢（脚挛急）到少腹，局部肌肉僵硬疼痛，脉弦。

表19-2　鸡屎白散的"辨病-方证-主证"

辨病	方证	主证
转筋或脚挛急	抽筋，抽筋范围可从下肢（脚挛急）到少腹，局部肌肉僵硬疼痛，脉弦	抽筋，抽筋范围可从下肢到少腹，脉弦

第二，方中仅鸡屎白一味药为散，入药时，取鸡屎中的白色部分，分离晒干或焙干，装入胶囊，一次 1～2g，日三服。

第三，甘草干姜汤和芍药甘草汤均可用以治疗脚挛急。甘草干姜汤的抽筋，出现在全身或局部，兼有怕风怕冷的临床症状，芍药甘草汤治疗的抽筋则无明显怕风怕冷症状，对比如下。

285

表19-3　甘草干姜汤、芍药甘草汤与鸡屎白散之比较

方剂	原文	药物组成	方证
甘草干姜汤	伤寒脉浮，自汗出，小便数，心烦，微恶寒，脚挛急，反与桂枝，欲攻其表，此误也，得之便厥。咽中干，烦躁，吐逆者，作甘草干姜汤与之，以复其阳	甘草四两，炙干姜二两	涎沫多，色多清稀，小便频，或小便失禁，不喜饮水，小腿抽筋，偏怕冷，舌淡红
芍药甘草汤	若厥愈足温者，更作芍药甘草汤与之，其脚即伸	白芍药、甘草各四两，炙	腿部抽筋，无明显怕冷，舌红
鸡屎白散	转筋之为病，其人臂脚直，脉上下行，微弦，转筋入腹者，鸡屎白散主之	鸡屎白	抽筋，抽筋范围可从下肢到少腹。为转筋的专方

【医家选注】

此木土不和，风邪而转筋也。风邪乘于脾胃，风湿相搏，以故表里皆病，若风湿盛于经表，则臂脚直。脉上下行而微弦，经谓诸暴强直，皆属于风，亦风淫末疾之义也。或中气虚而木邪内逆，直攻于脏，则转筋入腹，当以鸡屎白下气消积，去风安脾之治，非治臂脚直之方也。（清·沈明宗《张仲景金匮要略·卷十九》）

肝主筋，上应风气。肝病生风，则为转筋，其人臂脚直，脉上下行，微弦。《经》云：诸暴强直，皆属于风也。转筋入腹者，脾土虚而肝木乘之也。鸡为木畜，其屎反利脾气，故取治是病，且以类相求，则尤易入也。（清·尤在泾《金匮要略心典·卷下》）

【原文】

阴狐疝气[1]者，偏有小大，时时上下，蜘蛛散主之。

蜘蛛散方

蜘蛛十四枚，熬焦　桂枝半两

上二味为散，取八分一匕，饮和服，日再服，蜜丸亦可。

【注释】

[1] 阴狐疝气：俗称狐疝，谓疝气时上时下，如狐之出没不定，故名。

【何注及临床体会】

此条论述阴狐疝。阴狐疝，类似于今之腹股沟斜疝，疝入阴囊，忽大忽小，时上时下。卧时疝回复到腹部，于行走、直立、或腹部用力时疝入阴囊，轻者仅觉腹胀，重者可出现阴囊牵引少腹剧痛。此多由寒邪入腹而致，治疗方用蜘蛛散。蜘蛛主疝气，《本草经集注·虫兽三品·下品》说："蜘蛛微寒，主治大人小儿溃。"据考证此蜘蛛为袋蜘蛛，具有较好的治疗疝气作用，桂枝半两温阳化气，通行一身阳气。

蜘蛛散有 2 种剂型，可为散剂和蜜丸。

【医家选注】

外肾偏有小大，且上下不时，病情隐现靡常如此，有似阴狐，故名狐疝。治用蜘蛛散者，蜘蛛为物，暮现昼伏，与阴为类，且取其纲物之巧，可想见攻毒之神。然阴得阳则化，桂枝入阴出阳，能泄肝邪，用以为向导也。（清·朱光被《金匮要略正义·卷下》）

海藏：仲景疗阴狐疝气，有大小时时上下者，蜘蛛散主之。狐夜伏而昼见，以见疝处厥阴之分，即人之阴篡隐奥之所，昼下而夜上，故以狐疝名焉……雷公云凡使勿用五色者，兼大身上有刺毛生者并薄小者，以上皆不堪用。须用屋西南有纲，身小尻大，腹内有苍黄脓者，真也。凡用去头足了，研如膏，投药中用，此余之方法，若仲景炒焦用，全无功矣。（明·楼英《医学纲目·卷之十四肝胆部》）

【原文】

蛔虫之为病，令人吐涎，心痛，发作有时[1]。毒药不止，甘草粉蜜汤主之。

甘草粉蜜汤方

甘草二两　粉一两　蜜四两

上三味，以水三升，先煮甘草，取二升，去滓，内粉蜜，搅令和，煎如薄粥，温服一升，差即止。

【注释】

［1］发作有时：指蛔虫扰动则吐涎，腹痛发作，静伏则止。

【何注及临床体会】

此条论述蛔虫病，发病时口吐清水。《灵枢·口问》说："虫动则胃缓，胃缓则廉泉开，故涎下。"此心痛为少腹部的疼痛，蛔虫动则痛，静则止，此为蛔虫病的特点，故发作有时。数用杀虫药无效，改用甘草粉蜜汤。关于此方中的粉考证为梁米粉，因《外台秘要》《千金方》中的粉为梁米粉，《千金翼方》云："毒药不止解烦方，用甘草二两，梁米粉一升，蜜四两。"

后世医家多主张用铅粉，以铅粉可杀虫，且本方后有差（瘥）即止，即中病即止。蛔虫病用杀虫药不效，可改为甘草粉蜜汤，以甘缓安蛔也。

【医家选注】

按：蛔虫之病，仲景于《伤寒·厥阴病篇》已详言之，兹复叙于《金匮》中。问曰：病腹痛有虫，其脉何以别之？师曰：腹中痛，其脉当沉。沉者，气凝血滞，塞而不通之象，故痛也。若夫弦而反洪大，则非气血之为病矣，何也？弦见于沉中，或阴寒内结之象。如反洪大之弦，则于沉脉大相径庭矣，知有蛔虫，扰乱肠胃而作痛也。洪大者，热脉；而弦者，虫脉也。因热而蛔动，因蛔动而腹痛，此病之由来也。故蛔虫之为病，又必令人吐涎心痛，发作有时。虫之下行为腹痛，虫之上行为吐涎、心痛，其根皆出于胃虚蛔不安耳。毒药者，杀虫之药也。胃虚蛔动，以毒药杀之，虫必更动，所以不止。安其蛔而痛止矣，主之以甘草粉蜜汤。甘草、蜜以甘养胃，治其虚也。佐以粉者，取其体重，以镇蛔之也。煎如薄粥，温服，理胃安蛔之义晓然矣。此胃中虚而微热之治。（清·魏荔彤《金匮要略方论本义·卷中》）

《内经》曰：蛔动则胃缓，胃缓则廉泉开，故涎下，令人吐涎也。心痛者，人食则蛔闻食臭而上，令上脘气不安故痛，下入胃中又止，

故发作有时。（清·邹汉璜《金匮要略解·趺蹶手指臂肿转筋阴狐疝蛔虫病脉证治第十九》）

【原文】

蛔厥[1]者，当吐蛔，今病者静而复时烦，此为脏寒。蛔上入膈[2]，故烦。须臾复止，得食而呕，又烦者，蛔闻食复出，其人常自吐蛔。

蛔厥者，乌梅丸主之。

乌梅丸方

乌梅三百个　细辛六两　干姜十两　黄连一斤　当归四两　附子六两，炮　川椒四两，去汗　桂枝六两　人参、黄柏各六两

上十味，异捣筛，合治之，以苦酒渍乌梅一宿，去核蒸之，五升米下，饭熟，捣成泥，和药令相得，内臼中，与蜜杵二千下，丸如梧子大，先食，饮服十丸，三服，稍加至二十丸，禁生冷滑臭等食。

【注释】

[1] 蛔厥：指蛔虫病因腹痛剧烈而引起的四肢厥冷。

[2] 入膈：此处并非指胸膈，是指近胸膈的部位如上腹部的胆道等。

【何注及临床体会】

此条中乌梅丸为蛔厥而设。蛔厥者，因蛔虫扰动，腹痛剧烈而致手足厥冷。由于蛔虫病，使脏腑寒热错杂，蛔虫上扰胸膈，动则动，静则止；气机逆乱，手足冰冷，郁于胸膈中则烦躁；逆气动膈，出现呕吐，方用乌梅丸。笔者认为乌梅丸的方证为：脉弦，按之无力，脘腹胀满或痛，或胁痛，不欲饮食，肢冷，心中疼热，烦躁，上热（上半身热或胃热）下凉（下半身寒或肠寒），大便稀溏或干结，或蛔虫病。其主证为：蛔虫病和厥阴病。

乌梅丸，在《伤寒论》中记载用以治疗厥阴病："厥阴之为病，消渴，气上撞心，心中疼热，饥而不欲食，食则吐蛔，下之利不止。"非

为蛔虫病所设也。方中乌梅味酸安蛔止痛，黄连、黄柏清机体郁热，蜀椒、细辛、附子、干姜、桂枝温五脏，祛寒而安蛔，人参、当归补气养血，蛔虫病日久则气血不足，稍加补气养血之药缓治。

【医家选注】

脏厥者死，阳气绝也。蛔厥，虽厥而烦，吐蛔已则静，不若脏厥而躁无暂安时也。病人脏寒胃虚，蛔动上膈，闻食臭出，因而吐蛔，与乌梅丸，温脏安虫。（金·成无己《注解伤寒论·卷第六》）

经曰：病人有寒，胃中冷，必吐蛔，是蛔厥为脏寒也，与乌梅丸以温胃安蛔。蛔得酸则止，得苦则安，得甘则动于上，得辛则伏于下。禀至酸之味者乌梅，故用之以止蛔；禀冲和之气者人参，故用之以安胃；凡药之辛者能杀虫，蜀椒、干姜、细辛是也；药之苦者能安蛔，黄连、黄柏是也；当归入荣，桂枝走卫，同附子出入荣卫而温脏寒。（清·程林《金匮要略直解·卷下》）

妇人妊娠病脉证并治第二十

【原文】

妇人宿有癥病[1]，经断未及三月，而得漏下不止，胎动在脐上者，为癥痼害。妊娠六月动者，前三月经水利时，胎也。下血者，后断三月衃[2]也。所以血不止者，其癥不去故也，当下其癥，桂枝茯苓丸主之。

桂枝茯苓丸方

桂枝、茯苓、牡丹去心　桃仁去皮尖，熬　芍药各等分

上五味，末之，炼蜜和丸，如兔屎大，每日食前服一丸，不知，加至三丸。

【注释】

[1] 癥病：疾病名。指腹内有瘀阻积块的疾病。

[2] 衃：一般指色紫而暗的瘀血。

【何注及临床体会】

此条论述癥病及癥病漏下。妇女素有癥病病史，停经不到三个月，出现漏下不止，又觉得脐上有胎动，此非为妊娠，而为癥病。妊娠六个月出现胎动，且在妊娠前三个月月经正常，此为怀孕。前三个月下血不止，停经三个月出现下血有瘀块，月经漏下不止，此为腹内有癥痼，此时应用消癥法，方用桂枝茯苓丸。此方为妇人癥病专设，笔者认为桂枝茯苓丸方证为：妇人腹部有包块，下腹部抵压痛，或肌肤甲错，皮肤起屑，或舌暗，有瘀斑、冠脉重度狭窄的冠心病或心力衰竭的患者。

表20-1　桂枝茯苓丸的"辨病-方证-主证"

辨病	方证	主证
癥病	妇人腹部有包块，下腹部抵压痛，或肌肤甲错，皮肤起屑，或舌暗，有瘀斑、冠脉重度狭窄的冠心病或心力衰竭的患者	妇人腹部有包块，或肌肤甲错，皮肤起屑，或舌暗，有瘀斑、冠脉重度狭窄

方中桂枝、茯苓、牡丹皮、桃仁和芍药等量，桂枝、芍药通调血脉，牡丹皮、桃仁活血化瘀，茯苓淡渗利水而健脾。若患者出现舌质紫暗，可加大桃仁用量，加量至 30 ～ 50g，桃仁为药食同源类药物，可大剂量使用，在加量使用时应监测是否有黑便，此方亦为后世医家治疗妇人子宫肌瘤、卵巢囊肿、痛经的重要方剂。

【医家选注】

此申明六甲周而胎成也。经断未及三月者，居经六十日之有奇也。复得漏下不止者，此癥痼之为害。然胎已成，故虽漏于下，而胎动于上也。以下二章，论癥痼为病，虽下血而不损胎。此复申明胎成三月而后动也。上章以经断三月而漏下不止，然胎已成，故虽漏于下，而胎动于上也。此章以六月动者，以前三月，经水利时而成胎，胎虽成而血时下，至后三月，始断而胚，是以妊娠六月而胎始动。盖前三月，因下血而胎失其养也，前三月与后三月之血下不止者，以其癥不去故也，当下其癥，桂枝茯苓丸主之。夫癥者，阴血凝聚之癥也。血生于肾而主于心，用茯苓佐桂枝，行心气以下降；丹皮启阴气以上交；芍药行经络；桃仁破瘀坚。心肾交而瘀积行，下血止而胎自养矣。（清·张志聪《金匮要略注·卷四》）

妇人宿有癥痼之病，经断未及三月之久，而得漏下不止，胎动在脐上者，此为癥痼之害。盖癥痼不在子宫，所以受胎将及三月，胎气渐大，与癥痼相碍，此后经血被癥痼阻格，不得滋养胞宫，是以漏下不止。妊娠六月胎动者，前三月经水利时，之胎也。经漏下血者，后断经三月，之胚也。后断经三月，前经利三月，合为六月。其初漏下之血块，乃后断三月化胎之余血凝而成胚者也。所以此后之血不止者，无胎时窍髓空虚而莫阻，胎成血阻，而病漏下。此以其癥不去也，当下其癥。癥因土湿木郁而结，桂枝茯苓丸，桂枝、芍药，疏木而清风，丹皮、桃仁，破瘀而行血，茯苓泻水而渗湿，以渐而消磨之，此妊娠除癥之法也。（清·黄元御《金匮悬解·卷二十》）

【原文】

妇人怀娠六七月，脉弦发热，其胎愈胀，腹痛恶寒者，少腹如扇[1]，所以然者，子脏[2]开故也，当以附子汤温其脏。方未见。

【注释】

[1] 少腹如扇：扇，此处指风吹。该句形容少腹恶寒如同风吹状。

[2] 子脏：即子宫，又称胞宫。

【何注及临床体会】

妇人妊娠六七月时，出现脉弦发热，胎胀明显，腹部疼痛而身怕冷，少腹部或会阴部怕冷似有风吹，此为胞宫不能温煦而致，当用温法，方宜附子。附子汤在此书中未见，后世医家多认为是附子汤。

【医家选注】

妇人怀娠六七月，脉弦发热，似表证也；若其胎愈胀，腹痛恶寒，而无头痛身痛，则非表证也。少腹如扇状，其恶寒如扇风之侵袭也。所以然者，因其人阳虚子脏开，寒邪侵入，故用附子汤温子脏而逐寒，但方缺，文亦不纯，必有残缺。

程林曰：胎胀腹痛，亦令人发热恶寒。少腹如扇者，阴寒胜也。妊娠阴阳调和，则胎气安，今阳虚阴盛，不能约束胞胎，故子脏为之开也。附子汤用以温经。

李彣曰：按子脏即子宫也。脐下三寸为关元，关元左二寸为胞门，右二寸为子户，命门为女子系胞之处，非谓命门即子脏也。盖命门是穴名，在腰后两肾中，附脊骨之第十四椎之两旁。今经文明说少腹如扇者，子脏开，则子脏在少腹明矣。岂有在少腹者，而反谓其在脊后者乎？此误也。

尤怡曰：脉弦发热，有似表证，而乃身不痛而腹反痛，背不恶寒而腹反恶寒，甚至少腹阵阵作冷，若或扇之者，其所以然者，子脏开不能阖，而风冷之气乘之也。夫脏开风入，其阴内胜，则其脉弦为阴气，而发热且为格阳矣。胎胀者，热则消，寒则胀也。附子汤方未见，然温里散寒之意概可推矣。（清·吴谦《订正仲景全书金匮要略注·卷六》）

此土金气虚，不能助荫胞胎而受邪也。妊娠六七月，应当肺胃荫胎之际，而肺胃气虚，荫胎不暇，令其胞门之气亦虚，寒风袭入，相连肺胃，故见脉弦。邪郁表阳则发热，乘于脾胃则胎愈胀。深入胞宫则腹痛恶寒，冷气阵阵侵逼，为少腹如扇。因子脏阳虚不敛，玉门不闭，寒风袭入胞宫，所谓子脏开也，故用附子温起胞宫之阳，得暖则闭，而风冷自散，然方虽未见，但详附子为汤，必是驱寒补阳为主，顾名思义可也。（清·沈明宗《张仲景金匮要略·卷二十一》）

【原文】

师曰：妇人有漏下[1]者，有半产[2]后因续下血都不绝者，有妊娠下血者。假令妊娠腹中痛，为胞阻[3]，胶艾汤主之。

芎归胶艾汤方（一方加干姜一两。胡洽治妇人胞动无干姜）

芎劳、阿胶、甘草各二两　艾叶、当归各三两　芍药四两　干地黄四两

上七味，以水五升，清酒三升，合煮，取三升，去滓，内胶，令消尽，温服一升，日三服，不差更作。

【注释】

[1] 漏下：指妇女经血非时而下，淋沥不断如漏。

[2] 半产：即小产。

[3] 胞阻：指妊娠下血伴腹痛的病证。

【何注及临床体会】

此条论述三种下血的不同表现，有因漏下而下血，有小产后连续

下血不止，有妊娠后出现下血者。妊娠后出现腹中疼痛，此为胞阻，方用胶艾汤。胶艾汤为妇人漏下、胞阻第一方，笔者认为其方证为：月经淋沥不尽，腹痛，偏怕冷，面色淡白或萎黄，舌淡，脉细。

表20-2　胶艾汤的"辨病-方证-主证"

辨病	方证	主证
漏下	月经淋沥不尽，腹痛，偏怕冷，面色淡白或萎黄，舌淡，脉细	月经淋沥不尽，腹痛，偏怕冷

此由冲任不足，无以荣养胞宫所致。方中干地黄四两止血补虚，《备急千金要方·卷二·妇人方上》说："治妊娠血下不止，名曰漏胞，血尽子死方。干地黄，捣末。以三指撮酒服，不过三服。又方：生地黄汁一升，以清酒四合，煮三四沸。顿服之，不止顿服。"由此可知，干地黄和生地黄汁均可用以治疗下血不止，可用于止血。方中芍药四两以和血，使血止而不滞，川芎为血中气药，止血而不滞，当归为止漏下要药，《神农本草经·卷二·中经》云："当归味甘，温。主咳逆上气，温疟、寒热，洗在皮肤中（《大观本》，"洗"音"癣"），妇人漏下绝子，诸恶创疡、金创。"艾叶温经止血，阿胶止血，仲景时期应该是用黄明胶，前文炙甘草汤中已有论述，此不再赘述。阿胶偏于应用于漏下止血，《本草经集注·虫兽三品·上品》载为："阿胶味甘、平、微温，无毒。主治心腹内崩，劳极洒洒如疟状，腰腹痛，四肢酸疼，女子下血，安胎。丈夫少腹痛，虚劳羸瘦，阴气不足，脚酸不能久立，养肝气。久服轻身，益气。一名傅致胶。生东平郡，煮牛皮作之。（出东阿。恶大黄，得火良）"甘草和中健脾不致使滋腻。

方中清酒必不可少，在《千金方》中，清酒与生地黄为重要的止血对药。在《备急千金要方·妇人四》中说："治妇人漏血崩中，鲍鱼汤方。鲍鱼、当归各三两，切。阿胶炙，四两，艾如鸡子大，三枚上四味，以酒三升、水二升合煮，取二升五合，去滓，纳胶烊令尽。一服八合，日三服。"故笔者在临床中应用胶艾汤时常嘱患者加鲍鱼

2～3个，这个就是来源于孙思邈《备急千金要方》的经验。

【医家选注】

五六月堕胎者，谓之半产；妇人有漏下下血之疾，至五六月堕胎，而下血不绝者，此癥痼之害也；若无癥痼，下血唯腹中痛者，为胞阻。胞阻者，胞中气血不和，而阻其化育也，故用芎归胶艾汤，温和其血，血和而胎育也。

漏下者，妊娠经来，脉经，以阳不足，谓之激经也。半产者，以四五月堕胎，堕胎必伤其血海，血因续下不绝也。若妊娠下血腹中痛，为胞阻，则用胶艾汤以治。

巢源云：漏胞者，谓妊娠数月而经水时下。此由冲脉任脉虚，不能约制太阳少阴之经血故也。冲任之脉，为经脉之海，皆起于胞内。手太阳，小肠脉也；手少阴，心脉也，是二经为表里。上为乳汁，下为月水，有娠之人，经水所以断者，壅之以养胎，而蓄之为乳汁。冲在气虚，则胞内泄漏，不能制其经血，故月水时下，亦名胞阻。漏血尽则人毙也。（日·丹波元简《金匮玉函要略辑义·卷五》）

渊雷案：此条言胶艾汤治非月经性之子宫出血也。此种出血，不因妊娠者，即为漏下，其起于妊娠中者，或因半产而下血不绝，或胎不损伤，但腹痛下血，即为胞阻。苟其证偏于虚者，胶艾汤悉主之。唯此条次于妊娠篇中，故说者以胞阻为主，他二证为宾矣。胞阻之名，实无深意，注家多从阻字望文凿说，不知阻塞者不当下血，且《脉经》作"胞漏"，《巢源》名"漏胞"，其义颇觉允惬。子宫出血之原因甚多，或由炎症，或由癌肿，或由精神刺激，用方者旧法但视其外证，今能索其原因，则大有助于择方之当否也。（陆渊雷《金匮要略今释·卷七》）

【原文】

妇人怀娠，腹中疞痛，当归芍药散主之。

当归芍药散方

当归三两　芍药一斤　茯苓四两　白术四两　泽泻半斤　芎劳半斤，一作三两

上六味，杵为散，取方寸匕，酒和，日三服。

妇人腹中诸疾痛，当归芍药散主之。

当归芍药散

方见前妊娠中。

【注释】

（1）疗痛：指腹中急痛。

【何注及临床体会】

第一，妇人妊娠，出现腹部拘急绞痛，方用当归芍药散；在妇人第三篇中，用以治疗各种腹痛。笔者认为当归芍药散的方证为：妇人腹中拘急绵绵而痛，喜温喜按，舌淡暗，苔白腻。

第二，此方用以治疗血水互病，血不利则为水，故方中重用芍药一斤以利水、除血痹。临床运用当归芍药汤时，必须重剂芍药，芍药至少用48g，若芍药量少，则为当归芍药散去芍药也，则疗效锐减或无效。

第三，方中当归助芍药补血利水，川芎行血中滞气，茯苓、白术健脾除湿，泽泻淡渗利水。此方为散剂，做成汤剂亦有效，散剂时应遵照仲景原意，与米酒和服。

第四，笔者临床应用时常把此方与桂枝茯苓丸合用，为治疗痛经的专方。

【医家选注】

按：再有妇人妊娠腹中疗痛，血气虚阻，如上条所言，而证初见者也，主以当归芍药散。归、芍以生血，芎劳以行血，茯苓、泽泻渗湿利便，白术固中补气。方与胶艾汤同义，以酒和代干姜，无非温经补气，使行阻滞之血也，血流通而痛不作，胎斯安矣。（清·魏荔彤《金匮要略方论本义·卷下》）

胎成气滞，湿土贼于风木，则腹中疠痛。当归芍药散，芎、归、芍药，润肝而行瘀，苓、泽、白术，泻湿而燥土也。（清·黄元御《金匮悬解·卷二十》）

> 运用当归芍药散（汤）时，芍药至少用 48g，若芍药量少，则为当归芍药散去芍药也，会疗效锐减或无效。
>
> ——何庆勇 2010

【原文】

妊娠呕吐不止，干姜人参半夏丸主之。

干姜人参半夏丸方

干姜、人参各一两　半夏二两

上三味，末之，以生姜汁糊为丸，如梧子大，饮服十丸，日三服。

【何注及临床体会】

妊娠出现轻度呕吐为正常的孕期反应，若呕吐不止，此为妊娠恶阻，由孕期时冲气过盛，上逆至胃气而呕，方用干姜人参半夏丸。笔者认为此方为妊娠呕吐不止的专方，笔者认为其方证为：妊娠期呕吐不止（妊娠恶阻）。此方中干姜温中散寒，人参扶正补虚，半夏和生姜汁降气止呕。此方偏温，故用以治疗胃阳不足，寒饮内停的严重呕吐。

此外，干姜人参半夏丸最好是遵循医圣仲景本意用丸剂，最好不用汤剂。

【医家选注】

此为妊娠之呕吐不止，而出其方也。半夏得人参，不唯不碍胎，且能固胎。（清·陈修园《金匮要略浅注·卷九》）

胎元蚀气，中气自虚，中虚则湿浊易阻，故呕吐为妊娠之常。但至不止，则中气颠覆，胎何得安。爰用人参以扶植中气，姜、半以除

呕逆，且用姜汁糊丸以缓图之。盖辛温荡涤，恐动胎脏，病气孔急，止合承之以缓也。（清·朱光被《金匮要略正义·卷下》）

【原文】

妊娠小便难，饮食如故，归母苦参丸主之。

当归贝母苦参丸方（男子加滑石半两）

当归、贝母、苦参各四两

上三味，末之，炼蜜丸如小豆大，饮服三丸，加至十丸。

【何注及临床体会】

妊娠后期，出现小便困难，下肢水肿，饮食同往常一般，可用当归贝母苦参丸。此病不在中焦，而在下焦。以方测证，此由妊娠血虚热郁，下焦湿热蕴结，致使小便不利。笔者认为当归贝母苦参丸的主要方证为：小便淋沥不尽，有尿等待。

后世医家有认为妊娠小便难应为大便难，由方后男子加滑石半两可知此处确为妊娠小便难，方中当归、贝母、苦参三味药等量，临床应用时，笔者改为汤剂，后患者诉服药时味道极苦，难以下咽，故笔者将苦参减量，剂量为 9 ～ 10g。此亦为仲景剂型为丸剂的原因，改为汤剂亦有效。

在方后的丸剂服用时，开始饮服三丸，后加至十丸，此为据效果调整用药剂量，临床亦应注意。

茯苓戎盐汤亦为治疗小便不利的方剂，对比如下（表20-3）。

表20-3　当归贝母苦参丸与茯苓戎盐汤之比较

方剂	原文	药物组成	方证
当归贝母苦参丸	妊娠小便难，饮食如故，归母苦参丸主之	当归、贝母、苦参各四两	小便淋沥不尽，有尿等待
茯苓戎盐汤	小便不利，蒲灰散主之，滑石白鱼散、茯苓戎盐汤并主之	茯苓半斤，白术二两，戎盐弹丸大，一枚	小便不顺畅，每次小便量少，或伴心悸

【医家选注】

小便难而上焦无热，则下焦水道不利，不由浮阳吸引可知，饮食如故，则心下又无水气，当见妇人淋带多者，湿痰必少，见湿痰上泛，淋带即少，则此证要由血虚生热，湿痰下注成淋，阻塞水道所致，贝母本去痰之品，亦主淋涩，此即湿痰与淋带随发异名之确证，方用当归贝母苦参丸，当归补血，苦参泄热，此为妊娠大法，而主要则全在贝母一味，为其去淋涩之瘀塞而小便始通也，所以用丸不用汤者，则以湿浊黏滞非一过之水所能排决也。（清·曹颖甫《金匮发微·妇人妊娠病脉证并治第二十》）

妇人便难，必无气以化，当归辛润，能致津液通气，此妊娠者所宜；贝母主淋沥；苦参主逐水。三味相须，为君一臣二之奇剂。（清·程林《金匮要略直解·卷下》）

【原文】

妊娠有水气，身重，小便不利，洒淅恶寒，起则头眩，葵子茯苓散主之。

葵子茯苓散方

葵子一斤　茯苓三两

上二味，杵为散，饮服方寸匕，日三服，小便利则愈。

【何注及临床体会】

第一，此条论述妊娠水气病，即后世的子肿。怀孕后期出现水肿，身体沉重，小便不利，坐起后出现头晕，方用葵子茯苓散。笔者认为其方证为：水肿，全身沉重，小便少，偏怕热，动则头晕，多见于怀孕期。此由胎气影响膀胱气化，水湿停聚。水胜则出现身肿，膀胱气化不利而见小便不利，洒淅恶寒据考证为：是形容起于体表毫毛的寒栗，水气郁于体表，阳气闭郁则见体表的寒栗。葵子性味甘寒，治五癃，利小便；《神农本草经·卷一·上经》云："姑活味甘，温。主大风邪气，湿痹寒痛。久服，轻身、益寿、耐老。"此处头晕为起则头眩，表现为动则头晕。

第二，若患者出现严重水肿，临床上可以加榆白皮5～20g。见于《备急千金要方·卷二·妇人上》："治妊娠小便不利方。葵子一升，榆白皮一把，切。上二味，以水五升，煮五沸。服一升，日三。又方葵子、茯苓各一两。上二味，末之。以水服方寸匕，日三，小便利则止。"此方原为散剂，改为汤剂亦可，服药后应观察其药后反应，以小便利为度。

第三，苓桂术甘汤及泽泻汤均可用以治疗头晕，鉴别如下。

表20-4　葵子茯苓散、苓桂术甘汤、真武汤与泽泻汤之比较

方剂	原文	药物组成	方证
葵子茯苓散	妊娠有水气，身重，小便不利，洒淅恶寒，起则头眩，葵子茯苓散主之	葵子一斤，茯苓三两	水肿，全身沉重，小便少，偏怕热，动则头晕，多见于怀孕期
苓桂术甘汤	伤寒若吐、若下后，心下逆满，气上冲胸，起则头眩，脉沉紧，发汗则动经，身为振振摇者，茯苓桂枝白术甘草汤主之	茯苓四两，桂枝、白术各三两，甘草二两	动则头晕（头晕与体位变换有关），动则心悸，气上冲胸，胸满、心悸、短气，面色黧黑或有水斑，苔水滑（欲滴）
真武汤	太阳病发汗，汗出不解，其人仍发热，心下悸，头眩，身𥆧动，振振欲擗地者，真武汤主之	茯苓、芍药、生姜各三两，白术二两，附子一枚，炮，去皮，破八片	面色㿠白，精神萎靡，目眩，心悸，身𥆧动，振振欲擗地，舌淡或舌淡胖，苔白
泽泻汤	心下有支饮，其人苦冒眩，泽泻汤主之	泽泻五两，白术二两	舌体肥大异常，头晕，呈持续性，头晕与体位无关，大便素溏，苔水滑或白腻，脉弦沉

【医家选注】

妊娠外有水气则浮肿，洒淅恶寒，水盛贮于肌肤，故身重；内有水气，则小便不利，水盛阻遏阳气上升，故起即头眩也。用葵子茯苓者，是专以通窍利水为主也。（清·吴谦《订正仲景全书金匮要略

注·卷六》)

此胎压卫气不利致水也。五六月,胎壅脾胃之气不运;七八月,手太阴气逆;九十月,膀胱三焦气郁,皆可致水。此因三焦气郁,决渎无权,聚水泛溢,故为水气身重,小便不利。然三焦气郁于内,而不达于外,皮毛失护,则洒渐恶寒。胎居于下,火逆于上,木火通气,而起动身躯,则扰动火气上摇,则头眩。然不畏其水,但畏小便不利,虽非阳虚致水,亦当开郁泻水为主。故以葵子滑利诸窍,使通三焦之气,茯苓渗水下行,而宣膀胱之郁,俾下焦通则上焦气转,小便利而肿自退,但葵子滑胎而不忌者,乃有病则病当之,功在利水宣壅,而不滑胎矣。(清·沈明宗《张仲景金匮要略·卷二十一》)

【原文】

妇人妊娠,宜常服当归散主之。

当归散方

当归、黄芩、芍药、芎藭各一斤　白术半斤

上五味,杵为散,酒饮服方寸匕,日再服。妊娠常服即易产,胎无苦疾,产后百病悉主之。

【何注及临床体会】

妇人妊娠养胎或保胎,可常常服用当归散,现代医家可用于治疗胎漏、胎动不安等证。当归散清热养血,妇人怀娠,因孕妇肝血常苦不足,易生燥热,并随着胎儿不断增长,致肝脾气机升降不利,易生郁热,郁热与湿浊相合即为湿热。妊娠期肝脾失调,致血虚、燥热、湿浊是孕妇的基本生理与病理现象。胎动不安多湿热,以当归、芍药益肝血、补冲任养胎元,川芎活血理气,白术健脾益气清湿浊,黄芩清化湿热而安胎。自古以来,白术、黄芩为安胎要药,此方为散剂,仲景主张将散剂与米酒和服。

【医家选注】

妊娠之后,最虑湿热伤动胎气,故于芎、归、芍药养血之中,用白术除湿，黄芩除热。丹溪称黄芩、白术为安胎之圣药。夫芩、术非能安胎者，去其湿热而胎自安耳。（清·尤在泾《金匮要略心典·卷下》）

妊娠若元气不实，发热倦怠，或胎动不安，用当归散。因气恼加枳壳，胸膈痞闷再加苏梗，或作痛加柴胡……治产后气血虚，恶露内停，憎寒发热，宜服此去之。（明·薛立斋《女科撮要·卷下》）

【原文】

妊娠养胎，白术散主之。

白术散方见《外台》。

白术四分　芎䓖四分　蜀椒四分，去汗　牡蛎二分

上四味，杵为散，酒服一钱匕，日三服，夜一服。但苦痛，加芍药；心下毒痛，倍加芎䓖；心烦吐痛，不能食饮，加细辛一两，半夏大者二十枚，服之后更以醋浆水服之；若呕，以醋浆水服之复不解者，小麦汁服之；已后渴者，大麦粥服之。病虽愈，服之勿置。

【何注及临床体会】

此条与上条的当归散均为养胎、保胎的方剂。白术散适于脾虚寒湿的孕妇，若孕期孕妇平素身体较好，则不必服用过多保胎药。若孕妇见胎动不安或漏红，则需应用药物保胎。白术散可与当归散二方合用，临床上可用于备孕求子患者；方中白术健脾除湿，川芎理气，川椒温中散寒，牡蛎收敛固涩。

此外，需注意古法加减，若患者出现腹部疼痛，需加芍药止痛，芍药用量可为 15～48g；若出现心下的疼痛，此为气滞在胸脘，故倍用川芎；若出现心烦呕吐，不能吃饭，可加细辛 3～9g，清半夏或法半夏 10～20g；出现呕吐，服用醋浆水仍未缓解，可用小麦汁，呕吐好转出现口渴，应服用大麦粥。

【医家选注】

四味，本草皆谓能去血而养胎。何也？盖血聚而后成胎，少遇邪则所聚之血，时宿而不运，反类瘀恶，必生新开陈，然后胎可养也。养胎不唯在血，而胎系于肾，养之又在于胃，所以补其肾、调其胃，补肾、固其精也。调胃和其中也，用术调胃，蜀椒开痹，痹开则阳精至；牡蛎治崩，崩止则阴精固；川芎下入血海，运动胎气，破旧生新，或阴血不利，肝木为害，在内抑屈而痛者，泻以芍药之酸通其阴。设冲逆而痛者，则欲以芎劳之辛温，宣通其阳，或夹瘀恶之气，上逆于胃而患吐，烦不能食者，用细辛温中，去痰下气；半夏治心下急痛，和胃进食，止吐逆，若呕而不止者，由肝木不务德，舍己而忘，用小麦饮，养其本气以安之。又且平胃下气止烦，一举两得，大麦主消渴益气调中，故中气不足而渴者用之。（清·周扬俊《金匮玉函经二注·卷二十》）

养胎者，胎无病而调养之，不使其损堕也。凡胎始于肾，天一生水也；长于脾胃，坤厚载物也；保于肝经，蓄血养胎也；系于命门，少火生气也。白术补脾胃以培土，牡蛎涩精气以壮水，蜀椒温脾胃而补命门，使火土相生，芎劳养肝气以资精血，使癸乙同归一治，是真能养胎者矣。腹痛加芍药，安脾经而通壅也。心痛加芎劳，舒肝气而行滞也。心烦吐痛，不能食饮，加细辛散水逆以去内寒，加半夏转枢机以散逆气也。呕服酸浆水，味酸敛液入肝经也。小麦解呕，入心经以安火（《经》云诸逆冲上皆属于火）。大麦解渴，入心养胃，使生血以润津液也。服之勿置，指全方而言。

李玮西曰：前当归散有黄芩，胎热者宜之；此白术散有蜀椒，胎寒者宜之。是皆可为养胎常服之剂。（清·李彣《金匮要略广注·卷下》）

妇人产后病脉证治第二十一

【原文】

问曰：新产妇人有三病，一者病痉，二者病郁冒[1]，三者大便难，何谓也？师曰：新产血虚，多汗出，喜中风[2]，故令病痉；亡血复汗，寒多，故令郁冒；亡津液，胃燥[3]，故大便难。

产妇郁冒，其脉微弱，不能食，大便反坚，但头汗出。所以然者，血虚而厥，厥而必冒，冒家[4]欲解，必大汗出[5]。以血虚下厥，孤阳上出[6]，故头汗出。所以产妇喜汗出者，亡阴血虚，阳气独盛，故当汗出，阴阳乃复。大便坚，呕不能食，小柴胡汤主之。方见呕吐中。

【注释】

[1]郁冒：郁，郁闷不舒；冒，头昏目不明如有物冒蔽。即头昏眼花，郁闷不舒。

[2]喜中风：指容易感受风邪。

[3]胃燥："胃"泛指胃与肠，由于津液耗伤，胃肠失濡而致燥结成实。

[4]冒家：指经常郁冒的人。

[5]大汗出：相对"头汗出"的局部症状而言，指周身汗出津津，有阴阳相和之意，并非大汗淋漓之意。

[6]孤阳上出：指阳气独盛而上逆。

【何注及临床体会】

此条论述妇人新产后出现的三病及其病因。新产后三病为痉病、郁冒和大便难，此为新产后血不足，亡血失精，气血不足所致。痉病，产后失血，津液耗伤，无以荣养筋脉，再加产后易感邪，风邪乘虚而入，化燥伤津而致抽搐。

与此书第二篇中的痉病类似，方可用栝楼桂枝汤或葛根汤；郁冒多由产后感寒邪，寒邪伤阳气，易闭郁阳气而不使外达，故可出现机体气机上逆于清阳而出现头昏眼花，寒多者可选用当归生姜羊肉汤等；大便难则为产后伤津，胃肠失于濡润而致，可适时选用小承气汤、大承气汤、麻子仁丸等方。

产妇产后出现郁冒，脉象微弱，胃口较差，大便干，仅头部汗出，此由产后血不足、气机不畅无以荣养手足血脉，故出现手足厥逆，因气机不畅，气机上逆则头部如有物覆盖，此时用汗法可使疾病缓解；血虚阳气不足，加被邪气侵袭，手足出现厥冷，阳气上浮则头汗出。产妇失血较多，津液损伤，阴不养阳，则阳气浮于外，此时需用汗法达到阴阳平和。若郁冒伴见大便干燥，呕吐不能饮食，方用小柴胡汤，以小柴胡汤疏利全身气机达到阴平阳秘。笔者认为小柴胡汤的方证为：呕吐，发热，或往来寒热，胸胁苦满，嘿嘿不欲饮食，心烦喜呕，口苦，咽干，目眩，脉弦。余不再赘述，上文已述。

【医家选注】

妇人伤寒中风，六经传变，治例与男子同法。唯经水适来适断，热入血室，与夫胎前产后，崩漏带下，则治有殊也。妇人经行之际，当血弱气尽之时，邪气因入血室，与正气相将，则经为之断，血为之结也。血结则邪正分争，往来寒热，休作有时，与小柴胡解表里，而散血室之邪热。（清·程林《金匮要略直解·卷下》）

痉，筋病也。血虚汗出，筋脉失养，风入而益其劲也。郁冒，神病也。亡阴血虚，阳气遂厥，而寒复郁之，则头眩而目瞀也。大便难者，液病也。胃藏津液而渗灌诸阳，亡津液胃燥，则大肠失其润而便难也。三者不同，其为亡血伤津则一，故皆为产后所有之病。

郁冒虽有客邪，而其本则为里虚，故其脉微弱也。呕不能食，大便反坚，但头汗出，津气上行而不下逮之象。所以然者，亡阴血虚，孤阳上厥，而津气从之也。厥者必冒，冒家欲解，必大汗出者，阴阳乍离，故厥而冒，及阴阳复通，汗乃大出而解也。产妇新虚，不宜多汗，而此反喜汗出者，血去阴虚，阳受邪气而独盛。汗出则邪去，阳弱而后与阴相和，所谓损阳而就阴是也。小柴胡主之者，以邪气不可不散，而正虚不可不顾，唯此法为能解散客邪，而和利阴阳耳。

（清·尤在泾《金匮要略心典·卷下》）

【原文】

病解能食，七八日更发热者，此为胃实，大承气汤主之。方见痉中。

产后七八日，无太阳证，少腹坚痛，此恶露[1]不尽，不大便，烦躁发热，切脉微实，再倍发热，日晡时烦躁者，不食，食则谵语，至夜即愈，宜大承气汤主之。热在里，结在膀胱[2]也。方见痉病中。

【注释】

[1]恶露：指分娩后阴道流出的余血浊液。

[2]膀胱：这里泛指下焦。

【何注及临床体会】

此条为郁冒之变病，郁冒病服用小柴胡汤后气机得利，胃气恢复则饮食尚可，此为疾病将愈，然七八天后出现了发热，此为未尽之余邪与胃肠中燥屎相搏结而成，出现腹满、大便干燥和发热，此发热与外邪不相干，为里热盛，此时已转为胃家实的病证，方用大承气汤。

产后七八日，未出现太阳表证，见少腹坚硬疼痛，此时考虑是否为产后恶露未净，大便未行，若兼见产妇烦躁发热，脉象微中见实，此为病在里而为实证；若发热日晡时较重，伴见烦躁，不欲饮食，食后出现谵语，夜中病情减轻，此为胃热里实证也，方用大承气汤，此为热盛在里，邪结在下焦。以大承气汤涤热通腑下邪，则邪去病安。大承气汤辨病当属便秘，大承气汤的方证为：大便干或大便数日一行，或热结旁流，胸满口噤，卧不着席，齘齿，腹满，手足微微汗出。

表21-1　大承气汤的"辨病–方证–主证"

辨病	方证	主证
便秘	大便干或大便数日一行，或热结旁流，胸满口噤，卧不着席，齘齿，腹满，手足微微汗出	大便干或大便数日一行，或热结旁流，腹满，手足微微汗出

【医家选注】

承上文，郁冒病已解。言解不言差，是病虽大减，仍未尽差也。其呕不能食，今已能食，食则谷气增热，渐从燥化，至七八日，经气来复，已满一周之期，余邪不为辟易，而更发热者，发热而无头痛恶寒，则病不在表。此由燥气内蒸，其大便坚已变为胃实。实在气，虽燥屎未成，腹不满痛，亦宜大承气汤下之。（苏世屏《金匮要略原文真义·卷四》）

得小柴胡既病解矣，而阴液尚未复也。胃气虽开，大便必犹燥坚，故至七八日更见发热。其因能食而为食复可知，胃实宜下，大承气即锄强扶弱之方也。（清·朱光被《金匮要略正义·卷下》）

【原文】

产后腹中疞痛，当归生姜羊肉汤主之，并治腹中寒疝，虚劳不足。

当归生姜羊肉汤方见寒疝中。

【何注及临床体会】

此条论述产后血虚引起的腹痛。此由产后血虚，阳气不足所致的虚寒腹痛，方用当归生姜羊肉汤以温养，此方亦可治疗腹部虚劳不足引起的里虚寒类型的寒疝。笔者临床体会如下。

（1）笔者认为当归生姜羊肉汤的方证为：腹痛或寒疝，腹部怕风怕冷，易疲劳，乏力，舌淡苔白，脉沉迟，多见于产后。

表21-2　当归生姜羊肉汤的"辨病-方证-主证"

辨病	方证	主证
腹痛或寒疝	腹痛或寒疝，腹部怕风怕冷，易疲劳，乏力，舌淡苔白，脉沉迟，多见于产后	腹痛或寒疝，腹部怕风怕冷，舌淡苔白

（2）此方为药食同源类方，可作为药膳长期服用，临床若见到虚寒类型的痛经亦可应用，且为较好的温养药膳。

（3）《备急千金要方·卷三·妇人方中》云："羊肉汤治产后虚羸，喘乏，自汗出，腹中绞痛方。肥羊肉，去脂三斤，当归一两（姚氏用葱白），桂心二两，甘草二两，芎䓖三两（《子母秘录》作豉一升），芍药（《子母秘录》作葱白）、生姜各四两，干地黄五两。上八味，㕮咀，以水一斗半先煮肉，取七升，去肉，纳余药，煮取三升，去滓，分三服，不瘥重作（《翼方》有葱白一斤。《子母秘录》有胸中微热加黄芩、麦门冬各一两，头痛加石膏一两，中风加防风一两，大便不利加大黄一两，小便难加葵子一两，上气咳逆加五味子一两）。"此方羊肉汤亦可用于产后虚羸腹痛，方中较《金匮要略》方多桂枝、甘草、川芎、芍药、干地黄五药，桂枝、甘草辛甘养阳，芍药、地黄酸甘化阴，川芎理气，此方补益作用较当归生姜羊肉汤好。

《备急千金要方·卷三·妇人方中》亦载有羊肉当归汤如下："羊肉当归汤治产后腹中心下切痛，不能食，往来寒热，中风乏气力方。羊肉三斤，当归、黄芩（《肘后》用黄芪）、芎䓖、防风（《肘后》用人参）、甘草各二两，芍药三两，生姜四两。上八味，㕮咀，以水一斗二升，先煮肉熟，减半，纳余药，取三升，去滓，分三服，日三。（胡洽以黄芪代黄芩，白术代芍药，名大羊肉汤。《子母秘录》以桂心代防风，加大枣十七枚良）"现将三方对比如下（表21-3）。

表21-3　当归生姜羊肉汤、羊肉汤与羊肉当归汤之比较

方剂	原文	药物组成	方证
当归生姜羊肉汤	产后腹中疠痛，当归生姜羊肉汤主之，并治腹中寒疝，虚劳不足	当归三两，生姜五两，羊肉一斤	腹痛或寒疝，腹部怕风怕冷，易疲劳，乏力，舌淡苔白，脉沉迟，多见于产后
羊肉汤	治产后虚羸，喘乏，自汗出，腹中绞痛方	肥羊肉，去脂三斤，当归一两，姚氏用葱白、桂心二两，甘草二两，芎劳三两（《子母秘录》作豉一升），芍药（《子母秘录》作葱白）、生姜各四两，干地黄五两	产后乏力、气喘，汗出，腹痛
羊肉当归汤	治产后腹中心下切痛，不能食，往来寒热，中风乏气力方	羊肉三斤，当归、黄芩（《肘后》用黄芪）、芎劳、防风（《肘后》用人参）、甘草各二两，芍药三两，生姜四两	产后腹中疼痛，纳差，往来寒热，乏力

【医家选注】

产后腹痛，乃去血过多，虚寒证也。当归养血，生姜散寒，羊肉补虚。《经》所谓精不足者，补之以味，故并治虚劳不足之病。治寒疝者，疝从寒生，三味皆温养气血之药也。（清·李彣《金匮要略广注·卷下》）

产后阳亡土湿，血虚木燥，湿土遏陷，风木不达，郁迫击冲，则病腹痛。当归生姜羊肉汤，当归滋风木而润燥，生姜、羊肉，温肝脾而行郁，治腹痛血枯之良法，亦寒疝虚劳之善方也。（清·黄元御《金匮悬解·卷二十一》）

【原文】

产后腹痛，烦满不得卧，枳实芍药散主之。

枳实芍药散方

枳实烧令黑，勿太过　芍药等分

上二味，杵为散，服方寸匕，日三服。并主痈脓，以麦粥下之。

【何注及临床体会】

此条论述产后气滞血瘀引起的腹部疼痛，气机郁滞则化热易生烦躁，此病属实，痛势较剧，故不得卧，方用枳实芍药散。笔者认为枳实芍药散的方证为：妇人腹痛，胸腹部胀满，严重时不得卧，多见产后。主证为：腹部胀满疼痛。方中枳实行血中滞气，芍药和血止痛，气血宣通，则腹痛烦满可除。此方杵为散，以大米粥送服，和其胃气。

【医家选注】

产后腹痛，不烦不满，里虚也；今腹痛，烦满不得卧，里实也。气结血凝而痛，故用枳实破气结，芍药调腹痛。枳实炒令黑者，盖因产妇气不实也。并主痈脓，亦因血为气凝，久而腐化者也。佐以麦粥，恐伤产妇之胃也。（清·吴谦《订正仲景全书金匮要略注·卷六》）

产后腹痛有三，一为虚寒之痛，上节所谓痛痛是也，一为蓄血之痛，后节枳实芍药散治之有意者是也，一为胃实血不流行之证，即此烦满不得卧者是也，血少而不能交会于心则烦，胃气顿滞则满，胃不和则胀满而不得卧，方用芍药以通血分之瘀，枳实以导胃之滞，并用大麦粥，以调养肝脾，但使血分通调中气疏畅，烦满自止，烦满止然后营卫调适，卧寐坦然矣。（曹颖甫《金匮发微·妇人产后病脉证治第二十一》）

【原文】

师曰：产妇腹痛，法当以枳实芍药散，假令不愈者，此为腹中有干血着脐下，宜下瘀血汤主之。亦主经水不利。

下瘀血汤方

大黄二两　桃仁二十枚　䗪虫二十枚，熬，去足上三味，末之，炼蜜合为四丸，以酒一升，煎一丸，取八合，顿服之。新血[1]下如豚肝。

【注释】

[1] 新血：新下之瘀血。

【何注及临床体会】

此条亦为治疗腹痛的方剂，枳实芍药散用后，疾病未缓解，可知病情较重。因瘀血在腹，阻滞胞宫血脉，故腹部疼痛剧烈，方用下瘀血汤。笔者认为其方证为：腹部疼痛，多以刺痛为主，烦满，口干燥而渴，舌暗，有瘀斑瘀点，舌下络脉迂曲；或月经数月不行或闭经。主证为：腹部刺痛或月经不行，口干燥而渴，舌暗，有瘀斑瘀点。方中大黄荡涤瘀血，桃仁活血化瘀，因其润性，可活血养血；䗪虫破血散结逐瘀，三药以蜜为丸，以米酒煮丸，此亦为煮散的一种，服后可能有瘀血而出。

【医家选注】

注曰：此言产妇腹痛，果是脾虚气阻，枳实芍药散逐恶气、敛正气，绝无不愈。有不愈，即不可责虚，必是有瘀血。然产后之血，不能瘀于上，故曰脐下。既有瘀血，即当专攻血，不得复扭虚寒二字，掣肘其药力。故直以大黄、桃仁、虻虫峻攻之，谓病去即是补耳。唯专去瘀血，故亦主经水不利，既曰新血，又曰如豚肝，骤结之血也。（清·徐彬《金匮要略论注·张仲景金匮要略论注卷二十一》）

此论有干血而致经气之不通者，又宜下瘀血汤主之。用大黄以通泄，桃仁以破瘀。䗪虫虫逢申日则过街，故又名过街，女子生于申。䗪虫虫感阴气而生，阴中主生动者也，能行女子之气，故主通经络之瘀。夫瘀血去而经始通，经气通而病始去，此通经去瘀之剂，故又主经水之不通也。（清·张志聪《金匮要略注·卷四》）

【原文】

产后风，续之数十日不解，头微痛，恶寒，时时有热，心下闷, 干呕汗出。虽久, 阳旦证[1]续在耳, 可与阳旦汤。即桂枝汤方, 见下利中。

【注释】

[1] 阳旦证: 指太阳中风表证, 指桂枝汤证。成无己云: "阳旦, 桂枝之别名也。"

【何注及临床体会】

第一, 此条论述产后中风经久不愈。产后气血不足, 易感风邪, 可致出现太阳中风表证。数十日仍见头痛、怕冷、时有发热汗出、心下闷而干呕, 此为产后正虚, 风邪外袭, 正气不得外出, 故病程迁延日久不愈, 方用桂枝汤祛风解表、调和营卫。笔者认为桂枝汤的方证为: 发热, 怕风怕冷, 有汗, 头痛, 颈项僵硬, 舌淡或脉浮, 沉取不足; 或产后头痛、怕风、怕冷等。主证为: 发热汗出、恶风头痛, 舌淡。

第二, 此阳旦证为桂枝汤证, 后世医家对阳旦汤有不同说法, 徐彬、尤在泾认为阳旦汤为桂枝汤加黄芩, 魏荔彤认为阳旦汤为桂枝汤加附子, 多数医家认为阳旦汤为桂枝汤。此方后述此为阳旦汤证, 据前列诸证可知此方为桂枝汤。方中桂枝、芍药通阳和营, 甘草和中, 生姜、大枣健脾和中。

第三, 此条论述阳旦证用阳旦汤, 开创了方证辨证的依据。

【医家选注】

产后多汗中风, 致成痉病者常也, 然亦有平日津液不甚虚, 故但病风而不成痉者。数十日不解, 即下文头痛恶寒, 及有热汗出等候, 阳旦之本症也, 心下闷干呕, 胃气虚塞痞塞之应, 阳旦之兼症也, 言虽隔数十日之久, 风因尚在, 仍可与阳旦汤, 名义解见《伤寒论》。但有心下闷, 及干呕之兼症, 当于原汤加姜半为合, 曰可与阳旦, 以文例推之, 其减半之轻剂, 以薄发之耶? 观于数十日不解, 犹与此汤, 则初续风, 及续风而病痉者, 俱不外此汤可见矣。(清·高学山《高注金匮要略·妇人产后病脉证治第二十一》)

渊雷案:《伤寒论·太阳上篇》"证象阳旦"条，本非仲景语，成注谓阳旦桂枝之别名，与《金匮》本条林亿原注同，《外台·伤寒中风门》引《古今录验》阳旦汤，即桂枝汤加黄芩二两，注云"《千金》同"，今本《千金·伤寒发汗汤门》阳旦汤条下，但云"桂枝汤主之"，不出方，则阳旦仍是桂枝汤耳，别有阴旦汤，即桂枝汤加干姜黄芩。本条不云桂枝而云"阳旦"，又云"续之"，又云"心下闷"，皆非仲景辞气，余故谓《金匮》妇人诸篇，非《伤寒杂病论》之文也。(陆渊雷《金匮要略今释·卷七》)

【原文】

产后中风发热，面正赤，喘而头痛，竹叶汤主之。

竹叶汤方

竹叶一把　葛根三两　防风、桔梗、桂枝、人参、甘草各一两　附子一枚，炮　大枣十五枚　生姜五两

上十味，以水一斗，煮取二升半，分温三服，温覆使汗出。颈项强，用大附子一枚，破之如豆大，煎药扬去沫。呕者加半夏半升，洗。

【何注及临床体会】

此条论述产后中风发热阳虚的表现及治疗。产后气血津液亏虚易感外邪，风邪乘虚而入，病邪在表则出现头痛发热，气机郁滞、阳气上浮则气喘而面赤，方用竹叶汤。方中竹叶清热除烦《本草经集注·草木中品·竹叶》说:"味苦，平、大寒，无毒。主治咳逆上气。溢筋急，恶疡，杀小虫。除烦热，风痉，喉痹，呕逆。"葛根升阳生津，桂枝通阳化气，桔梗开提气机;人参、甘草、生姜、大枣补气和中，调和营卫;附子温阳，此方清郁热散风邪，温阳化气。笔者关于竹叶汤体会如下。

(1)笔者认为竹叶汤的方证为:发热、面红，气喘、头痛，舌淡苔白，脉浮而迟，多见于妇人产后。其主证为:发热、气喘、头痛。

（2）方中竹叶一把，因竹叶质轻，临床应用时可达 5 ～ 8g，葛根三两重用生津除热，笔者常用 30g 以上；生姜五两，为方中剂量最多，性味辛、微温，主温阳逆气，剂量可用 30 ～ 50g。

（3）此方需注意服药反应，以温覆取汗为宜。

（4）此方古法加减，出现颈项僵硬，可用大附子一枚以温阳舒筋，笔者临床上常常加大葛根用量以生津舒筋，剂量可为 90 ～ 120g。附子需注意应先煎，附子建议先煎半小时到一小时，可口尝是否麻嘴，若出现麻嘴需再煎半小时。呕吐严重的患者需加半夏 9 ～ 15g 以散结止呕逆。

【医家选注】

"产后中风"之下，当有"病痉者"之三字，始与方合。若无此三字，则人参、附子施之于中风发热可乎？而又以竹叶命名者，何所谓也？且方内有"颈项强用大附子"之文，本篇有证无方，则可知必有脱简。

产后汗多，表虚而中风邪病痉者，主之竹叶汤，发散太阳、阳明两经风邪。用竹叶为君者，以发热，面正赤，有热也；用人参为臣者，以产后而喘，不足也；颈项强急，风邪之甚，故佐附子；呕者气逆，故加半夏也。

程林曰：产后血虚多汗出，喜中风，故令病痉，今证中未至背反张，而发热面赤头痛，亦风痉之渐也。（清·吴谦《订正仲景全书金匮要略注·卷六》）

此生姜甘草汤加桂以御寒，附以温经，竹、葛以除热，防、桔以宣郁也。生姜甘草汤本治唾沫、咽燥不渴，是主肺寒液少者，此方加此六味，为风逼卫气化热之治，则知此所主，盖肺素虚寒而风壅化热之症，若误用麻黄汤，则立败。此又以桂枝去芍药汤为本，而加参、附以助气，竹、葛、防、桔以平逆而散邪也。桂枝、甘草视原方加减大半，则生姜五两，当除一两五钱，为桂枝汤之所本有，余三两五钱，当合葛根三两，为发散之用。与奔豚汤生干葛五钱，生姜四两同法，所以然者，奔豚至腹痛，邪入已深，而尚有气上冲心症，则邪犹连表，与此症面赤，为表邪被抑同义，义同故法同也。

葛根汤亦葛、姜同用，推此而防、桔当自为类。防治头痛中风，桔治胸胁痛如刺，皆升散之药也。甄权桔梗治肺热气促，大明朱肱皆云下气，与侯氏黑散防十分，桔八分略同，以彼症四肢烦重，心中恶寒，为表邪乘里虚之候，而产后亦里虚，中风亦表邪，故所以防其乘者如此，葛升姜平，防升桔平，一阴一阳之义。参、附自为一类，与续命同法。独膝竹叶一味，为治喘之用，所以得主方名。《本经》竹叶，洽咳逆上气，故移以治喘。此头痛，当是液少空痛，于头项强之由于急者近，故同用附子欤。头风磨散本用附子。（清·莫枚士《经方例释·经方例释上》）

【原文】

妇人乳中[1]虚，烦乱[2]呕逆，安中益气，竹皮大丸主之。

竹皮大丸方

生竹茹二分　石膏二分　桂枝一分　甘草七分　白薇一分

上五味，末之，枣肉和丸，弹子大，以饮服一丸，日三夜二服。有热者，倍白薇；烦喘者，加柏实一分。

【注释】

[1]乳中：乳，《脉经》作产。乳中谓在草蓐之中，亦即产后。

[2]烦乱：心烦意乱。

【何注及临床体会】

笔者临床体会如下：

第一，此条论述妇人产后虚烦呕逆。妇人产后血虚，哺乳期乳汁又为精血所化，精血不足加重。阴血不足，则生虚热，热扰心神则烦乱；气随血脱，气机郁滞于胃脘部则出现呕逆，故用竹皮大丸清热除烦止呕，补中益气。方中竹茹清热除烦止呕，为妇科要药，《神农本草经疏·卷十三·木部中品》说："竹茹虽与竹叶同本，然竹茹得土气多，故味带甘，气微寒无毒。入足阳明经。经曰：诸呕吐酸，皆属于热。阳明有热则为呕哕，温气寒热，亦邪客阳明所致。甘寒解阳明之热，则邪气退而呕哕！止矣。甘寒又能凉血清热，故主吐血崩中，及女劳复也。"石膏清热除烦，白薇善清血分虚热，桂枝用量较少，既可制约本方寒凉之性，又可与甘草辛甘化阳，助中气健运；甘草、大枣健脾和中补虚。

第二，笔者认为竹皮大丸的方证为：气短，乏力，烦乱呕逆，多见于产后哺乳期。其主证为：产后烦乱呕逆。

第三，本方为丸剂，以枣肉和丸，增强补中和胃之性。产后气血津液不足，应补中而护中气。此方改为汤剂亦有效。

第四，此方服用方法在仲景原文记载为：日三夜二服。服药次数较多，临床若疾病较重，亦可增加服药次数，一日 4 ～ 5 次。

第五，在煎服法后要注意古法加减，若虚热较重，需加大白薇用量，白薇用量可为 6 ～ 10g；出现烦喘，加柏子仁 3 ～ 15g 以安神、补益心脾。

第六，竹叶石膏汤亦可治疗发热虚烦，鉴别如下：

表21-4　竹皮大丸与竹叶石膏汤之比较

方剂	原文	药物组成	方证
竹皮大丸	妇人乳中虚，烦乱呕逆，安中益气，竹皮大丸主之	生竹茹二分，石膏二分，桂枝一分，甘草七分，白薇一分	气短，乏力，烦乱呕逆，多见于产后哺乳期
竹叶石膏汤	伤寒解后，虚羸少气，气逆欲吐，竹叶石膏汤主之	竹叶二把，石膏一斤，半夏半升，洗，麦门冬一升，去心，人参二两，甘草二两，炙，粳米半升	虚弱消瘦，气短，心烦，口渴，干呕

【医家选注】

此即前条阳明证变而方亦变也。妇人乳者，谓妇人乳闭而不通也。产后受邪，中气虚而风邪传入于胃，邪正抑郁，故乳闭而不通。风必夹木上冲于心，所以烦乱，乘胃则呕逆也。故以竹茹、甘草、石膏，甘凉和解风邪乘胃之热，桂枝和营卫而驱风，白微甘寒，能驱血海之风，使从外出，俾邪去则烦乱呕逆止，而胃气宣行，乳闭亦通，正不补而自补，故为安中益气。有热者，乃阴分热盛浮于肌表，当倍白薇，昔贤谓其能去浮热，喘加柏实，清心宁肺，而制风木之盛也。（清·沈明宗《张仲景金匮要略·卷二十二》）

中虚证不可用石膏，烦乱证不可用桂枝。而此方以甘草七分配众药六分，又以枣而为丸，仍以一丸饮下，可想见其立方之微，用药之难，审虚实之不易也。仍饮服者，尤虑夫虚虚之祸耳。用是方者亦当深省。有热倍白薇。烦喘加柏实。（明·武之望《济阴纲目·卷之十三》）

【原文】

产后下利虚极，白头翁加甘草阿胶汤主之。

白头翁加甘草阿胶汤方

白头翁二两　黄连、柏皮、秦皮各三两　甘草二两　阿胶二两

上六味，以水七升，煮取二升半，内胶，令消尽，分温三服。

【何注及临床体会】

本方治疗产后腹泻。产后阴血不足，又兼下利，阴伤更重，故曰虚极。白头翁汤为治疗热利的重要方剂，以方测证，患者亦应具有白头翁汤的临床表现，大便多以便脓血，里急后重为主。因妇人产后诸不足，故病证属虚实夹杂，遂以白头翁汤清热止利，加甘草和中补虚，阿胶养阴。笔者认为其方证为：腹泻，里急后重，腹痛，肛门灼热，严重疲劳虚惫，舌红，苔黄腻，脉沉弦或滑数。主证为：腹泻，里急后重，严重疲劳虚惫。与白头翁汤鉴别如下（表21-5）。

表21-5　白头翁汤与白头翁加甘草阿胶汤之比较

方剂	原文	药物组成	方证
白头翁汤	热利重下者，白头翁汤主之	白头翁二两，黄连、黄柏、秦皮各三两	腹泻，里急后重，腹痛，肛门灼热，舌红，苔黄腻，脉沉弦或滑数
白头翁加甘草阿胶汤	产后下利虚极，白头翁加甘草阿胶汤主之	白头翁二两，黄连、柏皮、秦皮各三两，甘草二两，阿胶二两	腹泻，里急后重，腹痛，肛门灼热，严重疲劳虚惫，舌红，苔黄腻，脉沉弦或滑数

【医家选注】

产后亡血，加以下利，阴气自是虚极，故必借苦味坚阴以固其脱，此白头翁汤为要药也。然气过于寒，恐故伤中，加甘草以和中气也。味过于苦，又虑燥阴，加阿胶以濡阴血也。盖产后虚极，不得不如此调剂耳。（清·朱光被《金匮要略正义·卷下》）

产后阳衰土湿，木郁生热，风木疏泄，而病下利。亡血之后，复苦泄利，虚惫极矣。宜白头翁汤清其湿热，加甘草以培中气，阿胶以滋风木也。（清·黄元御《金匮悬解·卷二十一》）

【原文】

《千金》三物黄芩汤

治妇人在草蓐，自发露得风，四肢苦烦热，头痛者，与小柴胡汤。头不痛，但烦者，此汤主之。

黄芩一两　苦参二两　干地黄四两

上三味，以水八升，煮取二升，温服一升，多吐下虫。

【何注及临床体会】

此方用以治疗妇人产后遇外感，本伤阴血和精血，后又外感风邪，风邪入里化热出现四肢烦热的表现。若患者出现头痛，此为气机郁滞，上逆清阳，可用小柴胡汤疏利气机，若仅四肢烦热，方用三物黄芩汤。

笔者以为此方病机为风邪入里化热伤血，黄芩、苦参、生地黄均可入血分清热。黄芩，《本草述钩元·卷七·山草部》云："黄芩阳中阴也，除皮肤间风热风湿，产后养阴退阳。"妇人产后，津血大伤，外邪乘虚而入，人体正气交争，易化热伤入血分，以少量黄芩清化热，则阴分得养。苦参味苦气寒，《本草述钩元·卷七·山草部》记载为："寒以除血分之热，疗心腹结气积聚，小腹积热苦痛。"笔者认为此方为治疗手足心烦热专方之一，三物黄芩汤的方证为：四肢烦热，严重时必须脚底踩冰冷物体，如地板，多不伴头痛。此方需注意黄芩、苦参、生地黄三药之间比例为1：2：4，需与小柴胡汤鉴别如下（表21-6）。

表21-6　小柴胡汤与三物黄芩汤之比较

方剂	原文	药物组成	方证
小柴胡汤	伤寒五六日中风，往来寒热，胸胁苦满，嘿嘿不欲饮食，心烦喜呕，或胸中烦而不呕，或渴，或腹中痛，或胁下痞硬，或心下悸，小便不利，或不渴，身有微热，或咳者，小柴胡汤主之	柴胡半斤，黄芩三两，人参三两，半夏半升，洗，甘草炙，生姜各三两，切，大枣十二枚，擘	呕吐，发热，或往来寒热，胸胁苦满，嘿嘿不欲饮食，心烦喜呕，口苦，咽干，目眩，脉弦
三物黄芩汤	治妇人在草蓐，自发露得风，四肢苦烦热，头痛者，与小柴胡汤。头不痛，但烦者，此汤主之	黄芩一两，苦参二两，干地黄四两	四肢烦热，多不伴头痛

【医家选注】

此产后血虚，风入而成热之证。地黄生血，苦参、黄芩除热也。若头痛者，风未全变为热，故宜柴胡解之。（清·尤在泾《金匮要略心典·卷下》）

按：附《千金》三物黄芩汤，注云：治妇人在草蓐，自发露得风，四肢苦烦热，头痛者，与小柴胡汤。即篇中所言与小柴胡汤之方也。然篇中所言，乃内伤于阴虚阳盛，用小柴胡以和解之；此云在草蓐发露得风而然，则意在外感之邪，两解表里于半表里也。是用小柴胡汤同，而立意不同也。其有头不痛而苦烦者，云主之以三物黄芩汤，为阴虚血热，内伤之证立法也。然非仲景之法，即有过于寒凉之弊矣，用者酌之。（清·魏荔彤《金匮要略方论本义·卷下》）

【原文】

《千金》内补当归建中汤

治妇人产后虚羸不足，腹中刺痛不止，吸吸少气，或苦少腹中急摩痛，引腰背，不能食饮，产后一月，日得四五剂为善。令人强壮，宜。

当归四两　桂枝三两　芍药六两　生姜三两　甘草二两　大枣十二枚

上六味，以水一斗，煮取三升，分温三服，一日令尽。若大虚，加饴糖六两，汤成内之，于火上暖令饴消，若去血过多，崩伤内衄不止，加地黄六两，阿胶二两，合八味，汤成内阿胶。若无当归，以芎䓖代之；若无生姜，以干姜代之。

【何注及临床体会】

此方用以治疗妇人产后虚羸疲惫，腹部刺痛，短气，或者少腹疼痛连及腰背，不欲饮食。此为气血津液大伤，中焦运化无力则出现乏力纳差，小建中汤的腹痛亦为营血不足，无以荣养腹部筋脉而出现腹部拘急痛。此为小建中汤加当归去饴糖，当归补血养血，产后血不足加当归。

笔者临床体会如下：

（1）当归建中汤的方证为：体质虚弱，腹中刺痛，多于饥饿时发作，短气，不能饮食，舌质红，苔薄黄，脉沉细，多见于产后。主证为：产后体质虚弱，腹中刺痛。

（2）方后的煎服法需注意：若患者体质较为虚弱，纳食不佳，宜加饴糖以补中，饴糖后下，充分融化在药汤内；若失血过多，下血不止，加生地黄 18～30g，阿胶 6～10g 以止血，阿胶亦烊化在药内；

若无当归，用川芎替代，川芎为血中气药，行血不留瘀；无生姜以干姜替代，干姜入中下焦，既可暖中焦，又可温下焦。

（3）与小建中汤的对比如下。

表21-7　小建中汤与当归建中汤之比较

方剂	原文	药物组成	方证
小建中汤	虚劳里急，悸，衄，腹中痛，梦失精，四肢酸疼，手足烦热，咽干口燥，小建中汤主之	桂枝三两，去皮，甘草三两，炙，大枣十二枚，芍药六两，生姜二两，胶饴一升	体质虚弱易疲劳，饥饿时出现腹中痛，心悸伴烦躁，舌质红，苔薄黄，脉弦细
当归建中汤	治妇人产后虚羸不足，腹中刺痛不止，吸吸少气，或苦少腹中急摩痛，引腰背，不能食饮，产后一月，日得四五剂为善。令人强壮，宜	当归四两，桂枝三两，芍药六两，生姜三两，甘草二两，大枣十二枚	体质虚弱，腹中刺痛，多于饥饿时发作，短气，不能饮食，舌质红，苔薄黄，脉沉细，多见于产后

【医家选注】

产后体虽无病，血海必虚。若中气充实，气血虽虚，易能恢复。或后天不能生血，充于血海，则见虚羸不足。但血海虚，而经络之虚，是不待言。因气血不利，而瘀则腹中刺痛不止，冲任督带内虚，则少腹中急摩痛，引腰背；脾胃气虚，则吸吸少气，不能食饮，故用桂枝汤，调和营卫，加当归欲补血之功居多；若大虚加胶饴，峻补脾胃，而生气血。若去血过多，崩伤内衄，乃血海真阴大亏，故加地黄阿胶以培之。方后云：无生姜，以干姜代之，乃温补之中，兼引血药入血分生血，其义更妙。

张氏医通云：按此即黄芪建中之变法。彼用黄芪，以助外卫之阳；此用当归，以调内营之血，两不移易之定法也。千金芍药汤，治产后苦腹少痛方；即小建中汤，用胶饴八两。（日·丹波元简《金匮玉函要略辑义·卷五》）

按：《千金》内又补出当归建中汤方，注云：治妇人产后虚羸不足，腹中刺痛不止，吸吸少气，或苦少腹中急，摩痛引腰背，不能食饮。产后见证如此，即于一月之内，日得服此方四五剂为善，令人强壮。盖入当归于建中汤中，意在补血建中也。方后亡血加干地黄、阿胶，以补阴生血，亦不出未补阴先补阳，欲养血虚必建中气之理也。虽亦非仲景法，然较前方则有心得矣，姑附于篇中，不废古人之成说可耳。（清·魏荔彤《金匮要略方论本义·卷下》）

妇人杂病脉证并治第二十二

【原文】

妇人中风，七八日续来寒热，发作有时，经水适断，此为热入血室[1]，其血必结，故使如疟状，发作有时，小柴胡汤主之。方见呕吐中。

妇人伤寒发热，经水适来，昼日明了，暮则谵[2]语，如见鬼状者，此为热入血室，治之无犯胃气及上二焦，必自愈。

【注释】

[1] 热入血室：血室，狭义指子宫；广义则总括子宫、肝、冲任脉。

[2] 谵：《集韵》："谵，疾而寐语也。"

【何注及临床体会】

此二条论述热入血室证。第一条热入血室为妇女月经来时或月经将尽之时，感受外邪，邪热与血互结于血室所致病证。妇人出现中风病七八日，此时表邪应去，无寒热表现，现仍定期往来寒热，忽冷忽热，发作如疟状。此时妇人月经适止，外邪乘虚而入，侵入血室，外邪与血相结，气机不利则出现往来寒热如疟状，方用小柴胡汤。

第二条释义热入血室，妇人出现伤寒发热，正值月经来时，白天神志正常，夜晚时出现谵语，如同见鬼之状，此时治疗要固护胃气和上焦，若固护中上二焦，不使病邪深入，则疾病可自愈。笔者认为小柴胡汤的方证为：呕吐，发热，或往来寒热，胸胁苦满，嘿嘿不欲饮食，心烦喜呕，口苦，咽干，目眩，脉弦；或妇人热入血室。此方为月经期间热入血室的专方。

表22-1　小柴胡汤的"辨病-方证-主证"

辨病	方证	主证
少阳病或妇人热入血室	呕吐，发热，或往来寒热，胸胁苦满，嘿嘿不欲饮食，心烦喜呕，口苦，咽干，目眩，脉弦；或妇人热入血室	方证中但见一证便是

此外，小柴胡汤可用以治疗月经疹，在月经来时出现风疹，月经过后即消，发作有时。

【医家选注】

此下四条，皆出《伤寒论》中。成注：七八日邪气入里之时，本无寒热而续得寒热，经水适断者，为表邪乘虚入于血室，相搏而血结不行，经水所以断也。血气与邪分争，致寒热如疟，而发作有时，与小柴胡以解传经之邪。

成注：伤寒发热者，寒已成热也。经水适来，则血室空虚，热乘虚入血室。若邪入胃，邪客于腑而争也，暮则谵语，如见鬼状，是邪不入腑。入于血室，而阴争也。阳盛谵语则宜下，此热入血室，不可与下药。犯其胃气，热入血室，血结寒热者，与小柴胡汤。散邪发汗，热入血室，胸膈满，如结胸状者，可刺期门穴。此虽入而无满结，故不可刺，必自愈者，以经行则热随血去。血下已，则邪热悉除而愈矣；发汗为犯上焦者，发汗则动卫气，卫气出上焦也。刺期门为犯中焦者，刺期门则动荣气，荣气出中焦也。（清·周扬俊《金匮要略二注·卷二十二》）

此风邪陷入血室而出方也。风伤卫证，七八日来，续得寒热，发作有时者，因经水适来，血室空虚，外邪乘虚内陷，邪血搏击，正邪分争，阴阳更胜，势如疟状，故谓有时。然邪陷血室而得寒热，当责邪在半表半里，故用小柴胡汤和阴阳而提风木之邪上行，使从表出，则病自愈，不必求其血室之补泻也。

热入血室，虽有风寒之别，而邪入则一，所以上下四条，相为一贯也。寒邪伤营而陷于血室，故昼日明了，暮则血海阴邪盛而上冲于心，则发谵语。然肝脏开窍于目，热血抟结，魂不归舍，而反影于目，故如见鬼状，此皆带下，非有鬼神之义也。治此不可犯其胃气，及上二焦之阳，是谓汗吐下之戒，俾中上之阳不伤，阳能正阴，使邪外出，则阴邪下退，经水适来未净，必使经血再行则自愈矣。（清·沈明宗《张仲景金匮要略·卷二十》）

【原文】

妇人咽中如有炙脔[1]，半夏厚朴汤主之。

半夏厚朴汤方

《千金》作胸满，心下坚，咽中帖帖，如有炙肉，吐之不出，吞之不下。

半夏一升　厚朴三两　茯苓四两　生姜五两　干苏叶二两

上五味，以水七升，煮取四升，分温四服，日三夜一服。

【注释】

[1]炙脔：肉切成块名脔，炙脔即烤肉块。

【何注及临床体会】

此条论述梅核气证治。病人自觉咽中如有物梗阻，咳之不出，咽之不下，类似于烤肉胶黏于咽喉，不影响正常饮食，方用半夏厚朴汤。此为妇人平素情志抑郁，气机郁滞不畅，气机不畅易生痰，痰气交阻于咽喉。《备急千金要方·妇人方中·杂治第八》说："治妇人胸满，心下坚，咽中帖帖，如有炙肉脔，吐之不出，咽之不下，半夏厚朴汤方。"此病多见于女子，亦可见于男子老人，故此方非专为治疗女子情志不遂所致的梅核气。方中半夏开痞散结化痰，厚朴利气疏痰，茯苓利饮化痰，生姜温化痰饮，紫苏芳香行气舒郁。

笔者临床体会如下：

（1）半夏厚朴汤的方证为：咽中如有炙脔，吐之不出，咽之不下，胸膈满闷，苔白腻，脉弦滑，多见于妇女。

表22-2　半夏厚朴汤的"辨病-方证-主证"

辨病	方证	主证
梅核气	咽中如有炙脔，吐之不出，咽之不下，胸膈满闷，苔白腻，脉弦滑，多见于妇女	咽中如有炙脔，吐之不出，咽之不下

（2）此方需注意药物组成按原方比例，半夏半升，笔者临床常用三两。

（3）此方可一日3～4次服用。

半夏厚朴汤非专为女子所设，男子、小儿皆可用也。

——何庆勇 2008

【医家选注】

妇人气多郁闷，咽中如有炙脔，诸郁阻塞气道也，半夏、生姜散逆，厚朴、茯苓下气，苏叶入肺经而宣正气，又为开郁利气之总司也。（清·李彣《金匮要略广注·卷下》）

湿土埋塞，浊气上逆，血肉凝涩，结而不消，则咽中如有炙脔。半夏厚朴汤，茯苓泻湿而消瘀，朴、半、姜、苏，降逆而散滞也。（清·黄元御《金匮悬解·卷二十二》）

【原文】

妇人脏躁，喜悲伤欲哭，象如神灵所作，数欠伸，甘麦大枣汤主之。

甘草小麦大枣汤方

甘草三两　小麦一升　大枣十枚

上三味，以水六升，煮取三升，温分三服。亦补脾气。

【何注及临床体会】

第一，甘麦大枣汤为神方！临床疗效甚佳！

第二，此条是论述妇人脏躁的证治。脏躁病，此由心脾气血亏虚所致，表现为无故喜悲伤欲哭，情绪不稳定，忽笑忽哭，如同鬼神附体，频作欠伸，神疲乏力，可伴心烦失眠，类似于现今更年期症状，方用甘麦大枣汤。笔者认为甘麦大枣汤的方证为：脏躁（更年期，不限男、女），喜悲伤欲哭，容易紧张。方中甘草调和心脾，大枣甘润和中，小麦笔者常用浮小麦，既可止汗又可清热除烦，《本草经集注·果菜米谷有名无实·米食部药物》曰："小麦味甘，微寒，无毒。主除热，止燥渴咽干，利小便，养肝气，止漏血，唾血。以作曲，温，消谷，止痢；以作面，温，不能消热止烦。"

第三，笔者临床运用甘麦大枣汤的技巧是：浮小麦至少用90～120g，此为药食同源类药物，可大剂量应用。

> 甘麦大枣汤非专为女子脏躁所设，男女老少皆可用也。
>
> ——何庆勇 2008

【医家选注】

此为妇人脏躁，而出其方治也。麦者，肝之谷也，其色赤，得火色而入心；其气寒，乘水气而入肾；其味甘，具土味而归脾胃；又合之甘草大枣之甘，妙能联上下水火之气，而交会于中土也。（清·陈修园《金匮要略浅注·卷九》）

脏，心脏也，心静则神藏。若为七情所伤，则心不得静，而神躁扰不宁也。故喜悲伤欲哭，是神不能主情也。象如神灵所凭，是心不能神明也，即今之失志癫狂病也。数欠伸，喝欠也，喝欠顿闷，肝之病也，母能令子实，故证及也。（清·吴谦《订正仲景全书金匮要略注·卷六》）

【原文】

妇人吐涎沫，医反下之，心下即痞，当先治其吐涎沫，小青龙汤主之。涎沫止，乃治痞，泻心汤主之。

小青龙汤方见痰饮中。

泻心汤方见惊悸中。

【何注及临床体会】

此条论述妇人吐涎沫和心下痞证治。妇人出现咳吐清稀涎沫，此宜温化，医反用泻下法，下法易伤里阳，中气被伤而成痞，聚于心下，出现胀满疼痛，此时当先治吐涎沫，方用小青龙汤以温化寒饮。涎沫愈后用泻心汤治疗痞结，若先治疗痞结，会使阳伤加重，故仲圣主张先治疗吐涎沫。

【医家选注】

吐涎沫，上焦有寒也，不与温散而反下之，则寒内入而成痞，如伤寒下早例也。然虽痞而犹吐涎沫，则上寒未已，不可治痞，当先治其上寒，而后治其中痞，亦如伤寒例，表解乃可攻痞也。（清·尤在泾《金匮要略心典·卷下》）

吐涎沫，形寒饮冷也，不温散而反下之，则寒饮虚结成痞硬也。当先治其吐涎沫，以小青龙汤治外寒内饮，俟涎沫止，以半夏泻心汤，乃治痞也。（清·吴谦《订正仲景全书金匮要略注·卷六》）

【原文】

问曰：妇人年五十所，病下利，数十日不止，暮即发热，少腹里急，腹满，手掌烦热，唇口干燥，何也？师曰：此病属带下，何以故？曾经半产，瘀血在少腹不去。何以知之？其证唇口干燥，故知之。当以温经汤主之。

温经汤方

吴茱萸三两　当归　芎䓖、芍药各二两　人参、桂枝、阿胶、牡丹去心、生姜、甘草各二两　半夏半升　麦门冬一升，去心

上十二味，以水一斗，煮取三升，分温三服。亦主妇人少腹寒，久不受胎，兼取崩中去血，或月水来过多，及至期不来。

【何注及临床体会】

此条以医案形式论述妇人崩漏。妇人年近五十，患崩漏下血病，数十日仍下血不止，于傍晚出现发热，少腹部拘急，腹部胀满，手足心发热，唇干口燥。此为带下病，因育龄期时曾经出现小产，瘀血留滞于少腹部，瘀血不行则津液无以荣养，故患者出现唇口干燥，方用温经汤。

笔者认为其方证为：腹部胀满拘急，手足心发热，唇口干燥；或小腹部喜温喜按，月经过多或延期，舌淡暗，苔薄白，舌有瘀斑，脉沉弦。方中吴茱萸、桂枝、生姜温经散寒，通利血脉；阿胶、当归、川芎、芍药、牡丹皮活血祛瘀，养血调经；麦冬养阴润燥清热；人参、甘草补中益气；半夏降逆散痞结，药物共用以祛瘀补血调经。

【医家选注】

注曰：此段言历年血寒积结胞门而甚焉者也。故就妇人之年暮，经水断绝者，而亦必据证断之，以立法也。谓妇人年五十，其天癸已绝，应不从经血起见矣，然而病证下利，数十日不止，知非偶感矣。暮即发热，病属阴矣。少腹里急，明乎病属下焦矣。因而腹满，是虽脾病，而根于下焦矣。手掌烦热，掌属心，心主血，血郁则热烦也。唇口必得脾家荣气而津润，荣气郁，则阴火从之，故干燥非渴也，渴则为胸中热，胸无热，而但阴分有郁火故不渴而干燥也。然皆非相因的对之证，故疑而问，仲景乃略其下利发热腹满，而断之为带下，且决其曾经半产，瘀血在少腹不去。谓下利而发热，阴虚者有之；因而少堕里急，下多亡阴者有之；腹满者有，脾虚之；手掌烦热，阴虚者亦有之；若唇口，乃荣气所上，下利之病不应见此。然而有是证，又合之少腹里急，手掌烦热，明是血瘀而火郁，所以心得之而掌热，脾得之唇口燥，故曰：其证唇口干燥，故知之。药用温经汤者，其证因半产之虚，而积冷气结，血乃瘀而不去，故以归、芍、芎调血；吴茱、桂枝以温其血分之气而行其瘀；肺为气主，麦冬、阿胶以补其本，上以统血，参、甘以补其虚；丹皮以去标热（丹皮亦能行血）；然下利已久，脾气有伤，故以姜、半正脾气。名曰温经汤，治其本也。唯温经，故凡血分虚寒而不调者，皆主之。（清·徐彬《金匮要略论注·张仲景金匮要略论注卷二十二》）

此复申明奇经之为病，而立救治之法也。妇人年五十，已逾七七之期，任脉虚，太冲脉衰少，天癸竭，地道不通，而血脉衰于下矣。冲任之脉，并足三阴、阳明，循腹上行。经气不能上达，故所病下利，多至数十日不止。阴虚，故暮即发热。瘀在少腹，则经气不通，是以里急而兼腹满。血不能上滋，则火热盛而手掌烦热也。此病属带脉之下，有瘀血在少腹不去，而血不荣于上故也。盖少腹乃冲任发原之所。冲脉、任脉，皆起于胞中，上循背里，为经络之海。其浮而外者。循腹右上行，会于咽喉，别而络唇口。其证唇口干燥，故知有瘀血在少腹，而冲任之脉不荣于唇口故也。当温其经络，而积结胞门之寒血自去矣。夫荣卫经血，始于下焦之足少阴，生于中焦之足阳明，主于上焦之手少阴。故用茱萸、桂枝、阿胶，行心火之气以下交；用当归、牡丹、芍药，导阴脏之气以上济；用人参、生姜、甘草半夏，助中焦胃府之气，以资经脉荣卫之生原；佐麦冬通胃络，以灌溉于四旁；使芎䓖行血气，而交通于上下。此承上文而总为救治之法，故曰：亦主妇人少腹寒，久不受胎，兼取崩中去血，或月水来过多及至期不来诸证。（清·张志聪《金匮要略注·卷四》）

【原文】

带下，经水不利[1]，少腹满痛，经一月再见[2]者，土瓜根散主之。

土瓜根散方

阴㿗肿亦主之。

土瓜根、芍药、桂枝、䗪虫各三分

上四味，杵为散，酒服方寸匕，日三服。

【注释】

[1] 经水不利：指月经行而不畅。

[2] 经一月再见：指月经一月两潮。

【何注及临床体会】

妇人带下，月经行而不畅，少腹部疼痛，或月经一月两次，方用土瓜根散。此为瘀血内阻，故月经不畅。土瓜根又称王瓜根，主月经不来，《神农本草经·卷二·中经》云："王瓜味苦，寒。主消渴内痹瘀血，月闭，寒热，酸疼，益气，俞聋。一名土瓜。"芍药散瘀和血；桂枝温阳暖胞宫；䗪虫善破血消癥；四药共为散剂，用米酒送服，1天服用3次。

【医家选注】

带下，少腹满痛，有时经水不利，有时经一月再见，行止迟速不调者，皆瘀血为患也。土瓜根破瘀血，䗪虫下血闭，桂枝导气行阳，芍药泄邪养阴，则瘀血行而经自调矣。阴癞肿亦属瘀血闭涩，故并治之。（清·李彣《金匮要略广注·卷下》）

带下者，必胞中有寒，寒则血不行而经水不利，积于少腹则满痛也。妇人经水，上应太阴之盈亏，下应海潮之朝夕，故与月经行相符，而不失其常轨。今经一月再见，则经停积一月不行矣，故用土瓜根散以下积血。（清·程林《金匮要略直解·卷下》）

【原文】

妇人陷经[1]，漏下，黑不解，胶姜汤主之。（臣亿等校诸本无胶姜汤方，想是前妊娠中胶艾汤）。

【注释】

[1] 陷经：意指经气下陷，下血不止。

【何注及临床体会】

此条论述妇人陷经，出血不止，颜色正黑；若为胞宫虚寒则方用胶姜汤，胶姜汤药物组成不详，后世医家多认为是胶艾汤加干姜。

妇人经水左旋右转，升降有期。今日漏下，但有降而无升，故曰陷经，如遭陷溺者然。漏下色黑，阴寒胶结之征，故主以胶、姜入肝，濡血息风。姜能守中，炒黑亦入血分，能温起血中之气，令不下坠，寓升于守，佐阿胶以成温经止崩漏之殊功。原方失传，然亦可以意会也。（清·朱光被《金匮要略正义·卷下》）

此为陷经而色黑者，出其治方也。方未见。林亿云：想是胶艾汤，《千金》胶艾汤有干姜似可取用。丹溪谓经淡为水，紫为热，黑为热极，彼言其变，此言其常也。（清·唐宗海《金匮要略浅注补正·卷九》）

【原文】

妇人少腹满如敦[1]状，小便微难而不渴，生后[2]者，此为水与血并结在血室也，大黄甘遂汤主之。

大黄甘遂汤方

大黄四两　甘遂二两　阿胶二两

上三味，以水三升，煮取一升，顿服之，其血当下。

【注释】

[1]敦：是古代盛食物的器具，上下稍锐，中部肥大。

[2]生后：即产后。

【何注及临床体会】

第一，此条论述血水互结在血室而致的妇人疾病。妇人少腹满如同敦状，小便略难但未出现口渴；此病发于产后，为血水互结在血室，方用大黄甘遂汤。

第二，笔者认为其方证为：少腹部胀满肥大如敦，小便困难而不口渴，大便干或数日一行，舌淡暗或有瘀斑瘀点，苔白，脉沉迟。此条文中论述病机为血水互病，疑为宋人所加，因仲景方少述病机也。方中大黄清泻郁热，又可破瘀血；甘遂逐水，阿胶养血扶正，使邪去而正不伤。此汤应当一次顿服，药后会出现瘀血当下，需提前交代患者药后反应。

【医家选注】

渊雷案：盛食之敦，系圆形有盖之器，略如对剖之球，如敦状，谓小腹满而隆起也。本证水血俱结，少腹满如敦状，或为卵巢囊肿，或为子宫血肿，得之生后，则因生产时产道有创伤，其后结缔组织粘连，遂成锁阴，而发子宫血肿也，又有因梅毒而小腹满痛，小便不利者，男女皆宜本方。（陆渊雷《金匮要略今释·卷七》）

敦者，上小下大之象，妇人少腹如敦状，先就外症而言，然实包藏诸症在内，以胎气、水积、血结，俱能作此状故也。曰小便难，则积有水气，可知，曰微难，则小便尚见，而积水不多又可知，若使渴而微难，则出少不胜入多，犹得断为纯是水气，而又不渴，则其如敦状者，非全水者更可知。又少腹满大，小便微难而不渴，颇似胎气，今且是生产之后，则既非全是水，又不必疑为胎，而与水共结为如敦状者，非生后之瘀血而何哉？则破结血之大黄，与逐水饮之甘遂，可直任而无疑矣。但生后血虚，攻其积水结血，恐致伤阴之弊，故以养血之阿胶佐之者，盖血短则留连外饮，是补血亦所以替去其水，生新则推出死血，是补血又所以逐去其瘀之义也。五句唯二十九字，文法则八面玲珑，诊法则千层透辟，西汉以后医书，乌足以语此哉？（清·高学山《高注金匮要略·妇人杂病脉证并治第二十二》）

【原文】

妇人经水不利下，抵当汤主之。亦治男子膀胱满急，有瘀血者。

抵当汤方

水蛭三十个，熬　虻虫三十枚，熬，去翅足　桃仁二十个，去皮尖　大黄三两，酒浸

上四味，为末，以水五升，煮取三升，去滓，温服一升。

【何注及临床体会】

妇人出现月经不畅,瘀血留滞腹内,方用抵当汤。抵当汤证见少腹刺痛满硬,舌质淡暗,苔薄白,脉沉涩。笔者认为抵当汤的方证为:少腹部刺痛硬满,妇人月经延期或数月不行,男子膀胱硬满急痛,舌质淡暗或有瘀斑瘀点,苔薄白,脉沉涩。方中水蛭破血逐瘀,《新修本草·卷第十六·虫鱼中》说:"水蛭味咸、苦,平、微寒,有毒。主逐恶血,瘀血,月闭,破血瘕,积聚,无子,利水道,又堕胎。一名蚑,一名至掌。"虻虫亦破血除癥,主女子月水不通,《本草经集注·虫兽三品·下品》云:"蜚虻味苦,微寒,有毒。主逐瘀血,破下血积,坚痞,癥瘕,寒热,通利血脉及九窍,女子月水不通,积聚,除贼血在胸腹五脏者,及喉痹结塞。"桃仁亦为活血化瘀之品,大黄泻下通腑,又能活血导邪从大便出。

笔者临床体会如下:

(1)此方亦可治疗男子膀胱满急,若男子出现小腹部硬满急痛,可用此方攻下逐瘀。

(2)《备急千金要方·卷第四·妇人方下》曰:"桃仁汤治妇人月水不通方。桃仁、朴硝、牡丹皮、射干、土瓜根、黄芩各三两,芍药、大黄、柴胡各四两,牛膝、桂心各二两,水蛭、虻虫各七十枚。右十三味㕮咀,以水九升煮取二升半,去滓,分三服。"由此可知抵当汤的加减应用,妇人月经不下,抵当汤无效,可以考虑加芒硝、牡丹皮、射干、土瓜根、黄芩、芍药等药物助月经按时下。

(3)《千金翼方·卷第八·妇人四》曰:"治妇人月水不利,腹中满,时自减,并男子膀胱满急,抵当汤方。大黄二两,桃仁三十枚,去皮尖两仁,炙,水蛭二十枚,熬,虎杖炙,二两。右四味㕮咀,以水三升煮取一升,顿服之,当即下血。"抵当汤中去虻虫加虎杖18～30g,若有虻虫,则用虻虫,无虻虫以虎杖代之。

(4)此方亦为煮散,前文已述。

抵当汤是治疗妇人闭经或月经延迟的专方之一。

——何庆勇 2008

【医家选注】

经水不利，必有瘀血壅阻，宜抵当汤下其瘀血也。（清·黄元御《金匮悬解·卷二十二》）

妇人经水下利，有虚实寒热之分，虚者宜温经汤，兼有湿热则宜土瓜根散，产后水与血俱结胞中，则宜大黄甘遂汤，前数条已详言之，然则此条何以但言不利下，而主治乃为抵当汤，尽此条不举病状者，为其于伤寒太阳篇已借言之也。太阳篇云："热在下焦，下腹当硬满，小便利者，下血乃愈，抵当汤主之。"又云："脉沉结，少腹硬，小便自利，其人如狂者，血证谛也，抵当汤主之。"其明证也，按此证少腹必结痛，大便必黑，要以小便利为不易之标准，使但用寻常通经之药，岂有济乎？予昔在同仁辅元堂治周姓十七岁少女时经停五月矣，以善堂忌用猛药，每日令服大黄䗪虫丸不应送诊期后，病者至江阴街寓所求诊，月事不行，已抵七月，予用䗪虫、水蛭各一钱，大黄五钱，桃仁五十粒下之，下后以四物中参芪善后，凡二剂。十年来于江阴街遇之，始知其嫁于小古门朱姓，已生有二子矣。（曹颖甫《金匮发微·妇人杂病脉证并治第二十二》）

【原文】

妇人经水闭不利，脏坚癖不止[1]，中有干血，下白物[2]，矾石丸主之。

矾石丸方

矾石三分，烧　杏仁一分

上二味，末之，炼蜜和丸，枣核大，内脏中，剧者再内之。

［1］脏坚癖不止：指胞宫内有干血坚结不散。

［2］白物：指白带。

【何注及临床体会】

此条论述带下病。妇人经闭不行，子脏处按之坚硬，因子脏中有瘀血留滞，会阴处流出大量白带，方用矾石丸。矾石丸仅矾石和杏仁两味药，矾石用以治疗带下，《神农本草经·卷一·上经》云："涅石味酸，寒。主寒热泄利，白沃阴蚀，恶创，目痛，坚筋骨齿。"两药打粉为丸，纳丸于阴中。此为外治法。

【医家选注】

再者妇人经水不只不利，且闭而不利矣。血瘀而热生，热生而阴耗，阴耗而邪癥自存，新血不生，所以内脏坚实者，正津不滋，邪盛阻塞也。且脏坚亦即前言脏躁之理耳。津盛则柔则缓，津枯斯躁斯坚矣。由是邪热无所宣泄，并归大肠，肠澼不止，即前言年五十妇人，病下利数十日不止也。古人泄泻滞下，俱谓之下利，下利门中如是也，特以后重二字别滞下。滞下在经谓之肠澼，故仲景于此亦言澼不止。以澼为癖者传刊之误也。此为中有干血，故令经闭于前，而热趋于后。于何验辨之？前阴虽经闭，而膀胱之气未常不通，血瘀热积于下焦，膀胱必有热，气化必不清，此白物必下之故也。主以矾石丸，除湿清热，且用涩以止滑脱，肠澼可止；加杏仁以升阳降阴，不唯散而且通经；炼蜜为丸，取其滑润。内脏中，剧者再内，此脏指下阴。盖必内脏燥坚而下阴方燥坚也。此固外治之法，而于中之治。其人血寒则用温经汤，血热则用抵当汤。批：此条既云脏坚，则非血热为知。且云中有干血，则非瘀血也。抵当汤之注非宜。又非可专恃此方为法也。（清·魏荔彤《金匮要略方论本义·卷下》）

此矾石汤，变汤为丸，加杏仁也。子脏不正，用矾石内之者，与《千金》治口㖞，用矾石涂颊同意。别本不正作不止，僻不止，谓筋脉时时偏扯也。（清·莫枚士《经方例释·经方例释下》）

【原文】

妇人六十二种风，及腹中血气刺痛，红蓝花酒主之。

红蓝花酒方疑非仲景方。

红蓝花一两

上一味，以酒一大升，煎减半，顿服一半。未止再服。

【何注及临床体会】

妇人产后，风邪易从下焦袭入腹中，出现腹中刺痛。此为风邪与体内血气相搏结，气滞血瘀而出现腹中刺痛。方用红蓝花酒，温通气血，气血得温则行，得寒则凝，气血得行则风邪自散，刺痛得止。笔者认为其方证为：妇人全身不定处刺痛。笔者临床红花常用剂量为35～45g。

此方酒煎服，笔者临床过程中嘱患者每剂药中加高浓度白酒20～30mL，酒和药加水同煎。

【医家选注】

按：再者妇人血虚内热，最易感风，而风邪中之，又多不同于男子中其经络脏腑，往往先中其腹中。妇人腹中，经尽之时及产子之后率皆空虚，风入无所捍卫，此风及腹中之由也。风邪入腹，扰气乱血，腹中必刺痛，主之以红蓝花酒。酒以温和其血，红蓝花以行散其瘀，而痛可正。此六十二种之风名，不过言风之致证多端，为百病之长耳，不必拘泥其文而凿求之。（清·魏荔彤《金匮要略方论本义·卷下》）

注曰：六十二种风，此言凡妇人病夹风者，无不治之。其六十二之名，详考方书，皆不能悉。血气刺痛，是言因血虚，或腹中受风寒之邪，如经前后、胎前后、产前后皆是，以别于寒疝者而言，故以"血气"二字殊言之。痛而言刺，盖血气之痛其状如刺，亦不同于寒疝也。红蓝花一味之力能概之者，色红与血同类，性味辛温而微苦，能入心肝冲任，而行血和血，血和则风自灭也。得酒则力更大，故凡风证血证皆宜之。（清·徐彬《金匮要略论注·张仲景金匮要略论注卷

二十二》

【原文】

问曰：妇人病，饮食如故，烦热不得卧而反倚息者，何也？师曰：此名转胞[1]，不得溺也，以胞系了戾[2]，故致此病，但利小便则愈，宜肾气丸主之。

肾气丸方

干地黄八两　薯蓣四两　山茱萸四两　泽泻三两　茯苓三两　牡丹皮三两　桂枝、附子炮，各一两

上八味，末之，炼蜜和丸梧子大，酒下十五丸，加至二十五丸，日再服。

【注释】

［1］胞：同"脬"，即膀胱。

［2］胞系了戾：指膀胱之系缭绕不顺。

【何注及临床体会】

此条论述妇人转胞论治。妇人转胞出现小便不利，脐下急迫。妇人出现烦热不得眠，倚靠着床呼吸，吃饭正常；此为病在下焦，中焦无病，故饮食正常；膀胱气化无权，小便不利，浊气上逆则出现倚息气喘，方用八味丸恢复肾气气化之能。笔者认为肾气丸方证为：虚劳腰酸腰痛，小便不利，口渴，夜尿频，怕冷，或女子转胞。

笔者临床体会如下：

（1）方中干地黄剂量为八两，临床应用剂量至少 32g 以上；附子、桂枝小剂量应用，温阳化气，小剂量应用均为 3 ～ 5g。

（2）此方为丸剂，改为汤剂亦有效，因恢复肾阳助气化时间较长，故宜用蜜丸。应用汤剂时，附子和桂枝可从小剂量应用，逐渐加量。

（3）根据患者的服药反应，蜜丸可加至 25 丸，仲景时期，蜜丸如梧子大，类似于现今中成药小蜜丸，临床可加量服用。

【医家选注】

此下焦水火之气不交也。了戾者，阴阳相交之关戾，胞转系于其间，而不得火热之气化，故不得溺也。宜肾气丸，和水火阴阳之气，以利其小便焉。夫先天水火之气不交，则上下水火之气亦不交矣，故设问曰：病饮食如故者，病在上下而不涉于中焦也。君火在上，不得下焦之阴气以和之，故烦热不得卧，上下之经气不通，故欹倚而息也。是宜肾气丸，和下焦之水火，先天和而后天之水火亦和矣。（清·张志聪《金匮要略注·卷四》）

此方在虚劳中，治腰痛小便不利，小腹拘急，此亦用之何也？盖因肾虚用之。若饮而短气者，亦用此利小便，则可见其转胞之病，为胞居膀胱之室。因下焦气衰，唯内水湿在中，不得气化而出，遂致鼓急其胞。因转筋不正，了戾其溺之宗，水既不出，经气遂逆，上冲于肺。肺所主之荣卫，不得入于阴，蓄积于上，故烦热不得卧而倚息也。用此补肾则气化，气化则水行，水行则邪者降而愈矣。然转胞之病，岂尽由下焦肾虚致耶？或中焦气虚土湿，下干害其胞，与上焦肺气壅塞，不化于下焦。或胎重压其胞，或忍溺入房，皆足成此病，必求所因以治之也。（清·周扬俊《金匮要略二注·卷二十二》）

【原文】

蛇床子散方　温阴中坐药。

蛇床子仁

上一味，末之，以白粉少许，和令相得，如枣大，绵裹内之，自然温。

【何注及临床体会】

此方为外用方，用以治疗妇人阴冷带下、外阴瘙痒。蛇床子性味辛甘能杀虫止痒，《名医别录·上品·卷第一》说："蛇床子味辛、甘，无毒。主温中下气，令妇人子脏热，男子阴强。久服好颜色，令人有子。"笔者认为其方证为：妇人外阴瘙痒，男子阴囊瘙痒。

笔者临床体会如下：

（1）《备急千金要方·卷第三·妇人方中》云："治产后阴下脱方蛇床子一升，布裹炙，熨之。亦治产后阴中痛。"此方可治疗产后子宫下垂和产后阴中发痛，不局限于女子，男子阴囊湿疹亦可。蛇床子单味药外用 35～45g，不可口服。

（2）《神农本草经·卷一·上经》说："蛇床子，味苦，平。主妇人阴中肿痛，男子阴痿湿痒，除痹气，利关节，癫痫恶疮。"《神农本草经》记载蛇床子单味药有效，可用以治疗妇人阴中肿痛，瘙痒，男子阴部肿痛，瘙痒。

（3）笔者临床应用此方时，煎煮后外阴泡洗，剩余药渣绵裹涂抹外阴，用以治疗阴部反复瘙痒。

> 蛇床子散切不可改为口服也。
> ——何庆勇 2009

【医家选注】

妇人阴中寒冷，肾肝之阳虚也。宜以坐药，温其阴中。蛇床子散，去寒湿而暖水木也。（清·黄元御《金匮悬解·卷二十二》）

此遥承上节令阴掣痛少腹恶寒证，而出其方治也。但寒从阴户所受，不从表出，当温其受邪之处，则愈。蛇床子温以去寒，合白粉燥以除湿，以寒则生湿也。（清·陈修园《金匮要略浅注·卷九》）

【原文】

少阴脉滑而数者，阴中即生疮，阴中蚀疮烂者，狼牙汤洗之。

狼牙汤方

狼牙三两

上一味，以水四升，煮取半升，以绵缠箸如茧，浸汤沥阴中，日四遍。

妇人杂病脉证并治第二十二

341

【何注及临床体会】

此条论述妇人外阴生疮的外治法。少阴脉象滑且数，少阴脉主肾，肾开窍于前后二阴，脉象滑数即下焦出现湿热，湿热下注即出现阴中生疮，阴疮溃烂须用狼牙汤外洗。狼牙为鹤草的地上部分，前文已有论述。狼牙外用，剂量为 15 ～ 41g，可煎汤外洗，一天洗四遍。

【医家选注】

脉滑者，湿也；脉数者，热也；湿热相合，而系在少阴，故阴中即生疮，甚则蚀烂不已。狼牙味酸苦，除邪热气，疗疮恶疮，去白虫，故取治是病。（清·尤在泾《金匮要略心典·卷下》）

此风湿合乘胞门，流于阴户，而成虫蚀也。少阴脉居左尺而应胞门精血之地，外通阴户，但脉滑为阴气有余，数为热盛，此因风湿感入胞中，湿热炽盛，流注阴中，营气不从，逆于肉理，邪热郁蒸，阴中即生疮矣。湿热蒸化为虫，遍蚀阴户，谓蚀疮烂也。方以狼牙煎汤熏洗，本草谓其苦寒有毒，善治浮风瘙痒，杀腹脏一切虫，但苦能燥湿，寒以除热，俾湿燥热除，不化为虫，则蚀疮自愈。盖后人论阴疮数种，不若此论最详，当以触类旁通，治证为妙。（清·沈明宗《张仲景金匮要略·卷二十》）

【原文】

胃气下泄，阴吹而正喧，此谷气之实也，膏发煎导之。

膏发煎方见黄疸中。

【注解】

（1）阴吹：指前阴出气，犹如后阴矢气一样。

（2）正喧：意指前阴出气频繁，以致声响连续不断。

【何注及临床体会】

此条论述阴吹证治。阴吹，即为前阴部排气，由于谷气实，大便干燥，胃气不足所致，方用膏发煎。膏发煎于黄疸病中已有论述，此不再赘述。

【医家选注】

《内经》曰："胃满则肠虚，肠满则胃虚，更虚更满，则气得上下。"今胃中谷气实，则肠中虚，虚则气不得上下，而肾又不能为胃关，其气但走胞门，而出于阴户。膏发煎者，导小便药也，使其气以化小便，则不为阴吹之证矣。（清·程林《金匮要略直解·卷下》）

《金匮》谓阴吹正喧，猪膏发煎主之。盖以胃中津液不足，大肠津液枯槁，气不后行，逼走前阴，故重用润法，俾津液充足流行，浊气仍归旧路矣。若饮家之阴吹，则大不然。盖痰饮盘踞中焦，必有不寐、不食、不饥、不便、恶水等证，脉不数而迟弦，其为非津液之枯槁，乃津液之积聚胃口可知。故用九窍不和，皆属胃病例，峻通胃液下行，使大肠得胃中津液滋润而病如失矣。（清·吴鞠通《温病条辨·卷三下焦篇》）

杂疗方二十三

【原文】

退五脏虚热，四时加减柴胡饮子方。

冬三月加：柴胡八分，白术八分，大腹槟榔四枚，并皮、子用，陈皮五分，生姜五分，桔梗七分；春三月加：枳实，减白术，共六味；夏三月加：生姜三分，枳实五分，甘草三分，共八味；秋三月加：陈皮三分，共六味。

上各㕮咀，分为三贴，一贴以水三升，煮取二升，分温三服。如人形四五里，进一服。如四体壅，添甘草少许，每贴分作三小贴，每小贴以水一升，煮取七合，温服，再合滓为一服，重煮，都成四服。

【何注及临床体会】

此条论述用药的季节性。五脏虚劳出现虚热，方用四时加减柴胡饮子。冬季时，用柴胡、桔梗疏散升发，白术健运，陈皮、槟榔导滞、散积气，生姜温阳，符合冬季之时，由于阳气闭郁于内所引起的发热；春季时加枳实增强行气导滞之性，减去白术的运利之性；夏季皮肤腠理疏泄，易汗出，故阳气易泄，加生姜温阳，枳实行气，使阳气不郁滞，甘草和中补虚，使阳气生化有源；秋季陈皮减量，因秋季性肃杀，宜收敛，故陈皮少量，减少其行气之性。

【医家选注】

柴胡、白术并用，佐以大腹子皮，以破湿浊之积结。桔梗散寒，以湿为寒属也，陈皮、生姜并用，以利气消痰，此方乃治癖之专方。

其法以橘皮汤为本，加柴、术、枳、槟四味，以逐湿气也。柴、桔一类，术、槟一类。钱乙有前胡汤，即仲景桔梗汤加前胡者，治四时风热犯肺，正取此经。《外台·卷七》有柴胡汤，治胸膈间伏气，不下食，脐下满，其方即此方去桔、橘，加枳实、甘草也。以《周礼》橘逾淮而北为枳例之，则彼方与此方，仅差桔、甘二味，实相似也。彼症亦当为瘴湿所致。又当归生姜羊肉汤方下云：痛多而呕者加陈皮，又治哕，橘皮汤，是陈皮正治胸膈间伏气也。白术"白"字后人所加。经但云术，当为苍术。（清·莫枚士《经方例释·经方例释下》）

此方必后人所附，故旧注云：案《外台》引元侍郎希声集张文仲疗诸风煮散方，分作二十四贴，每日取一贴。《千金》炼钟乳散，分作九贴。《巢源·寒食散发候》：清旦醇酒服一贴，移日一丈，复服一贴，移日二丈，复服一贴，如此三贴，尽药。以贴称，其来尚矣。（日·喜多邨直宽《金匮玉函要略疏义·卷六》）

【原文】

救卒死、客忤死，还魂汤主之方。《千金》云：主卒忤鬼击飞尸，诸奄忽气绝无复觉，或已无脉，口噤拗不开，去齿下汤。汤下口不下者，分病人发左右，捉搦肩引之。药下，复增取一升，须臾立苏。

麻黄三两，去节，一方四两　杏仁去皮尖，七十个　甘草一两，炙（《千金》用桂心二两）

上三味，以水八升，煮取三升，去滓，分令咽之。

【何注及临床体会】

还魂汤亦即麻黄汤，《千金方》中有桂枝，用以治疗卒死，昏迷不醒。麻黄由三两增加至四两，增强其通阳之性，此方通行阳气较强，故卒死之时，阳气闭郁可用此方救治。古代病人昏迷不醒，需去齿灌汤，今病人昏迷有胃管，可从胃管进药。

【医家选注】

中恶客忤，便闭里实者，仲景用备急丸，可知无汗表实者，不当用备急丸通里，当用还魂汤以通表也。通里者，抑诸阴气也；通表者，扶诸阳气也。昧者不知，以麻黄为入太阳发汗之药，抑知不温覆取汗，则为入太阴通阳之药也，阳气通动，魂可还矣。（清·吴谦《订正仲景全书金匮要略注·卷六》）

辛死病，非中恶，则客忤。辛甘能通行阳气，发散诸邪，故可还魂也。（清·程林《金匮要略直解·卷下》）

参考文献

［1］王琦.论中医病证研究原则［J］.新中医，1998，30（8）：4-6.

［2］徐灵胎.兰台轨范［M］.北京：中国中医药出版社，2008.

［3］周雪梅，陈学功，董昌武.论方证辨证的形成源流和运用特点［J］.北京中医药大学学报，2013，36（3）：153-155.

［4］刘渡舟.方证相对论［J］.北京中医药大学学报，1996，19（1）：3-5.

［5］傅延龄，陈传蓉，倪胜楼等.论方寸匕、钱匕及其量值［D］.北京：北京中医药大学，2014.

［6］程敏，李赛美.论奔豚气的发病与治疗［J］.广州中医药大学，2019.

［7］刘兰，沈涛，周祖兵.浅论"瓜蒂散"［D］.成都：成都中医药大学，2018.

［8］王颖莉，赵晓光，庹山等.百合中二氧化硫脱除方法的初步研究［T］.太原：山西中医学院，2011.

［9］姚鹏宇，程广清，刘博一等.代赭石在五官科中的应用［R］.沈阳：辽宁中医药大学，2108.

［10］王建军.《金匮要略》外治剂型浅议［R］.晋城：山西省晋城市城区中医院，2010.

［11］朱光被.金匮玉函经二注［M］.北京：中国中医药出版社，2015.

［12］金铭，张国骏.《金匮要略》"面目乍赤、乍黑、乍白"辨析［D］.天津：天津中医药大学，2015.

［13］李满意，刘红艳，陈传榜等.脚气的源流及其与痹病关系历史文献复习［J］.风湿病与关节炎，2019，8：50-54.

［14］高亚菲，杨晓峰，邹鹏.试论《千金》肉极［J］.陕西中医，1998，19

（6）：278-279.

[15] 石书龙，董振华，贾宁等.血痹病刍议［J］.国医论坛，2018，33：60-61.

[16] 代民涛，柴可夫，李秀月.《金匮要略》虚劳病八方探略［J］.中医学报，2014，29：200-202.

[17] 黄彬，张红星，蒋曼君.对《金匮要略》薯蓣丸方证的认识［J］.广西中医药大学学报，2018，21：55-58.

[18] 李宇铭.厚朴七物汤并非表里同治［J］.河南中医，2011（31）：1337-1339.

[19] 王可成，张维霞.反乌头考［J］.中成药，1999：55-56.

[20] 孙文广，吴修符.《伤寒杂病论》中甘遂应用规律探讨［J］.安徽中医学院学报，2013，32：6-7.

[21] 钟小雪，赵桂芳，何庆勇.何庆勇副主任医师应用木防己汤治疗顽固性水肿的经验［J］.中国中医急症，2015，24：447-449.

[22] 苏世屏，方恩泽.金匮要略原文真义［M］.广州：广东科技出版社，2017.

[23] 程林，谢世平，李志毅.金匮要略直解［M］.北京：中国中医药出版社，2015.

[24] 尤在泾，叶进.金匮要略心典［M］.北京：中国医药科技出版社，2018.

[25] 喜多邨直宽，边玉麟，谭瑛.金匮玉函要略疏义［M］.北京：中医古籍出版社，2002.

[26] 黄元御.黄元御医书十一种（中册）［M］.北京：人民卫生出版社，1996：381.

[27] 董野，鞠宝兆，郭晓东.论《金匮要略》皮水［J］.辽宁中医杂志，2013，40：1109-1112.

[28] 张贤媛.《金匮要略》节讲（十）水气病脉证并治第十四（续）［J］.中国农村医学，1984（4）：41-42.

［29］朱良春.对《金匮》两个方证之我见［J］.江苏中医杂志，1982（5）：33-35.

［30］何庆勇.栀子大黄汤治疗心系重症经验［J］.世界中西医结合杂志，2013（8）：740-741.

［31］梁家祺，李圣耀，史大卓.《伤寒杂病论》中附子应用浅析［J］.环球中医药，2019，12：67-69.

［32］王军.浅谈煮散剂［J］.吉林中医药，1985：45-46.

［33］汤万春.论白头翁汤证［J］.中医杂志，1980：58-59.

［34］尚启东.《金匮要略》中的几个问题［J］.浙江中医学院学报，1980：36-38.

［35］孔庆洛.我对甘草粉蜜汤用"粉"的看法［J］.福建中医药，1958：36.

［36］沈明宗.张仲景金匮要略［M］.北京：中医中医药出版社，2015.

［37］王焘.外台秘要方［M］.北京：中医医药科技出版社，2011.

［38］刘洋，胡国臣.徐灵胎医学全书［M］.北京：中国中医药出版社，2015.

［39］孙思邈.备急千金要方［M］.北京：中国医药科技出版社，2018.

［40］陈修园.金匮要略浅注［M］.北京：中国中医药出版社，2016.

［41］唐容川.金匮要略浅注补正［M］.太原：山西科学技术出版社，2013.

［42］高学山.高注金匮要略［M］.北京：中国中医药出版社，2015.

［43］陆渊雷.金匮要略今释［M］.北京：学苑出版社，2009.

［44］吴瑭.温病条辨［M］.北京：人民卫生出版社，2005.

［45］薛己.女科撮要［M］.北京：中国中医药出版社，2015.

［46］成无己.注解伤寒论［M］.中国医药科技出版社，2016.

［47］徐大椿.兰台轨范［M］.北京：人民卫生出版社，2007.

［48］罗美.古今名医方论［M］.北京：中国医药科技出版社，2012.

［49］武之望.济阴纲目［M］.北京：人民卫生出版社，2006.

［50］缪希雍.神农本草经疏［M］.北京：中医古籍出版社，2017.

［51］吴崑.医方考［M］.北京：人民卫生出版社，2007.

［52］王叔和.脉经［M］.北京：人民卫生出版社，2007.

参考文献

［53］陈修园.金匮方歌括［M］.北京：中国中医药出版社，2016.

［54］喻昌.医门法律［M］.北京：人民卫生出版社，2006.

［55］吴仪洛.成方切用［M］.北京：人民卫生出版社，2007.

［56］王孟英.温热经纬［M］.北京：人民卫生出版社，2005.

［57］曹颖甫.金匮发微［M］.北京：中国医药科技出版社，2014.

［58］徐彦纯.玉机微义［M］.北京：中国医药科技出版社，2020.

［59］虞抟.医学正传［M］.北京：中医古籍出版社，2002.

［60］楼英.医学纲目［M］.北京：中国医药科技出版社，2011.

［61］莫枚士.经方例释［M］.北京：人民军医出版社，2010.

［62］喻嘉言.尚论篇［M］.北京：学苑出版社，2009.

［63］魏荔彤.金匮要略方论本义［M］.北京：人民卫生出版社，2010.

［64］赵以德，周扬俊.金匮玉函经二注［M］.上海：上海卫生出版社，1958.

［65］汪机.医学原理［M］.北京：中国中医药出版社，2009.

［66］万全.万氏家传保命歌括［M］.武汉：湖北科学技术出版社，2000.

［67］林慧光.杨士瀛医学全书［M］.北京：中国中医药出版社，2015.

［68］王旭高.王旭高医书六种［M］.上海：上海科学技术出版社，1979.